AF469352

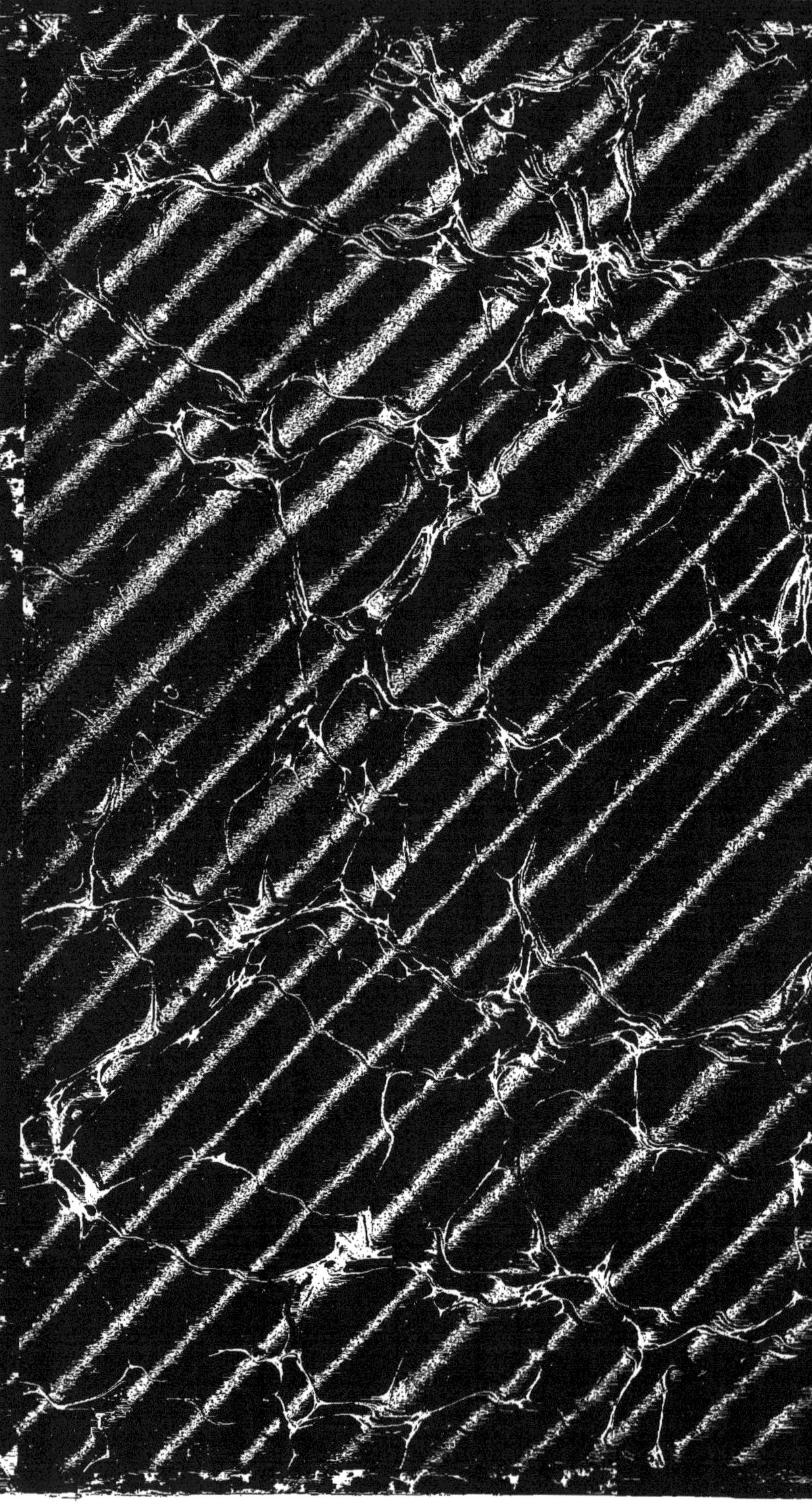

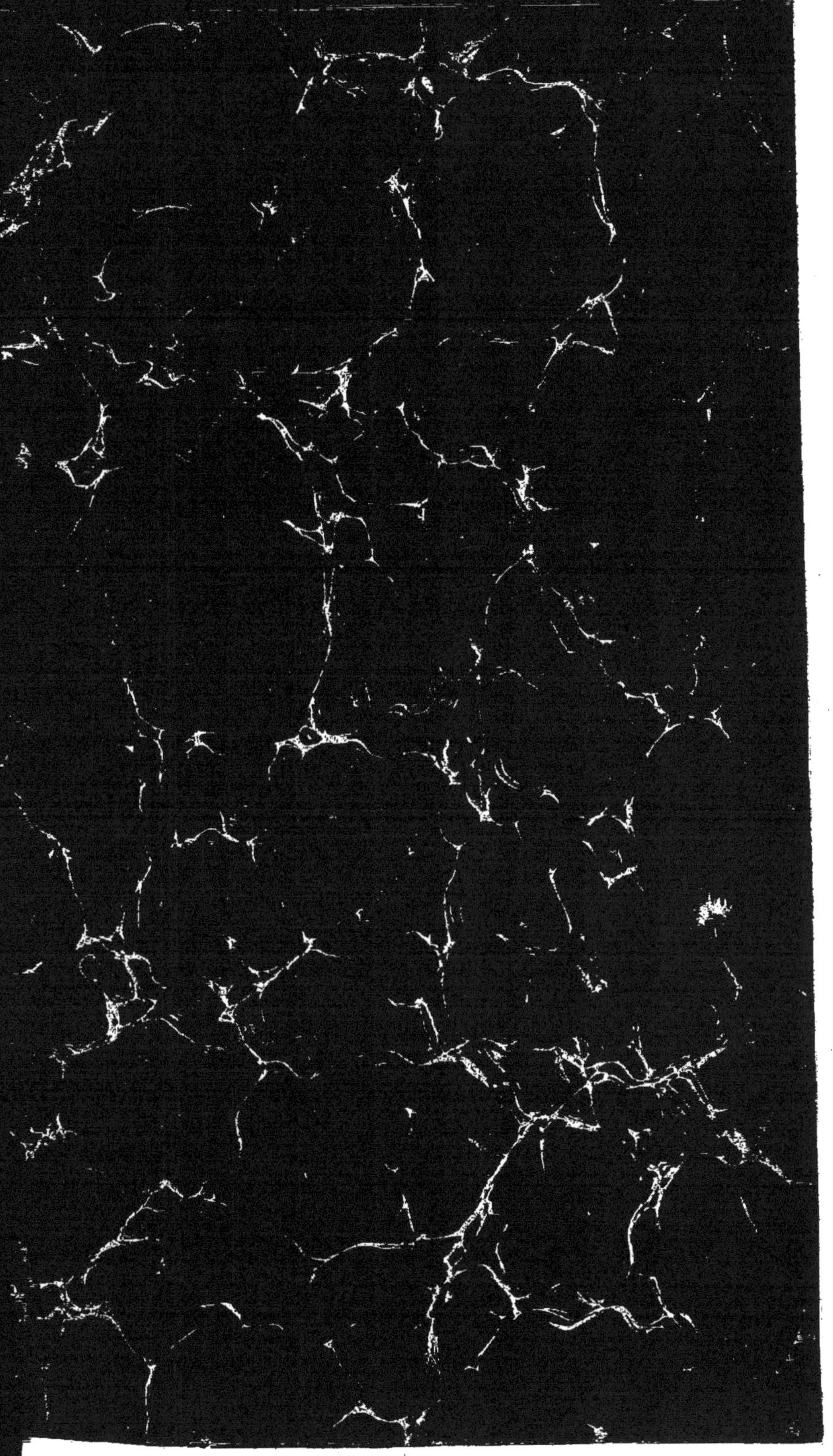

COURS DE SPLANCHNOLOGIE

ORGANES
GÉNITO-URINAIRES

COURS DE SPLANCHNOLOGIE

ORGANES GÉNITO-URINAIRES

PAR

Adrien CHARPY

PROFESSEUR D'ANATOMIE A L'ÉCOLE DE MÉDECINE DE TOULOUSE

BIBLIOTHÈQUE NATIONALE R.F. IMPRIMÉS

LEÇONS PUBLIÉES

Par Armand SUIS

LICENCIÉ ÈS SCIENCES NATURELLES, CHEF DES TRAVAUX D'HISTOIRE NATURELLE A L'ÉCOLE DE MÉDECINE

TOULOUSE

IMPRIMERIE CASSAN FILS

RUE DES COUTELIERS

1890

APPAREIL URINAIRE

L'appareil urinaire et l'appareil génital, malgré les différences si grandes de leurs fonctions, ont entre eux d'étroites connexions anatomiques.

Plusieurs de leurs organes ont une origine embryologique commune ou encore se transforment l'un dans l'autre, le canal de Wolff devient le canal déférent ; sur certains points, ils sont en contact intime, la prostate avec l'urètre, l'urètre avec le vagin, ou même s'identifient, comme le canal pénien chez l'homme, qui sert au passage de l'urine et du sperme ; des vaisseaux et des nerfs de même source, et par places le péritoine, complètent cette solidarité.

Même chez la femme, où les deux appareils sont distincts sur tout leur parcours, les deux conduits terminaux s'ouvrent dans un vestibule commun, la vulve, qui n'est que le cloaque primitif de l'embryon, le sinus uro-génital. Ces connexions morphologiques et nutritives entraînent celles des affections morbides. Les névralgies viscérales, les congestions artérielles ou veineuses, les inflammations, les tumeurs, les maladies microbiennes frappent souvent les deux appareils à la fois ou consécutivement. Il n'est pas jusqu'aux glandes fondamentales elles-mêmes, rein, testicule et ovaire, qui, malgré leur éloignement, ne gardent de leur voisinage immédiat à l'époque embryonnaire des rapports nerveux et vasculaires : la veine spermatique gauche se jette dans la veine rénale, les coliques néphrétiques s'irradient dans les bourses.

L'appareil urinaire, qui représente les neuf millièmes du poids total du corps, comprend : 1° deux glandes de sécrétion de l'urine, les *reins;* 2° deux conduits excréteurs où coule incessamment l'urine qui filtre des reins, les *uretères;* 3° un réservoir commun, la *vessie;* 4° un canal évacuateur à fonctionnement intermittent, l'*urètre*.

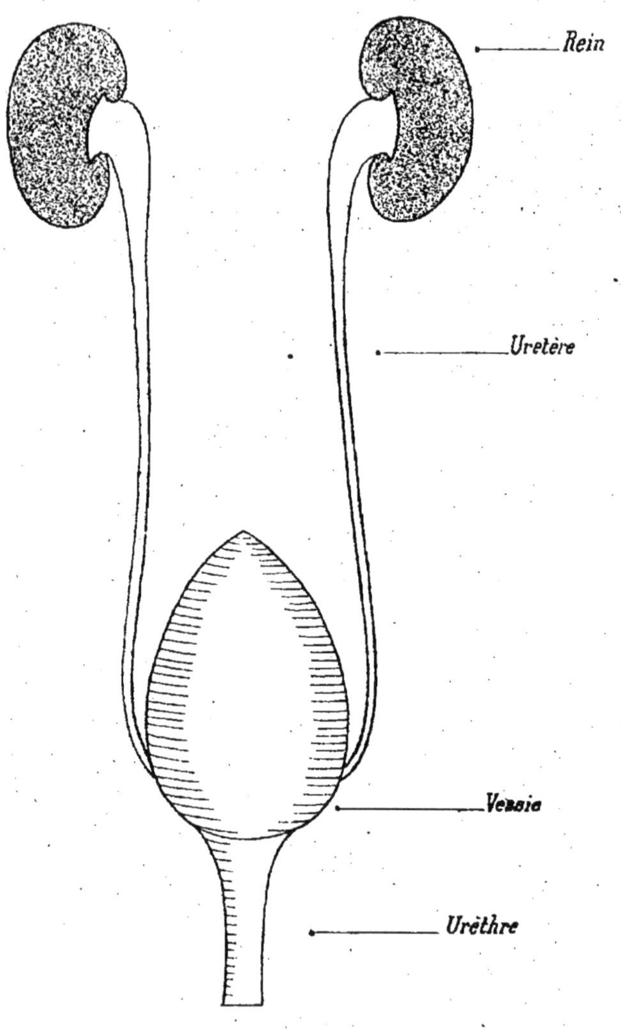

Fig. 1. — Appareil urinaire.

Nous décrirons tout d'abord les capsules surrénales, glandes de fonction inconnue, mais qui présentent avec les organes génito-urinaires des relations anatomiques importantes.

CAPSULES SURRÉNALES.

Les *capsules surrénales* sont deux organes situés au-dessus des reins, d'où le nom de *reins succenturiers*, c'est-à-dire surajoutés ou complémentaires, sous lequel elles ont quelquefois été désignées. Le terme de capsule consacre une erreur des anciens anatomistes, qui les croyaient creusées d'une cavité centrale, et celui de *glandes surrénales* serait bien préférable.

Elles occupent, en haut de la cavité abdominale, sur sa paroi postérieure, une sorte de carrefour compris entre les reins, le diaphragme, le foie et la rate. Elles sont rétro ou sous-péritonéales, et correspondent à la dixième vertèbre dorsale, au dixième espace intercostal et à la onzième côte. Cette situation profonde et le volume des organes, foie et estomac, qui les séparent de la paroi antérieure, les rendent inaccessibles à l'examen extérieur.

Poids et dimensions. — Le poids spécifique est de 1,016; le poids absolu pour chacune est en moyenne de 7 grammes, avec des variations fréquentes de 5 à 9, et des poids extrêmes de 4 et de 11, avec intégrité complète de l'organe.

Leur hauteur en avant est de 30 millimètres (20-35); leur largeur transversale maxima, 45 (40-55); leur épaisseur de 3, atteignant 6 millimètres à la base. Ces chiffres suffisent pour montrer que les glandes surrénales peuvent, sans cause connue, varier du simple au double.

Fixité. — Les capsules sont assez solidement fixées pour qu'on ne puisse les retirer en les arrachant; il faut, pour les avoir intactes, une véritable dissection.

Il est aussi remarquable qu'elles ne sont à peu près jamais

le siège d'ectopies; dans les cas très rares où on les a trouvé accolées au hile du rein, il est probable qu'on avait affaire à u rein *surélevé*.

Cette fixité si particulière n'est pas due au péritoine pariét ni aux vaisseaux, car les reins, organes facilement déplaçable ont ces mêmes attaches; elle tient aux travées cellulo-fibreus qui, émanant de l'enveloppe extérieure de ces glandes, les lie à tous les organes environnants, à la veine cave, au tro cœliaque, aux piliers du diaphragme, à la rate et au foie. L attaches au bord postérieur du foie sont telles qu'en enleva cet organe on enlève presque toujours les capsules avec lui.

Les moyens d'union avec le rein sous-jacent sont les plu faibles, et peuvent être à peu près nuls si le sujet est gras; il sont réalisés par des tractus cellulo-vasculaires allant du pôl rénal à la face concave des capsules.

Forme. — Soit chez les animaux, soit chez l'homme, elle es des plus variables. Ordinairement, elle est triangulaire, vertica lement placée et à pointes arrondies (forme de casque aplati, d bonnet phrygien), ou à pointes aiguës; assez souvent elle es ovale, à grand axe transversal (forme de langue, de demi-lune) plus rarement elle es quadrilatère. L'axe ver tical est toujours, com me celui des reins, in cliné en bas et en de hors.

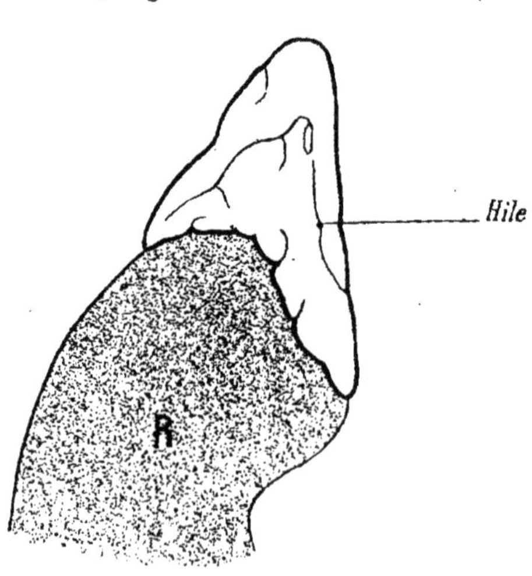

Fig. 2. — Capsule surrénale droite.

Dans la forme classi que, en casque, on dis tingue trois faces et trois bords.

1° *Face antérieure*. — Cette face, légère ment bombée, regarde un peu en dehors et non directement en avant; le péritoine pariétal la couvre, mais ne lui adhère pas. Elle est en rapport, à droite, avec la partie la plus reculée du lobe droit du foie, en dehors du passage de la veine cave, et ce contact est marqué par une empreinte dite facette ou empreinte surrénale; à gauche, avec le pancréas et l'estomac, plus en dehors avec la rate.

Sur le milieu, et courant parallèlement aux bords, se voit un grand sillon curviligne, qui va en mourant vers l'extrémité externe de l'organe. Il peut être bifurqué ou double, ou coudé, tantôt superficiel, tantôt assez profond pour donner à l'organe un aspect bilobé. Ce sillon, par où pénètrent les plus grosses branches de l'artère capsulaire moyenne et d'où émerge le tronc de la veine principale, est le *hile* de la glande.

2° *Face postérieure.* — Plate, beaucoup plus petite, quelquefois de moitié, accolée aux piliers du diaphragme, elle présente souvent une ébauche plus ou moins marquée d'un sillon semblable au grand sillon antérieur.

3° *Face inférieure.* — Sa configuration est des plus variables. Elle est ordinairement excavée en gouttière, et traversée dans sa longueur par une rainure ou fissure profonde où s'engagent des vaisseaux; ordinairement aussi elle est taillée en biseau plus ou moins oblique aux dépens de sa partie postérieure. C'est la *base* de l'organe. Elle représente son assiette rénale, car elle est au contact d'une partie de la face antérieure du rein, de son extrémité supérieure et de son bord interne sur lequel elle peut descendre jusqu'au voisinage de la scissure. Ce contact est immédiat, sans cloison péritonéale ou fibreuse; mais tantôt il y a adhérence assez forte entre les deux organes par des tractus celluleux minces et denses, tantôt ces tractus sont très lâches et infiltrés de graisse.

Bords. — Des trois bords, le supérieur mince, courbe, est fixé au diaphragme à gauche, et au bord postérieur du foie à droite, sans interposition de péritoine, et par des liens conjonctifs serrés; quand la capsule est allongée en hauteur et acuminée, ce bord est divisé par ce sommet angulaire en deux portions, dont l'interne est verticale, abrupte, unie à la veine cave ou à l'aorte. — L'antérieur et le postérieur sont les deux lèvres de la gouttière de la base, et viennent s'unir avec le bord supérieur, en dedans en un angle arrondi, en dehors en un angle effilé, extré-mités interne et externe, tête et queue de la capsule.

Asymétrie. — Les glandes surrénales droite et gauche son[t] rarement semblables.

Celle de droite est ordinairement plus allongée en hauteur, e[n] forme de pyramide ou de cœur; elle est plus petite et plu[s] légère. — Celle de gauche s'étale davantage en ovale transver-sal ; elle est plus grande, plus lourde de 1 gramme en moyenne et sa face inférieure descend plus bas sur la face antérieure d[u] rein.

Structure. — Chaque capsule est plongée dans une atmos-phère cellulo-graisseuse, continuation de celle du rein. Suivan[t]

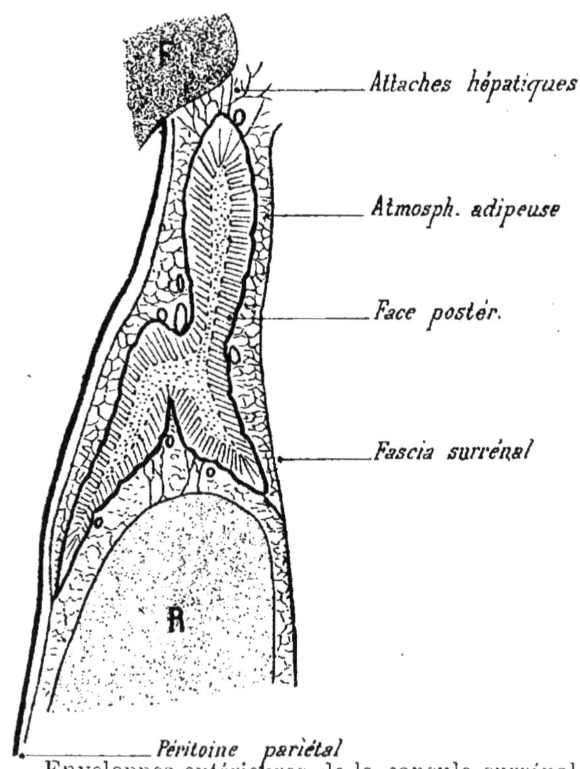

Fig. 3. — Enveloppes extérieures de la capsule surrénale. — Coup[e] verticale du côté droit.

l'embonpoint du sujet, la nappe adipeuse est mince ou épaisse; elle est nulle chez le nouveau-né. Elle est elle-même limitée extérieurement, en avant et en arrière, mais non sur sa face inférieure, par un fascia lamelleux, suite du fascia rénal, et comme lui du type des feuillets sous-péritonéaux; il s'attache aux organes voisins, et par des cloisons conjonctives, qui, émanant de sa face interne, traversent la couche graisseuse, il adhère intimement à l'enveloppe propre de la glande. — Cette disposition ne se voit bien que sur un sujet adulte et de faible embonpoint.

La glande elle-même, isolée de cette atmosphère péri-viscérale, se présente avec une teinte jaunâtre, une surface mamelonnée, à mamelons lisses, striée de grands et petits sillons occupés par les vaisseaux.

L'aspect bosselé ou lobulé est très marqué dans certains cas de cirrhose légère.

La coupe montre qu'il y a deux substances bien distinctes: une périphérique et une centrale, et que les grands sillons extérieurs sont dus à des plissements de tout le parenchyme.

Substance corticale. — Ferme, à cassure fibreuse, souvent rayée à l'œil nu de stries parallèles, de teinte blanc jaunâtre, d'un jaune qui peut être ocre, brun ou rougeâtre; elle constitue la partie principale de la glande et son épaisseur est de 1^{mm} à $1^{mm}5$. On y distingue une enveloppe fibreuse, mince, mais résistante, non séparable, car elle envoie dans le parenchyme des septa nombreux; puis une zone striée qui correspond aux cloisons fibreuses et à des cordons cellulaires disposés entre ces cloisons (*zone fasciculée*), moins nette vers la surface où les espaces sont plus arrondis (*zone glomérulaire*), et enfin vers la profondeur un liseré foncé, de couleur bistre (*zone réticulée*).

Substance médullaire. — Elle ne constitue que le tiers de l'organe. Très mince vers les bords où elle envoie trois prolongements, elle atteint sa plus grande épaisseur, 2 à 3^{mm}, dans l'axe de la veine principale. Elle est molle, pulpeuse, friable, d'aspect gélatineux, de teinte gris clair ou gris rosé. On y distingue la coupe de veines nombreuses. Elle prend avec les sels de fer une coloration glauque, et avec les solutions aqueuses d'iode une couleur rose. Cette réaction qui existe chez tous les animaux est si énergique qu'elle se manifeste même sur des coupes microscopiques (Vulpian).

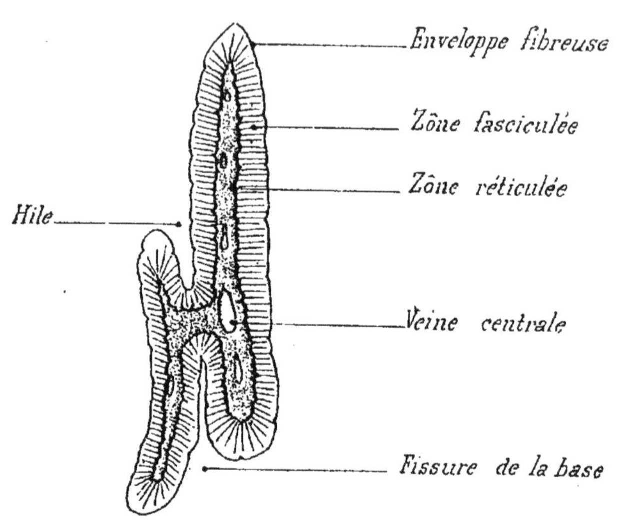

Fig. 4. — Coupe verticale de la C. surrénale : la face antérieure est à gauche.

La substance médullaire est très putrescible, et comme les veines qu'elle contient ont elles-mêmes des parois minces e friables, le sang s'extravase avec la plus grande facilité. Il en résulte qu'on trouve souvent sur les cadavres qui ne sont pas très frais une bouillie noirâtre, liquide ou en gelée (atra bile); elle a fait croire aux anciens anatomistes que la glande était creuse et conformée en sac ou capsule. Mais il ne faut pas non plus attribuer à la décomposition cadavérique toutes les désintégrations de la substance centrale; il s'en produit auss pendant la vie, comme l'attestent des foyers formant tumeur ou la présence d'un liquide séreux analogue à celui d'ancien foyers hémorragiques. La distinction entre les ramollisse ments cadavériques et pathologiques n'est pas toujours facil (Rayer).

Vaisseaux et nerfs. — Les capsules surrénales sont remarquables par leur richesse exceptionnelle en vaisseaux et en nerfs, indiquant une activité physiologique intense et rendant plus inexplicable l'ignorance complète de leurs fonctions.

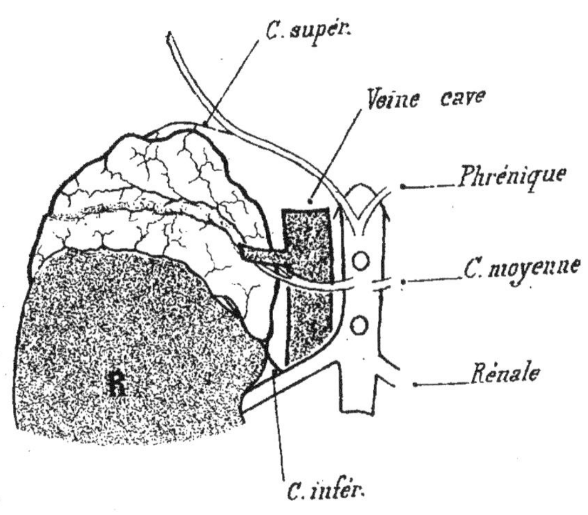

Fig. 5. — Vaisseaux de la capsule surrénale. — Côté droit.

1° *Artères.* — Les artères leur viennent de trois sources. L'artère fondamentale est la *capsulaire* ou *surrénale moyenne*, qui vient de l'aorte. On l'a vue grêle, ou absente ; souvent elle est multiple. Elle aborde la glande par son côté interne et se répand sur ses deux faces, en suivant surtout les grands sillons. — La *capsulaire supérieure* naît de la phrénique ou diaphragmatique supérieure, et longe le bord supérieur de dedans en dehors, quelquefois en trajet récurrent. — La *capsulaire inférieure* est une branche qui se détache de la rénale à son entrée dans le hile ou même de branches intra-rénales et perforantes ; assez souvent multiple, elle couvre la face inférieure ou base.

Ces branches artérielles s'anastomosent sur les faces et les bords, perforent l'enveloppe fibreuse au nombre de quinze à vingt rameaux au moins, et, suivant les sept à intercolummaires, vont, par des anastomoses nouvelles et plus étroites, entourer soit les cordons épithéliaux de l'écorce, soit les groupes cellulaires de la moelle.

2° *Veines*. — Des réseaux capillaires de la moelle naissent des veinules qui vont obliquement, en disposition palmée ou penniforme, s'insérer sur une veine centrale, laquelle, après avoir suivi l'axe transversal de la glande, rampe dans le sillon antérieur et en émerge plus ou moins près du bord interne. Cette veine, *grande veine surrénale*, est constante comme existence et situation : elle représente cinq fois le volume des artères réunies, elle est sans valvules, et va se jeter à droite dans la veine cave, à gauche dans la veine rénale. Ses veines d'origine et son tronc lui-même dans la moelle sont tellement minces et friables qu'on a les plus grandes difficultés à les injecter sans ruptures ; même l'insufflation de l'air y détermine la formation de cavités, et nous avons déjà indiqué la fréquence des extravasats sanguins avant ou après la mort.

D'autres veines, petites, inconstantes, surtout de source corticale, vont à la phrénique et à la veine rénale.

3° *Lymphatiques*. — H. Stilling a injecté les riches réseaux intérieurs qu'ils forment dans les deux substances autour des agglomérations cellulaires, autour des vaisseaux et surtout de la veine centrale ; il n'y a de gros troncs efférents que dans les cloisons de l'écorce. — Sappey, soit chez l'homme, soit chez le chien et le cheval, a obtenu l'injection d'un réseau périphérique en dentelle sous l'enveloppe fibreuse. De ce réseau et des réseaux intérieurs sortent avec les artères, et principalement avec les grandes veines, des troncs lymphatiques qui vont pour la plupart en bas à un petit ganglion situé au-dessus de la veine rénale ; quelques-uns vont aux lymphatiques mêmes du rein. Il est à noter que les ganglions aboutissant renferment souvent une grande quantité de pigment.

Nerfs. — Les nerfs, disposés en plexus surrénaux, arrivent avec les artères qu'ils enlacent. Ils viennent du plexus solaire et renferment des fibres du sympathique, des splanchniques, du phrénique et du pneumogastrique ; ils sont surtout nombreux dans la moitié inférieure et le bord interne. Kœlliker en a compté jusqu'à trente-trois pour une seule capsule. On les a suivis à travers les cloisons corticales jusque dans des réseaux médullaires, et on sait qu'ils sont accompagnés de cellules nerveuses isolées ou groupées soit dans leur trajet extérieur, soit dans la capsule et même dans la moelle.

Ces relations des plexus intra-surrénaux avec les ganglions sympathiques solaires se manifestent dès la première époque embryonnaire.

Capsules surrénales accessoires. — Des capsules accessoires ou supplémentaires ne sont pas très rares. Elles ont le volume d'un grain de mil à un pois, sont arrondies et siègent de préférence le long du bord inférieur ou sont englobées dans les plexus rénal et cœliaque. Parfois elles sont rattachées à la glande mère par un pédicule ; elles peuvent, outre la substance corticale, renfermer ou non de la substance médullaire.

On en a trouvé situées beaucoup plus loin, soit chez des jeunes enfants, soit chez des adultes, et quelquefois en nombre multiple : ainsi, au-dessous du rein, le long de l'uretère, en avant du plexus ovarique, et plusieurs fois dans le ligament large (Marchand, Chiari.)

Nature. — La signification des capsules surrénales est très obscure. Elles existent chez tous les vertébrés, ou à peu près, et chez beaucoup elles se font remarquer par leur richesse en pigment et en lymphatiques. Celles des amphibiens et des reptiles ont une circulation porte ; leurs branches efférentes vont à la veine porte rénale.

Leur apparition est précoce chez l'embryon humain ; vers le quatrième mois fœtal elles sont aussi grosses que le rein, et à la naissance elles en représentent encore le quart environ. Depuis lors, elles croissent peu ; cependant, Cruveilhier les a vues très volumineuses chez des sujets âgés. Elles sont ordinairement très développées chez les nègres et de couleur plus foncée, mais on a vu aussi des capsules de nègre de volume moyen et même très petites (2gr50.)

Leur rapport avec le rein est purement accidentel. Elles ne suivent pas les mêmes lois de croissance et arrivent à leur minimum quand le rein est à son plein développement. Les reins peuvent être très petits et les capsules très grosses.

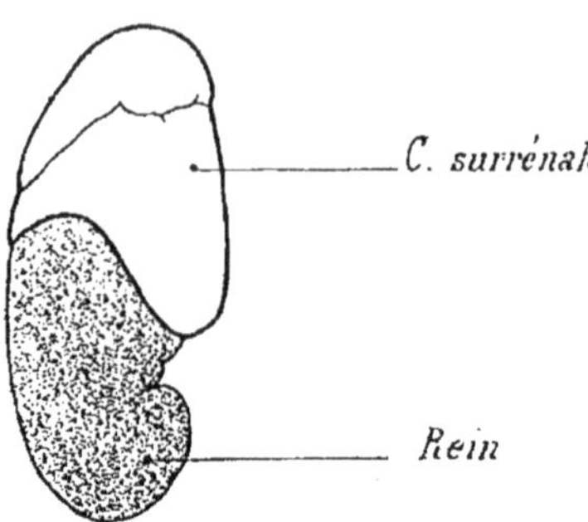

Fig. 6. — Rein et capsule surrénale. — Fœtus de sept mois, grandeur naturelle, côté droit.

Enfin, quand un rein est en ectopie ou même manque complètement, la capsule du même côté n'en conserve pas moins sa forme, son volume et sa situation.

Les relations des glandes surrénales avec les glandes génitales sont à mentionner. Chez quelques vertébrés, elles naissent toutes deux du même épithélium germinatif et restent toute la vie contiguës ; elles peuvent aussi suivre un même accroissement parallèle. Les artères spermatiques naissent parfois des capsulaires. Les capsules surrénales sont modifiées par la grossesse, au moins chez certaines femelles. Chez l'homme, Meckel dit avoir plusieurs fois constaté leur hypertrophie chez des sujets très adonnés aux plaisirs vénériens.

Disons en terminant que les rôles variés de glande vasculaire, de glande sympathique, de glande éliminatrice du pigment, attribués hypothétiquement aux capsules, ne s'appuyent pas sur des faits anatomiques définis.

REINS.

Les reins sont les glandes qui sécrétent l'urine. Ils occupent de chaque côté de la colonne vertébrale la partie la plus élevée de la région lombaire, excavée en forme de *fosse* pour les contenir. Leur direction n'est point rigoureusement verticale et parallèle ; ils sont, comme les capsules surrénales, inclinés l'un vers l'autre par leurs extrémités supérieures, distantes de 8 centimètres, alors qu'il y a 11 centimètres entre leurs extrémités inférieures.

Nombre. — Il y a deux reins symétriquement placés, à droite et à gauche. Cependant les exemples de rein *unique* ne sont pas exceptionnellement rares ; dans ces dernières années on a pu en réunir une trentaine de cas, et l'on ne devra pas oublier la possibilité de cette anomalie quand on aura à enlever un rein malade. Le rein unique se fait ordinairement remarquer par son hypertrophie physiologique et peut compenser l'absence de l'autre. Tantôt il est à sa place normale, tantôt en situation ectopique ; dans certains cas il coïncidait avec des malformations fœtales multiples rendant la vie impossible, dans d'autres il appartenait à des adultes normaux et n'a été découvert qu'accidentellement.

Bien plus rares sont les observations de reins triples, le troisième rein étant latéral ou médian, contigu seulement ou continu avec un des reins réguliers.

Dimensions et poids. — En dehors de certaines formes particulières dont nous reparlerons plus loin, les *dimensions* du rein varient peu. Chacun d'eux a un longueur moyenne de 13 centimètres, une largeur de 7 et une épaisseur de 3, pour ne prendre que des chiffres ronds.

Le poids *spécifique* est 1,016. Le *volume* en centimètres cubes a pour chiffre moyen 135 suivant les uns, 150 suivant les autres, avec oscillation de 100 à 183.

Le *poids absolu* indiqué par des auteurs qui ont étudié des séries un peu étendues, c'est-à-dire supérieures au moins à vingt sujets, donne pour un rein d'homme les chiffres moyens suivants : 165, 155, 140, 130 grammes, trouvés par quatre observateurs différents, et pour un rein de femme : 150, 140, 125, 110. — Sappey a obtenu sur vingt sujets des deux sexes une moyenne de 170 grammes ; mais le rein était pesé après ligature préalable du pédicule vasculaire, et par conséquent plein du sang cadavérique.

Le rein de la femme pèse de 10 à 20 grammes de moins que celui de l'homme. Le rein gauche pèse ordinairement 5 à 10 grammes en plus que le droit. Enfin on peut, dans l'état normal, observer des variations comprises entre 90 et 200, termes extrêmes: les chiffres de 110 à 180 ne sont pas très rares, et le poids ordinaire oscille de 130 à 160 grammes.

Forme. — Le rein a la forme d'un haricot, c'est-à-dire d'un ellipsoïde comprimé sur ses faces et échancré sur une partie de sa circonférence.

Henle a signalé des types irréguliers qui se présentent assez fréquemment : le type *long* dans lequel la longueur atteint jusqu'à 14 ou 15 centimètres et peut dépasser trois fois la largeur : — le type *globuleux*, en boule, avec un diamètre vertical abaissé à 10, ou même moins, et à peine supérieur au diamètre transversal ; l'échancrure du hile est réduite à une fente ; — le type en *disque*, le plus rare, caractérisé par un rein plat, elliptique, présentant le hile sur sa face postérieure.

Quelle que soit sa forme, on décrit au rein deux faces, une circonférence et une cavité centrale.

La face *antérieure*, inclinée sur le plan frontal, regarde en avant et un peu en dehors, et son diamètre transversal prolongé irait couper celui du rein opposé en avant du corps de la première vertèbre lombaire sous un angle de 60°. Elle est convexe, mais non pas régulièrement courbe, car on y trouve ordinairement des facettes et des arêtes correspondant aux contacts des organes voisins.

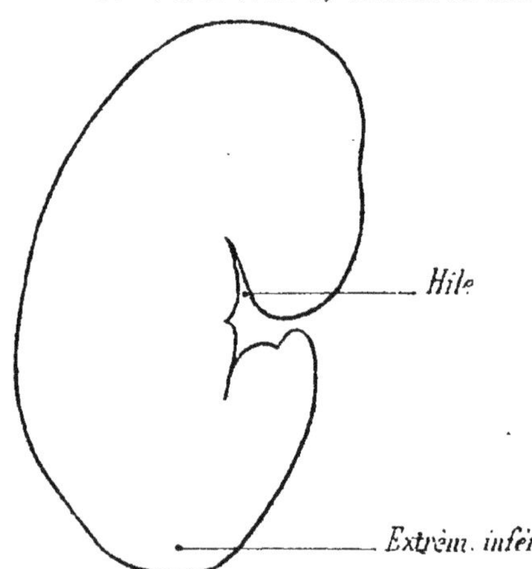

Fig. 7. — Rein droit.

La face *postérieure*, couchée elle aussi obliquement en sens parallèle, est presque plane ; elle est un peu plus large.

La *circonférence* elliptique se décompose pour la description en bord *externe*, convexe ; en bord *interne* concave, tourné en avant, et entaillé d'une échancrure ou hile, qui occupe sa plus grande partie ; en *extrémité supérieure* ou pôle supérieur, qui est plus épaisse, plus recourbée et plus inclinée en dedans et en arrière que l'inférieure ; et *extrémité inférieure* ou pôle inférieur, plus petite, plus aplatie, quelquefois très amincie.

Le rein est creusé d'une cavité centrale qui reproduit la forme extérieure de l'organe, ce qui donne à la glande l'aspect d'une poche à paroi épaisse.

Cette cavité s'ouvre à l'extérieur par une fente placée verticalement sur le milieu du bord interne, rarement sur une des faces, et qui porte le nom de *hile* ou *scissure*. Le hile a 3 ou 4 centimètres de hauteur, soit près du tiers de la hauteur du rein ; il est bordé par deux lèvres dont la postérieure est plus éloignée du bord interne, et il laisse passer les vaisseaux et les conduits excréteurs de la glande.

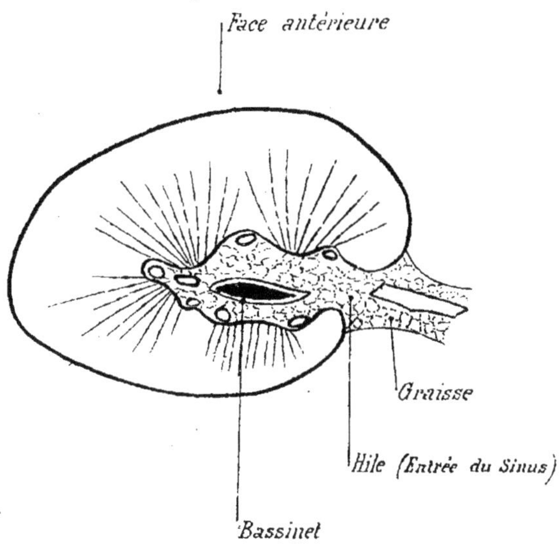

Fig. 8. — Coupe transversale du sinus rénal.

Par la fente du hile on a accès dans une cavité aplatie, quadrilatère, appelée *sinus* du rein. Elle contient les branchements successifs des vaisseaux et de l'uretère englobés dans une quantité considérable de tissu cellulaire et adipeux : ses parois antérieure et postérieure sont d'abord lisses près du hile e rayées seulement de sillons artériels, mais bientôt elles s hérissent de saillies alternantes disposées en rangées. Nou verrons plus loin que ces saillies sont, les unes, des sommets d cône embrassés en collerette par l'insertion de l'uretère (papille et leurs calices), les autres, des prolongement renflés de subs tance corticale (colonnes de Bertin et leurs vaisseaux). Dan certaines atrophies rénales, et surtout dans les dilatations d l'uretère, le sinus peut être immense et entouré par le tiss rénal réduit à une coque amincie.

Rapports. — L'étude des rapports du rein a acquis, dan ces dernières années, une grande importance en raison de l fréquence de l'intervention chirurgicale.

1° *Face antérieure*. — Du *côté droit*, le rein est essentielle ment au contact du foie et du côlon.

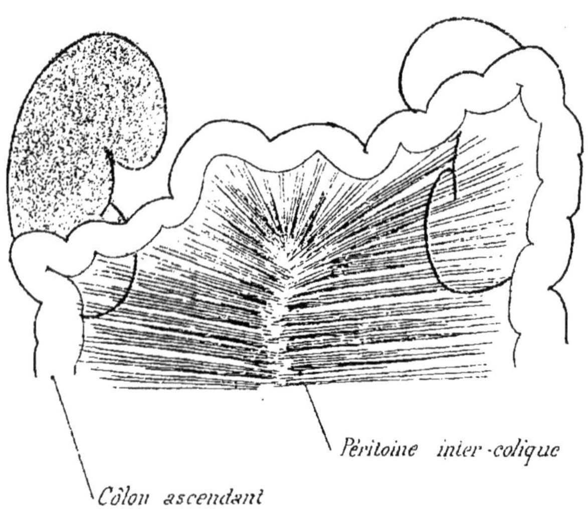

Fig. 9. — Le rein et le côlon. — La surface hépatique est ombrée.

Le foie en recouvre les deux tiers supérieurs, quelquefois l moitié supérieure seulement, et plus rarement la totalité. L vésicule biliaire peut même être couchée sur le aein; un dépression, dite *facette*, ou *empreinte rénale*, marque sur le lobe droit du foie, en avant et au-dessous de la facette surrénale, l'étendue de ce rapport. Le foie dérobe ainsi le rein à l'exploration et à la percussion ; c'est lui probablement qui abaisse le rein dans l'inspiration et qui est cause de l'exacerbation inspiratoire des douleurs rénales, bien que le diaphragme doive aussi agir directement. Cet abaissement peut être permanent dans les déplacements hépatiques; on a vu le rein renversé ainsi transversalement avec son hile tourné en haut.

Le côlon transverse, à son origine ou même à son coude droit, croise et recouvre le tiers inférieur du rein, quelquefois seulement sa pointe terminale. Le plus souvent il n'y a pas de mésocôlon ; le contact est direct, et des abcès rénaux peuvent s'ouvrir dans l'intestin.

Le rein, dans toute sa portion hépatique, est recouvert par le péritoine pariétal qui lui adhère lâchement ; dans sa portion colique, il est dépourvu de péritoine, sur une étendue plus ou moins grande, suivant qu'il y a ou non un mésocôlon.

Du côté gauche, les rapports sont différents. Dans sa moitié supérieure, la face antérieure est couverte par la queue du pancréas, puis par l'extrémité gauche du côlon transverse qui peut remonter jusqu'au voisinage de son pôle, et sur le côté externe par la rate. Sa moitié inférieure est péritonéale, revêtue seulement du péritoine pariétal épais qui va former en dehors le méso descendant ; elle n'est pas pour cela plus accessible à l'exploration, car la grosse tubérosité de l'estomac ou le côlon ou l'intestin grêle, suivant leur vacuité et leur réplétion, s'interposent entre elle et la paroi abdominale.

Les rapports que nous avons décrits entre le rein et le côlon sont les rapports normaux habituels, mais ils sont souvent altérés chez l'adulte par les déplacements du gros intestin, fréquents surtout à droite. Au lieu d'être sur le bord externe, les côlons ascendant et descendant peuvent être sur la face antérieure ou même tout à fait en dedans; l'arc du côlon peut s'abaisser au-dessous de l'extrémité et découvrir le rein ; l'intestin grêle remplace ordinairement le vide laissé par les côlons déplacés.

2° *Face postérieure.* — Cette face repose en haut sur le di phragme et son ligament cintré, en bas sur le carré des lomb recouvert par son aponévrose, dite feuillet antérieur de l'apon vrose lombaire. Il n'y a pas de péritoine interposé, mais rein est entouré de son atmosphère graisseuse et de son fasci Sur le carré des lombes passent plusieurs branches nerveuses, branche antérieure du douzième nerf intercostal et les deux pr mières lombaires; leur compression, leur altération par un re malade peut se traduire par des névralgies irradiées dans la p roi abdominale, dans les organes génitaux et dans la cuisse. la partie interne de sa face postérieure, le rein touche en ha médiatement les apophyses transverses des lombes et pourra

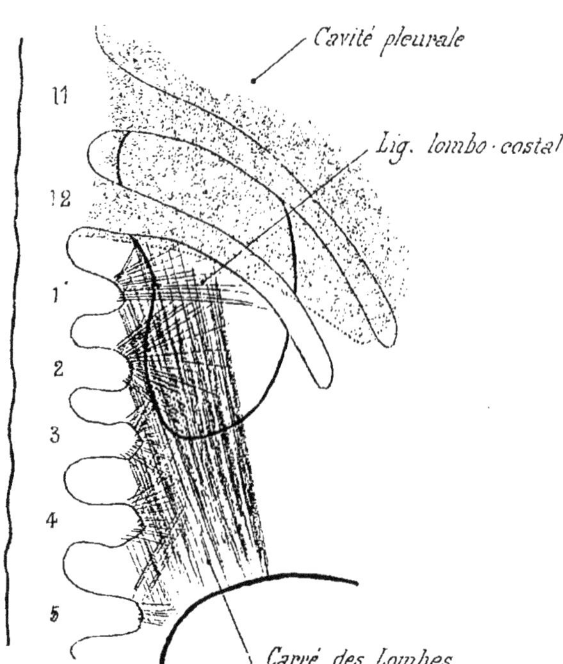

Fig. 10. — Rapports du rein droit en arrière. — La plèvre est ombrée.

s'y déchirer dans un traumatisme. Au côté externe il dépasse carré lombaire et le bord externe des muscles spinaux d'u centimètre environ, et c'est là, dans cette étroite surface et en core dans la moitié inférieure seulement, qu'il est à la riguer accessible à l'exploration postérieure; c'est par là aussi que des calculs, des abcès se font jour à la paroi lombaire, en dehors des muscles spinaux et dans l'espace qui correspond au triangle de J.-L. Petit, ou au moins à sa région.

Partout ailleurs, en effet, le rein se dérobe aux recherches extérieures. — Il est protégé d'abord par les deux dernières côtes, puis par le carré des lombes renforcé du puissant ligament lombo-costal; et par derrière ce premier plan osseux et aponévrotique s'étend l'énorme masse sacro-lombaire qui n'a pas moins de 8 centimètres de large.

Si la face postérieure du rein n'a pas de rapport avec le péritoine, car les observations de méso-néphron sont extrêmement rares, il n'en est pas de même avec la plèvre.

Le cul-de-sac pleural descend le long de la colonne vertébrale à 10 et quelquefois 15 millimètres au-dessous de l'attache de la douzième côte; de là, il se porte obliquement en bas et en dehors, croisant tout à la fois le rein et la douzième côte pour atteindre sur la onzième son point le plus déclive, et remonter sur les côtés de la poitrine. Le rein est donc couché dans sa moitié supérieure sur le sac pleural dont le sépare le diaphragme; des abcès du rein se sont ouverts dans la plèvre et même dans le poumon; et quant à la douzième côte, si on veut en réséquer une partie pour se donner du jour dans une néphrectomie, on se rappellera que son tiers externe seul est en dehors de la plèvre et peut être impunément abordé. Dans les cas assez fréquents où cette côte est très courte et n'a que 4 à 5 centimètres de long au lieu de 12 ou 15, elle est tout entière au contact de la séreuse (Récamier). Enfin, la douzième côte peut complètement manquer.

3° *Circonférence.* — Les rapports varient naturellement suivant les bords et suivant les extrémités.

Sur le *bord interne* se trouvent le pédicule vasculaire et l'uretère, et derrière eux le muscle psoas. Des vaisseaux anormaux se rencontrent assez souvent en dehors du hile, se dirigeant vers les extrémités; ils peuvent d'ailleurs, suivant leurs branches d'origine, aorte, rénale, lombaire, capsulaire, aborder la circonférence de l'organe en un point quelconque; ils ont plusieurs fois, dans des néphrectomies, donné lieu à des hémorragies inquiétantes. Signalons encore sur le côté interne du rein droit la présence dangereuse de la veine cave inférieure et de la portion verticale du duodénum.

Le *bord externe* qui est à 9 centimètres de la ligne médiane du corps et correspond sensiblement au bord externe des muscles droits de l'abdomen, dépasse un peu le carré des lombes et la masse lombaire ; on peut à la rigueur le toucher en serrant le flanc transversalement dans la main. Il est longé en partie par les côlons lombaires, à gauche surtout, et là en même temps par la rate.

Le *pôle supérieur* est recouvert par la capsule surrénale qui s'avance plus ou moins sur la face antérieure et sur le bord interne ; il correspond à la face interne de la onzième côte qui l'encadre presque complètement.

Le *pôle inférieur* est ordinairement au milieu de l'espace qui sépare la douzième côte de la crête iliaque, soit à 5 centimètres au-dessus de cette dernière. Les reins allongés ou abaissés s'en rapprochent jusqu'à 2 centimètres ; les reins petits ou globuleux peuvent ne pas dépasser le niveau de la dernière côte.

Ectopie. — L'Ectopie ou déplacement congénital du rein est une anomalie relativement fréquente.

Le rein est déplacé en haut, *rein surélevé*, cas très rare, ou en bas, rein *abaissé*.

L'abaissement peut être unilatéral. Le rein se trouve alors ou en bas ou en dedans de sa position normale. On l'a vu dans la fosse iliaque, sur la symphyse sacro-iliaque, dans le petit bassin en avant ou en arrière du rectum, devant la colonne vertébrale lombaire, et enfin dans la région lombaire opposée.

Dans l'abaissement bilatéral, les deux reins sont ordinairement fusionnés, ou par un pont commissural, ou par une de leurs extrémités (reins en fer à cheval), ou par leurs deux extrémités (reins en gâteau). Les reins en fer à cheval ou en croissant sont très communs. Il est de règle que l'union se fasse par les pôles inférieurs, le croissant ayant sa concavité ouverte en haut, et que les organes soient placés devant la colonne vertébrale et l'aorte. Il y a deux hiles et deux uretères qui descendent le long de la face antérieure. — Les reins en gâteau, c'est-à-dire adhérents par tout leur bord interne, le hile excepté, se rencontrent surtout dans le petit bassin ou dans une des fosses lombaires. Ils simulent au premier abord un rein triple

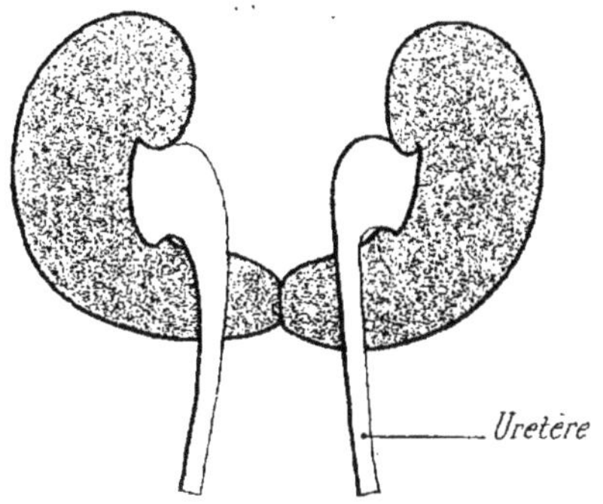

Fig. 11. — Reins en fer à cheval.

si on ne prend pas garde à l'absence du rein d'un côté, ou un rein unique si on ne remarque pas que ce rein est en réalité double et a deux uretères.

Les reins ectopiques, congénitalement déplacés, se distinguent par des caractères spéciaux des reins déplacés accidentellement. Leur forme est plus ou moins altérée ; la scissure occupe fréquemment la face antérieure et l'organe a un aspect tubéreux dû à la penétration irrégulière des vaisseaux. Le rein est fixe et non mobile. Le pédicule vasculaire n'est pas allongé ; les vaisseaux naissent du point le plus voisin, aorte, iliaque, hypogastrique, sacrée moyenne ; enfin, l'uretère est court.

Très souvent ces anomalies sont sans conséquence physiologique et ne sont même pas soupçonnées pendant la vie. Mais on a vu aussi la mort survenir par des néphrites suppurées, la compression de la veine cave ou celles des uretères ; la grossesse augmente ces chances de compression.

Asymétrie. — Les deux reins sont rarement semblables.

Ordinairement le gauche est moins large, mais plus long et plus épais; il est aussi plus lourd, en moyenne de 5 à 10 grammes, et, dans certains cas, de 20 et même 30 grammes.

On admet communément que le rein droit est tout entier plus bas que le gauche, que l'on compare leurs extrémités supérieures ou inférieures, et on attribue cette différence de niveau au foie qui dans la station verticale pèse sur le rein droit. Mais cette différence est généralement à peine sensible, parfois même le rein droit est plus élevé. Chez la plupart des mammifères, le rein gauche est plus bas que l'autre, souvent de toute sa longueur, et Galien, qui n'avait disséqué que des animaux, croyant que le fait était le même chez l'homme, a donné de longues raisons pour expliquer la surélévation du rein droit dans l'espèce humaine.

Moyens de fixité. — Le rein est maintenu en place par deux forces : la tension intra-abdominale et le péritoine.

Nous avons vu que le péritoine pariétal couvre la plus grande partie de la face antérieure de la glande; il l'applique contre la fosse lombaire, mais comme il est lui-même facilement décollable, ce ne serait qu'un moyen de fixation bien imparfait s'il ne venait s'y ajouter une doublure fibreuse, le fascia rénal.

Le *fascia rénal* ou capsule externe est une de ces lames conjonctives qu'on rencontre sous la séreuse au niveau de tous les organes pariétaux et qui portent le nom de fascias sous-péritonéaux. Il est assez épais chez l'adulte pour être facilement isolé et pour résister à des injections poussées dans sa cavité. C'est un sac elliptique un peu plus grand que l'organe qu'il contient.

En le suivant de dehors en dedans, on voit que le fascia sous-séreux de la paroi abdominale se dédouble vers le bord externe du rein : un feuillet passe en avant, l'autre en arrière : le premier adhère faiblement au péritoine, le second se détache sans peine des aponévroses sous-jacentes. Sur le bord interne, ils se rejoignent en une seule lame qui va plus loin recouvrir les gros vaisseaux prévertébraux; au niveau du hile, ils se réfléchissent sur le pédicule vasculaire et excréteur qu'ils entourent en manchon jusqu'à la capsule propre du rein à laquelle ils se soudent.

Dans le sens vertical, les deux feuillets en haut passent non pas sous la capsule surrénale, mais sur ses deux faces, et se continuent jusqu'à l'insertion du péritoine sur le foie et le dia-

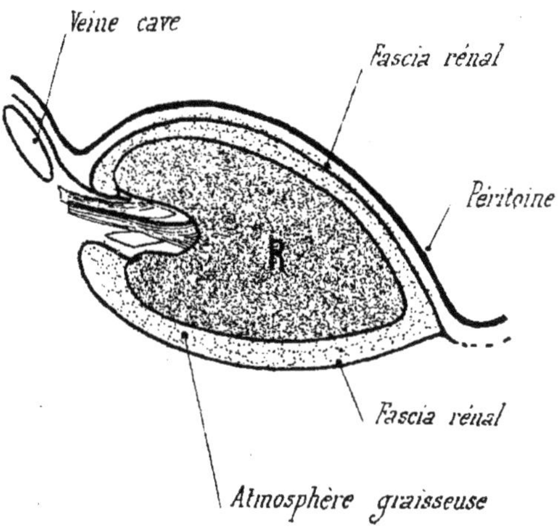

FIG. 12. — Sac rénal. — Coupe transversale par le hile.

phragme. Nous avons dit plus haut que chez les sujets maigres les deux feuillets du fascia surrénal adhéraient assez solidement à la capsule qu'ils englobaient.

En bas, les feuillets se soudent et se continuent avec le fascia sous-séreux de la fosse iliaque.

Si on remplit ce sac fibreux avec une injection à la gélatine, on voit que le rein est entouré complètement par l'injection, qu'en haut cette injection est arrêtée par la capsule surrénale, et qu'elle s'épanche surtout en bas où elle dilate la cavité en un cul-de-sac atteignant la crête iliaque et s'enfonçant entre le carré des lombes et le transverse, de telle façon qu'une épaisseur de 10 à 15 millimètres de parties molles le sépare seulement de l'extérieur à la région lombaire. Ces injections sont des plus instructives pour étudier la disposition des abcès périnéphrétiques.

Le vide compris entre le fascia et le rein est comblé par une couche adipeuse dite *capsule adipeuse, atmosphère graisseuse* du rein. Le terme de capsule, justifié chez certains animaux, comme les cétacés, dont les reins lobés sont encapsulés par une graisse dense qui se moule sur chaque lobe, n'est plus applicable à l'homme. La graisse péri-rénale n'est qu'une forme locale des graisses abdominales qu'on trouve autour de l'intestin, de la vessie ou sous la paroi, à titre de coussin protecteur et de réserve nutritive, et qui particulièrement développée chez quelques animaux constituent le suif.

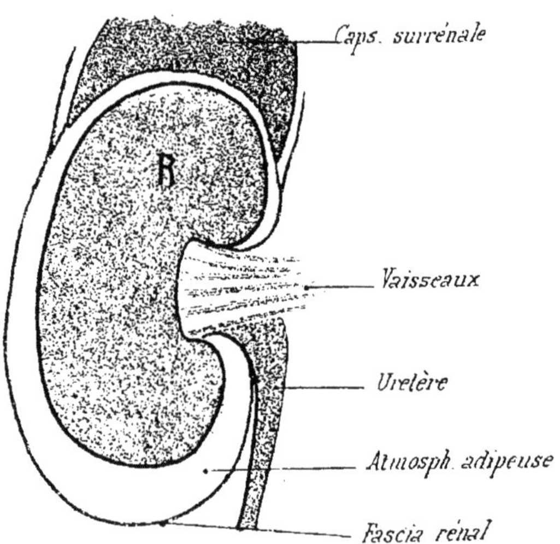

Fig. 13. — Sac fibreux du rein, ouvert par devant.

L'atmosphère adipeuse apparaît chez le nouveau-né sous forme de traînées isolées; elle n'est bien établie que vers l'âge de dix ans. Chez l'adulte, c'est une graisse molle lâchement fixée au fascia et au rein par des travées lamelleuses qui la cloisonnent et qui sont surtout marquées vers les extrémités. Elle fond presque complètement chez les sujets maigres; elle devient énorme et enfouit le rein chez les obèses; elle est également très développée, très dure et très adhérente au rein dans certaines néphrites chroniques.

On comprend maintenant comment toutes les causes qui

agiront pour diminuer la tension abdominale et détacher les enveloppes fixatrices du rein tendront à produire son *déplacement accidentel* ou acquis : ainsi le traumatisme, la flaccidité des parois abdominales, la fonte de l'atmosphère adipeuse, le décollement du péritoine. Il est remarquable que cette affection, rein mobile ou flottant, atteint surtout les femmes et surtout le rein droit. Le corset et la grossesse expliquent la prédisposition du sexe féminin.

Quant à la vulnérabilité du rein droit, on l'a attribuée au foie, au prolapsus du côlon droit, et encore à une fixation moins parfaite par le fascia sous-péritonéal. Zuckerkandl fait observer que seul le rein gauche, en grande partie au-dessous du côlon transverse, est recouvert par le fascia puissant où sont englobés les gros vaisseaux du côlon descendant.

On ne confondra pas sur le cadavre ces reins flottants avec un rein ectopique. Le rein déplacé accidentellement a sa forme normale, il est mobile, son uretère a la longueur ordinaire, ses vaisseaux sont allongés et naissent à leur point habituel.

Structure. — La glande rénale est de couleur générale rouge obscur et d'une consistance supérieure à celle de toutes les autres glandes ; elle se déchire pourtant assez facilement suivant des lignes perpendiculaires à la surface.

Elle est revêtue d'une membrane fibreuse dite capsule interne, albuginée, membrane propre. Cette *capsule* résistante, blanchâtre, épaisse de $0^{mm}1$ à $0^{mm}2$, est lisse extérieurement, où l'on voit seulement flotter les filaments délicats qui la rattachent à la graisse et au fascia ; d'autres filaments plus fins partent de sa face interne et s'enfoncent dans le parenchyme rénal. On l'enlève toujours facilement, même sur beaucoup de reins malades, et ce fait a conduit les chirurgiens à pratiquer la néphrectomie par décortication sous-capsulée (Ollier). Ce n'est que dans la cavité du sinus que la capsule très amincie devient en même temps adhérente, surtout à l'insertion des calices et autour des gros vaisseaux qu'elle engaine. On peut à la rigueur la séparer en deux lames, externe et interne. Dans les périnéphrites, elle acquiert parfois un volume et une dureté considérables.

Une coupe à plat passant par la circonférence du rein montre qu'il est constitué par deux substances : une foncée, disposée en îlots (substance médullaire), et une plus claire, entourant les îlots d'un revêtement continu (substance corticale).

1° *Substance médullaire.* — La substance médullaire, très résistante, d'une densité de 1,043, de couleur rouge foncée, est représentée par les cinq ou six espaces triangulaires qu'on aperçoit sur la surface de section. Chacun de ces triangles, à pointe tournée vers le hile, est la coupe d'une pyramide de Malpighi, laquelle est en réalité un cône.

Chaque *pyramide de Malpighi* est orientée suivant un rayon du rein. Sa base et ses côtés sont enveloppés par la substance corticale, la base arrondie qui regarde la capsule est souvent ondulée à deux ou trois festons, le sommet ou papille proémine librement dans un manchon fibreux (calice de l'uretère).

Sa surface, comme fibreuse et striée en éventail, montre deux zones distinctes : une blanchâtre, moins nettement rayée, comprenant toute la région du sommet (*zone papillaire*), et une seconde, qui comprend toute la périphérie de la base sur un tiers environ de la hauteur (*zone limitante*); elles se fondent insensiblement l'une dans l'autre ; on peut ou non décrire une couche intermédiaire.

La *zone limitante* ou radiée tranche par sa teinte pourpre sombre et son aspect largement strié. Les stries alternent, tour à tour pâles gris clair et rouge foncé; les pâles, que sur le pourtour on voit s'irradier dans l'écorce, sont chacune un faisceau de *tubes de Bellini* et non un seul tube, comme le croyait Bellini ; les colorées sont des vaisseaux et surtout des veines, *veines droites*. (Henle.)

La *papille* ou mamelon qui termine la pyramide se projette en cône régulier ou aplati, long ou court, dans la cavité de son calice, lui-même placé au fond du sinus rénal. Elle a ordinairement 8 millimètres de hauteur sur 10 de diamètre à la base ; sa surface est lisse et dense ; sur sa base se voit un étranglement circulaire, *col* de la papille, où s'insère le calice ; près de son sommet sont groupés circulairement, et quelquefois réunis dans une fossette, quinze à vingt orifices, *pores* ou lacunes à peine visibles à l'œil nu ($0^{mm}2$ à 3 de D.). En pressant sur la papille, on voit des gouttes d'urine sourdre de ces pores comme de trous d'arrosoir.

2° *Substance corticale.* — L'écorce a un aspect granuleux, une teinte jaunâtre ou jaune rougeâtre, suivant la réplétion vasculaire, une densité de 1,048.

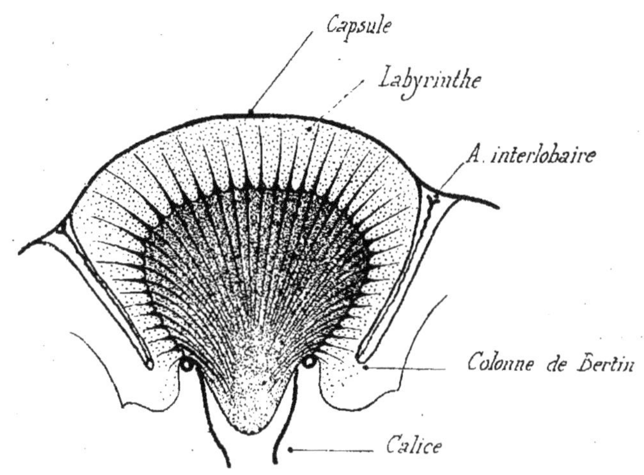

Fig. 14. — Coupe d'un lobe sur un rein fœtal. — La pyramide de Malpighi est ombrée.

Elle forme d'abord une coque complète sous la capsule, puis envoie entre les pyramides des prolongements nommés *colonnes de Bertin*, qui viennent faire saillie dans la cavité du hile entre les papilles. Elle entoure par conséquent toutes les pyramides, sauf leur extrémité calicinale. Son épaisseur offre de grandes variations, soit chez les différents animaux, soit même chez l'homme, et peut varier depuis 5 jusqu'à 10 millimètres; il faut bien connaître ce fait pour juger de la valeur d'une atrophie rénale.

En examinant de plus près un point quelconque de la substance corticale, on verra qu'elle est constituée par des rayons ou stries alternantes de deux sortes. Les premières sont lisses, gris très clair, un peu ambré, et comme translucides; leur forme est triangulaire, la base se continuant avec les rayons pâles de la pyramide de Malpighi et leur pointe aiguë ou arrondie finissant au voisinage de la capsule. Ce sont les *pyramides de Ferrein* ou rayons médullaires. — Les secondes sont granulées, rose vif ou rose jaune; leur triangle est en sens inverse, à base capsulaire, et comme de plus leurs bases en se touchant forment sous la capsule une couche continue qui engaine le sommet des pyramides de Ferrein, il s'ensuit que ces deux stries triangulaires s'engrènent comme les doigts interposés de deux mains. Cette seconde partie s'appelle le *labyrinthe* (Ludwig). Si le rein est un peu congestionné, on y distingue un semis de points rouges, à la limite de la vision : ce sont les *glomérules* ou *corpuscules de Malpighi*, corps sphériques ayant ordinairement $0^{mm}2$ de diamètre (de $0^{mm}1$ à $0^{mm}4$) et remplis par un réseau vasculaire.

Cette disposition alternante de l'écorce existe sur toute la périphérie de la pyramide de Malpighi depuis l'insertion du calice, et comme la pyramide de Ferrein n'est qu'une irradiation de la substance médullaire, on voit qu'il y a là une répétition de détail de la forme d'ensemble. Chaque pyramide de Malpighi est enchatonnée par l'écorce, et dans l'écorce chaque pyramide de Ferrein est enchatonnée à son tour par les subdivisions de cette même écorce.

Le rein adulte de l'homme est une agglomération de reins plus petits et distincts, dits rénules, rancules ou *lobes*, dont la séparation ne se voit bien que chez le fœtus. Le rein du nouveau-né montre ces lobes isolés à la surface, où leur base convexe, à contour polygonal, se détache nettement des lobes voisins. Sur la coupe, l'écorce se replie autour de chaque pyramide malpighienne qu'elle encapuchonne ; entre deux pyramides voisines, le capuchon cortical est séparé dans ses deux parties repliées par un sillon où pénètre un prolongement de la capsule fibreuse ; la colonne de Bertin est dédoublée. La pyramide et son capuchon constitue un lobe. Chez l'adulte, les deux feuillets corticaux au contact se soudent, le sillon s'efface, et dans la colonne de Bertin unique, qui résulte de la fusion des deux demi-colonnes fœtales, rien ne montre plus la dualité de cette portion de l'écorce, si ce n'est la double série des pyramides de Ferrein. Parfois même la colonne de Bertin fait défaut sur un point de la périphérie, au voisinage du sinus ; mais le lobe n'en garde pas moins son individualité structurale et fonctionnelle.

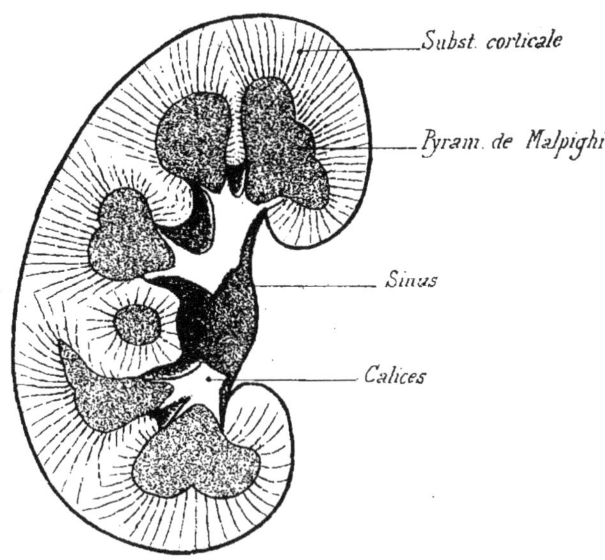

Fig. 15. — Coupe frontale du rein.

On reconnait ainsi qu'il y a dans le rein adulte en moyenne huit lobes, souvent un peu plus ou un peu moins ; exceptionnellement, ce chiffre s'abaisse à quatre ou monte à vingt. Ils sont disposés sur trois rangées : antérieure, moyenne et postérieure, mais non sur un plan rigoureusement frontal, de sorte que la coupe qui passe par la circonférence et qui en comprend en moyenne cinq, coupe les uns suivant leur grand axe, les autres obliquement, surtout au centre, et montre des sections circulaires de pyramides faisant îlots dans l'écorce.

A chaque lobe correspond une papille ; les papilles, elles aussi, sont disposées en séries. Elles sont en rapport avec l'importance de chaque lobe : les lobes simples, c'est-à-dire dont la pyramide n'est pas découpée à sa base, ont une petite papille :

les lobes composés, dont la base à deux, trois, quatre festons, atteste la fusion d'autant de lobes primitifs embryonnaires et qu'on rencontre de préférence aux deux extrémités, ont une papille large, peu saillante, souvent bi ou trifurquée, en forme de papilles jumelles et percée de pores urinaires qui peuvent s'élever jusqu'à trente. Quant aux colonnes de Bertin, celles qui correspondent aux lobes du milieu du bord convexe, figurent ordinairement un double cône dont les sommets adossés forment une sorte de col ; les autres, un cône simple, dont le sommet mousse fait une saillie à peine sensible dans le sinus rénal.

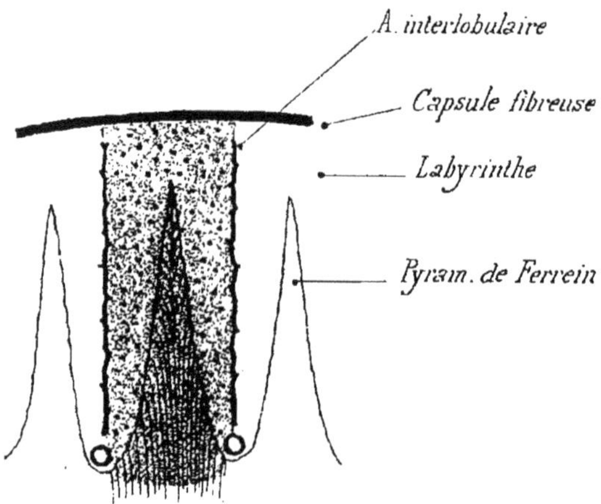

Fig. 16. — Lobule rénal vu en long. — Grossi et ombré.

Chacun des lobes ainsi constitué, ou du moins son écorce, est à son tour subdivisé en *lobules*. En regardant attentivement un point de l'écorce sur un rein injecté artificiellement ou congestionné, on remarquera que la bande comprise entre deux pyramides de Ferrein, sorte de colonne de Bertin en miniature, est subdivisée en deux suivant son axe par une strie colorée très fine qui correspond aux vaisseaux interlobulaires. Ces vaisseaux forment la limite de deux lobules, et chaque lobule est constitué par une bande rectangulaire de l'écorce comprenant au centre une pyramide de Ferrein et autour d'elle une enveloppe formée par le labyrinthe, semée de glomérules et adjacente à l'enveloppe voisine. Ces lobules ont de 1 à 2 millimètres de large, leur coupe est polygonale. On estime qu'il y en a de quatre cents à six cents par lobe, c'est-à-dire rayonnant autour de la pyramide de Malpighi, et que chacun d'eux renferme une centaine de glomérules. Parfois, sur des reins incomplètement injectés, les lobules se dessinent à la surface, sous la capsule, grâce à la réplétion du réseau périphérique.

Les lobules rénaux sont eux-mêmes des agglomérations de *systèmes urinifères,* dont l'étude appartient à l'histologie et dont nous ne pouvons qu'indiquer ici la disposition générale.

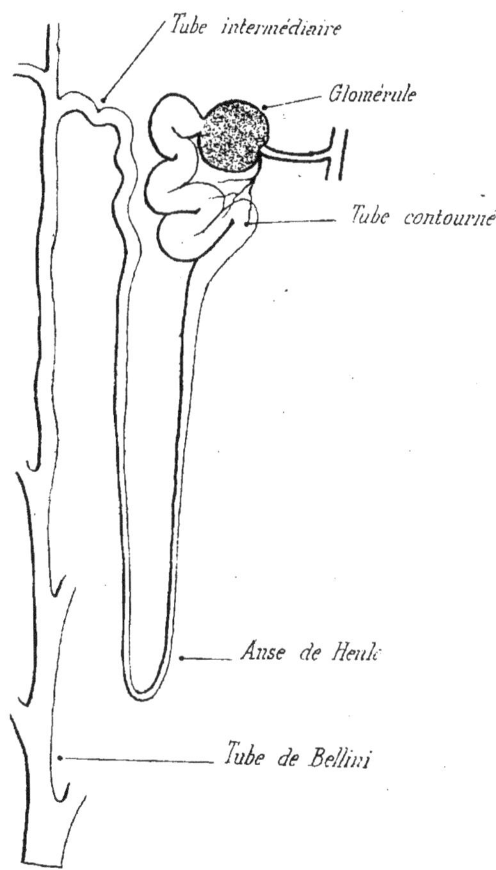

Fig. 17. — Un système urinifère.

Le corpuscule de Malpighi est une sphère creuse, contenant un réseau vasculaire ; il s'ouvre dans un canal qui a environ 4 centimètres de longueur et dont on décompose les divers segments en tube contourné, anse de Henle à branches descendante et montante, et tube intermédiaire. Par cette dernière pièce, il débouche dans un des tubes collecteurs ou de Bellini, ou encore tubes droits, dont se compose la pyramide de Ferrein, et de là il se dirige en trajet à peu près rectiligne à travers la substance médullaire jusqu'au pore papillaire, où il déverse son urine dans le calice. Le tube collecteur est lui-même ramifié un grand nombre de fois, et son tronc terminal, qui débouche sur la papille, apporte par ces branchements l'urine de trois ou quatre cents systèmes urinifères.

Les glomérules et les tubes contournés occupent le labyrinthe, entre les pyramides de Ferrein, et lui donnent son aspect granuleux ; tout le reste du système est placé dans la pyramide de Ferrein ou dans celle de Malpighi dont elle émane, d'où l'aspect tubuleux et fibreux de la substance médullaire. Les anses du tube en U descendent mêlées aux tubes collecteurs jusqu'au voisinage de la papille.

Vaisseaux et nerfs. — Le paquet vasculo-nerveux et l'uretère dilaté en bassinet, formant le pédicule du rein, s'engagent dans la fente du hile, se ramifient dans le sinus où leurs vides sont remplis par une quantité souvent considérable de graisse, prolongement de la graisse sous-péritonéale, et abordent le rein par sa face concave. La veine est en avant, mêlée aux vaisseaux lymphatiques, puis vient l'artère enlacée par les nerfs, et, sur un dernier plan, l'uretère.

1° *Artères.* — L'artère rénale, artère énorme émanée de l'aorte, est généralement unique ; dès le hile, même avant, elle commence à se subdiviser en trois ou quatre grosses branches, lesquelles, par une nouvelle division dichotomique à rayons divergents, forment un grand éventail dont le sommet ou la tige est constitué par l'artère rénale. Ces branches du sinus donnent une première série de rameaux pour la capsule surrénale, l'uretère et l'atmosphère adipeuse.

Les huit ou dix branches qui ont atteint la face concave de la glande se ramifient à leur tour, et ces nouvelles branches se disposent circulairement autour du col des papilles, en dehors des calices; la même branche, recevant dans sa fourche la saillie de la colonne de Bertin, est destinée par son double système de ramification aux moitiés opposées de deux pyramides de Malpighi. — Dès leur origine, ces artères perforent le tissu du rein, sur le pourtour de la papille, entre la substance médullaire et la substance corticale, s'étendent sans quitter cette situation en un branchage appliqué sur la surface extérieure de la pyramide de Malpighi, et arrivent jusqu'au contact des artères de l'autre moitié.

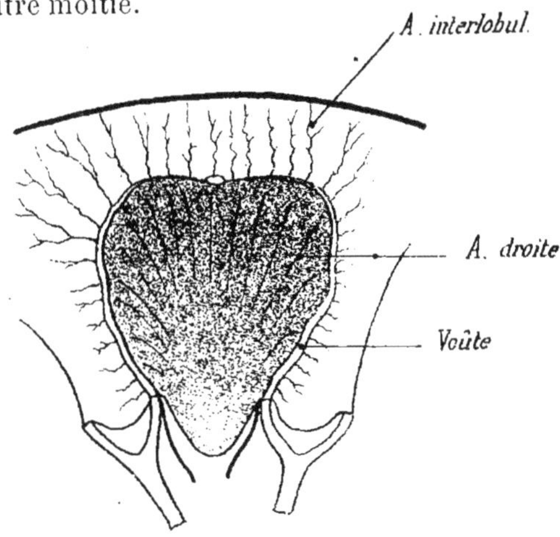

Fig. 18. — Circulation artérielle d'un lobe rénal. — La substance médullaire ombrée.

On donne à ce système ramifié, que l'on pourrait comparer à une corbeille à jours irréguliers contenant la pyramide, le nom de *voûte artérielle*. Chaque pyramide possède quatre artères au moins, appliquées dans des sillons sur sa surface, et qui sont comme les veines voisines enveloppées dans une gaine lamelleuse, mêlées de fibres lisses, émanée de la capsule rénale et adhérente au parenchyme, disposition qui rappelle les gaines glissoniennes des vaisseaux du foie. Elles étalent dès leur naissance des rameaux assez grêles entre les troncs ascendants.

C'est à ces artères ou à leur partie initiale qu'on a donné quelquefois le nom d'artères interlobaires, par la raison que dans la première partie de leur trajet elles suivraient le milieu de la colonne de Bertin. Mais c'est là une erreur; il n'y a d'artères interlobaires que les artérioles qui chez le fœtus à reins lobés descendent de la capsule dans les sillons de la surface.

Elles n'existent plus chez l'adulte. Les artères de la voûte sont intra-lobaires, placées entre l'écorce et la moelle du lobe, et si la coupe en montre accidentellement dans une colonne de Bertin, ce n'est tout à fait qu'à leur origine, par une disposition en quelque sorte aberrante. Le lobe rénal, isolé ou fusionné, reçoit ses vaisseaux non par sa surface, mais par son hile particulier, par la rainure qui entoure son conduit excréteur ou calice; et dès cette pénétration, la voûte ou le réseau en voûte commence à se former et les artères interlobaires se déploient dans le manteau cortical.

De la voûte artérielle, de sa surface convexe ou extérieure, naissent les *artères interlobulaires* ou radiées. Chacune monte dans le labyrinthe, juste au milieu de l'espace qui sépare deux pyramides de Ferrein. Après quelques divisions dichotomiques à angles très aigus, elle arrive sous la capsule et s'y termine. Quelques-unes cependant perforent cette enveloppe et vont à l'atmosphère graisseuse; elles sont quelquefois assez grosses pour qu'on voit les injections poussées dans l'artère rénale sortir en jet à travers la capsule.

Les artères interlobulaires émettent autour d'elle et d'étage en étage des rameaux transversaux, *artères glomérulaires*, qui pénètrent dans le glomérule de Malpighi par le pôle opposé à l'origine du tube urinifère. Chaque glomérule a son artère afférente et lui semble appendu. L'artère tout entière figure un arbre chargé de fruits; remarquons que ces fruits ou glomérules appartiennent à des lobules différents, ce qui démontre le peu d'individualité du lobule rénal. Dans le glomérule, l'artère forme un réseau capillaire, qui se constitue en un seul vaisseau, artère efférente; celle-ci aboutit autour des tubes contournés à un second réseau capillaire d'où naissent les veines. Cette disposition porte le nom de réseau admirable bi-polaire artériel, c'est-à-dire qu'elle représente un double système capillaire uni par une artère intermédiaire. Les réseaux admirables artériels ou veineux sont très répandus chez les vertébrés, et leur but paraît toujours être de produire un ralentissement de la circulation favorable aux échanges sécrétoires.

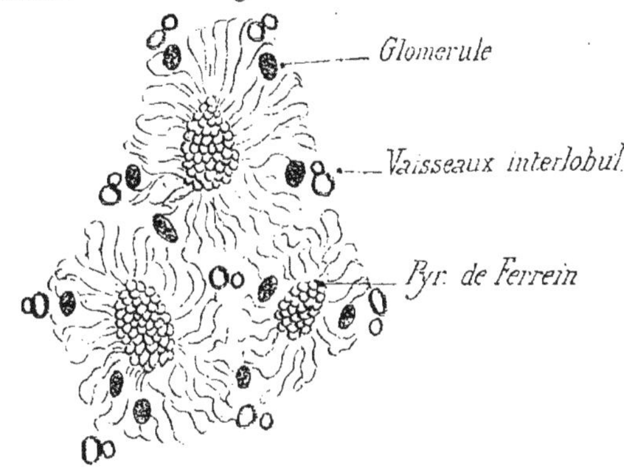

Fig. 19. — Trois lobules du rein coupés en travers. — Grossis.

C'est ainsi qu'est assurée la circulation de l'écorce. Quant à la pyramide de Malpighi, elle est irriguée par des artères à direction rectiligne, connues sous le nom d'artères ou *vaisseaux droits*. Elles sont placées entre les faisceaux de tubes de Bellini qu'on voit sous forme de stries pâles, elles-mêmes avec les veines adjacentes formant les stries rouge sombre si manifestes dans la zone limitante. Sur leurs côtés et à leur terminaison dans la zone papillaire naissent les réseaux capillaires où commencent les veines.

L'origine de ces vaisseaux droits n'est point définitivement établie ; il y a au moins cinq opinions à leur sujet. Nous dirons seulement que l'hypothèse d'une origine directe sur la face concave de la voûte artérielle est très invraisemblable ; car il est facile d'injecter toute l'écorce, la voûte et les plus fines artères interlobulaires, sans injecter une seule artère droite, ce qui suppose nécessairement en amont de celle-ci un obstacle, le glomérule (Henle et moi-même), et si on laisse macérer ce rein injecté, on isole sans peine la voûte, son branchage tranversal et ses vaisseaux corticaux, sans apercevoir aucune branche qui se dirige vers les pyramides. La source des artères médullaires est donc indirecte, au delà du glomérule. Leur origine est peut-être dans les réseaux capillaires des tubes contournés (Henle), mais plus probablement dans l'artère efférente du glomérule. Les vaisseaux glomérulaires du labyrinthe donnent les artérioles de la pyramide de Ferrein, et ceux plus gros qui sont près de la base des pyramides lobaires, les vaisseaux droits proprement dits, qui descendent comme le tube urinaire. Toldt a tout récemment confirmé cette manière de voir sur le chien et le chat.

Il est donc difficile d'admettre une indépendance circulatoire entre les deux substances du rein, au point de vue artériel du moins, puisque c'est la même artère qui les nourrit toutes deux, depuis le glomérule jusqu'à la papille. Toutefois, l'interposition du réseau capillaire glomérulaire crée certainement des différences de circulation entre les artères droites et les artères interlobulaires.

Les artères du rein sont-elles terminales? Si on prend la voûte artérielle d'un seul lobe, elle ne communique pas avec la voûte du lobe voisin, et son territoire est fermé. Encore faut-il observer que toutes deux sont largement unies à leur origine même par les dichotomisations qui se font entre les papilles; en outre, certains faits d'injection paraissent démontrer l'existence de quelques anastomoses de lobe à lobe à travers la colonne de Bertin ou sous la capsule : c'est ainsi que j'ai injecté l'écorce tout entière en poussant par une seule branche du hile. Si maintenant on considère les divers troncs d'une même voûte artérielle, on voit que la plupart des auteurs admettent qu'ils sont isolés, qu'ils forment des arcs incomplets ou demi-arcades non anastomosés entre eux. Ce seraient ainsi des territoires partiels terminaux. Mais j'ai constaté, après d'autres anatomistes, que la voûte est continue, bien que les anastomoses entre les divers branchages soient parfois rares et grêles.

Il n'en est pas moins vrai que le système dichotomique des

divisions de l'artère rénale, alors même qu'il ne constitue point des territoires strictement terminaux, crée des dispositions favorables à la production des infarctus, par l'insuffisance des anastomoses collatérales.

La ligature ou l'oblitération totale de l'artère rénale supprimerait-elle toute circulation dans le rein? Il existe des voies collatérales extérieures qui ne sont pas sans importance. Le rein reçoit des artérioles des spermatiques, des capsulaires, des lombaires. La plupart sont des artères *adipeuses*, c'est-à-dire de l'atmosphère graisseuse, qui entrent dans le rein par sa face externe ou communiquent avec les artères qui en sortent; elles peuvent être assez volumineuses, et par l'une d'elles Ludwig a injecté partiellement le rein. Expérimentalement, pour supprimer toute hémorragie intra-rénale après ligature du pédicule vasculaire, il faut enlever la couche adipeuse et lier l'uretère.

Signalons en terminant les artères anormales qui naissent de l'aorte ou de la rénale prématurément divisée, et qui abordent presque toujours le rein par son bord interne, plus ou moins près des extrémités; ces branches rénales extérieures sont fréquentes. On peut y rattacher la capsulaire inférieure dans le cas où elle perfore le rein pour arriver à la glande surrénale. Les artères anormales inférieures, en croisant en avant ou en arrière le bassinet où l'uretère, semblent dans quelques observations avoir été la cause d'une hydronéphrose (Kundrat). Nous avons aussi indiqué les dangers qu'elles créent dans la néphrectomie.

2° *Veines*. — La disposition du système veineux rappelle par son ensemble celle du système artériel, mais en diffère par plusieurs points importants.

La voûte veineuse est formée de larges veines à nombreuses anastomoses, entre les vides desquelles passent les pyramides de Ferrein; à cette voûte aboutissent les veines interlobulaires qui ont recueilli le sang des réseaux capillaires dont les tubes contournés sont enveloppés. Ces radicules d'origine sont, comme les artères, disposées circulairement et par plans superposés. Le plan initial est sous la capsule et sur des reins injectés ou congestionnés on le voit sans préparation, en enlevant la membrane fibreuse. On observe alors des figures radiées à cinq ou six rayons ramifiés aboutissant à un centre commun ; ce sont le *étoiles veineuses* ou *étoiles de Verheyen,* dont le centre correspond à l'origine de la veine interlobulaire. Ces étoiles son loin de représenter toujours un seul lobule ; leurs rayons peuvent couvrir cinq à dix lobules et même davantage, lesquels on d'ailleurs en dessous leur veine centrale presque invisible Elles sont surtout des territoires plus ou moins circonscrits du labyrinthe sous-capsulaire.

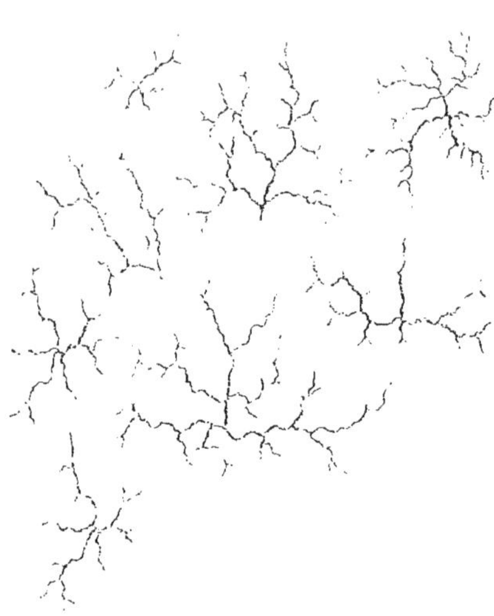

Fig. 20. — Les étoiles veineuses de Verheyen.

Les veines droites, nées des capillaires de toute la pyramide de Malpighi depuis le sommet de la papille se réunissent en gerbes dans la zone limitante qui lui doit sa striation foncée et se jettent manifestement dans la voûte veineuse, contrairement à ce qui arrive pour les artères.

Les branches-mères de la voûte descendent tout autour de la pyramide, dans les mêmes cannelures que les artères, mais plus en dedans, et émergent dans le sinus. Là, il n'est pas rare de les voir s'anastomoser une et même deux fois en arcade autour des papilles ; puis, un système de ramification assez semblable à celui de l'artère, et en général placé au-devant d'elle, aboutit au tronc unique de la veine rénale ou émulgente, et par elle à la veine cave ascendante. Les veines rénales sont non valvulées. Une seule fois, sur trente-quatre sujets et d'un seul côté, Jacquemet a constaté à l'embouchure dans la veine cave une double valvule apte à une occlusion hermétique.

Les larges et nombreuses anastomoses du système veineux assurent dans le rein même les circulations dérivatives en cas d'obstacle partiel. En dehors du rein, il existe aussi de nombreuses voies collatérales pouvant suppléer à la surchage de la veine rénale. Ce sont les veines adipeuses qui communiquent d'une part avec les veines intra-lobulaires, à travers la capsule ; d'autre part, avec toutes les grosses veines voisines, phréniques, urétériques, lombaires. Ces veines, à leur tour, communiquent par leurs radicules avec le système veineux des

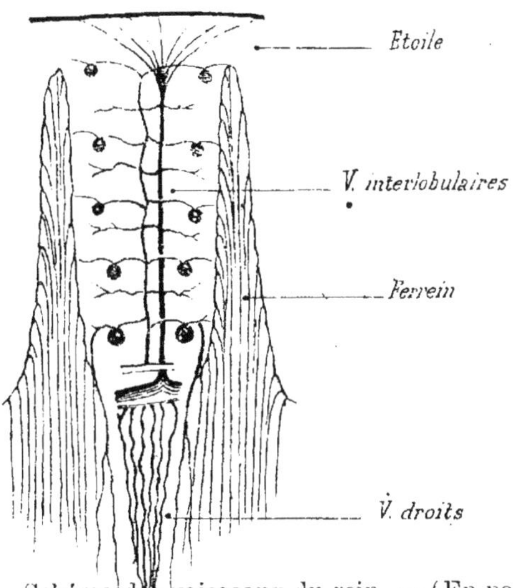

Fig. 21. — Schéma des vaisseaux du rein. — (En partie d'après Toldt.)

parois lombaires postérieures ; les émissions sanguines de cette région peuvent avoir une certaine action dérivative. Mentionnons encore les anastomoses nombreuses de la veine rénale avec le système porte, anastomoses qui intéressent surtout la circulation des organes digestifs.

3° *Lymphatiques*. — La source des lymphatiques ou leurs radicules initiales sont encore inconnues, mais les gros troncs ont été complètement injectés et décrits par Sappey. Il distingue des vaisseaux superficiels et profonds. Les vaisseaux superficiels forment sous la capsule un réseau à larges mailles, dont les branches convergent vers les gros troncs du hile ; d'autres vaisseaux divergents vont du réseau à l'atmosphère adipeuse, et contournant le rein jusqu'au hile, aboutissent aux ganglions ou aux vaisseaux du hile.

Les vaisseaux profonds qu'on suit au nombre de quatre ou cinq gros troncs depuis la base des pyramides mêlés aux vaisseaux sanguins, sortent du hile, reçoivent les vaisseaux superficiels, et se jettent dans quatre ou cinq ganglions qu'on voit sur le pédicule vasculaire en avant de lui.

4° *Nerfs*. — Les nerfs viennent du petit splanchnique et surtout du plexus solaire ; celui-ci émet le plexus rénal, qui enlace de ses grandes mailles l'artère et ses subdivisions intrarénales. Il y a de petits ganglions disséminés dans ce réseau jusque dans le sinus. W. Krause a suivi des fibres sans moelle jusqu'à la pointe des papilles.

Le plexus rénal fournit en partie le plexus spermatique ou ovarien et établit ainsi entre le rein et ces organes une connexion qui nous explique l'irradiation de certaines névralgies viscérales.

Évolution. — La disposition extérieure du rein est des plus variables chez les animaux. Beaucoup n'ont qu'un seul lobe, ordinairement à base multifide, mais à une seule papille : l'éléphant n'en a que quatre : le dauphin et le marsouin en ont jusqu'à deux cents. Souvent la papille manque complètement ou est représentée par une crête. Les uns, comme l'homme adulte, ont les reins lisses ; d'autres, des reins bosselés comme le fœtus, c'est-à-dire à division incomplète ; d'autres, enfin, comme l'ours, le phoque, la loutre, ont un rein en grappe, dans lequel les lobes complètement distincts, et en nombre variant de vingt à deux cents, sont appendus aux branches radiculaires de l'uretère.

Chez l'embryon humain, le rein, d'abord lisse et aplati, ne tarde pas à se lobuler à mesure que se ramifient et s'infléchissent les tubes urinifères. Au troisième mois, il est nettement lobé ; au quatrième mois, j'ai compté trente-trois lobes, avec des traces de division incomplète sur quelques-uns, indiquant quarante au moins. Ces petits lobes, à figure polygonale, commencent alors à se souder, et à la naissance on n'en trouve plus que quinze à vingt.

Le rein multilobé du nouveau-né pèse environ 10 grammes. Souvent la zone papillaire des pyramides est striée de raies dures, rouges ou jaune orangé ; ce sont des cristaux d'acide urique qui infiltrent les tubes de Bellini. On avait d'abord considéré ce phénomène, qui se produit en général du deuxième au quinzième jour après la naissance, comme un signe certain que l'enfant avait vécu ; mais on l'a constaté, bien que rarement, sur des enfants mort-nés.

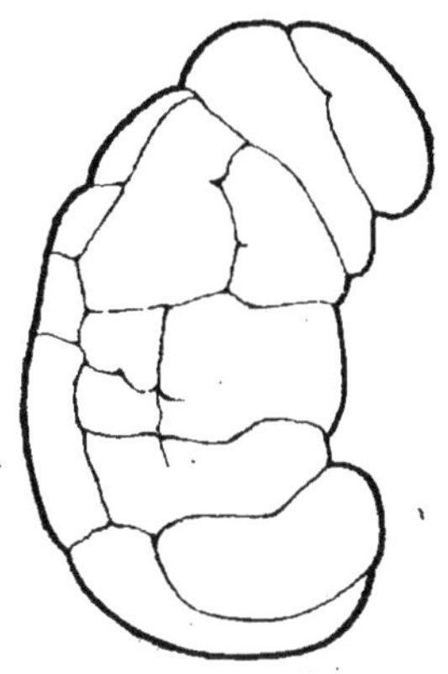

Fig. 22. — Rein de nouveau-né. — Type à 20 lobes.

Dans les premières années de la vie, la soudure des rénules continue et aboutit à huit lobes en moyenne, dont plusieurs toutefois portent dans les festons de leur pyramide la trace de trois ou quatre lobes primitifs incomplètement fusionnés. Parfois, la lobulation est encore visible à dix ans, ou même toute la vie. Souvent aussi, chez l'adulte, de petits sillons à la surface marquent les séparations originelles; on voit des bosselures se reformer dans des injections d'eau poussées par les artères, dans les néphrites scléreuses, et surtout dans les hydronéphroses, où chaque poche urinaire est bien distincte de sa voisine.

Le rein qui pesait 10 à 12 grammes à la naissance en pèse 60 vers cinq ans ; il atteint son maximum de vingt-cinq à trente et commence à décroître de 15 à 20 grammes vers quarante à cinquante ans.

Le rein sénile est caractérisé par son involution atrophique. Il a perdu 160 grammes de son poids ; sa longueur de 12 centimètres tombe à 10 ou 8 ; la substance corticale de 10 millimètres d'épaisseur s'abaisse à 2 ou 3 ; il est induré, et des bosselures, des sillons sur sa surface indiquent une rétraction scléreuse. (*Launois*.)

URETÈRE

L'uretère est le conduit excréteur de la glande rénale. Il s'étend sur une longueur de 25 à 30 centimètres, quelquefois de 35, depuis le sinus du rein jusqu'à la base de la vessie.

Sa portion initiale est dilatée en forme de poche, d'où sa distinction en deux segments, le bassinet et l'uretère proprement dit.

1° **Bassinet.** — C'est un entonnoir membraneux, courbe à convexité interne, allongé dans le sens vertical, aplati dans le sens horizontal, où sa coupe montre une lumière ovale. Il peut être très petit ou très grand ; dans sa forme moyenne, il a une largeur de 15 millimètres (10 à 18) et déborde le hile, une hauteur de 2 centimètres et arrive jusqu'au pôle inférieur.

Dans le sinus, il est derrière le paquet vasculaire, immédiatement en arrière de l'artère rénale, entouré d'une couche graisseuse parfois considérable. Hors du hile, il est sous le péritoine et le fascia rénal et sur le psoas ; des artères rénales anormales peuvent le croiser et le comprimer. On l'a vu à droite contracter des adhérences pathologiques avec la veine cave et la portion verticale du duodénum.

Le bassinet se continue en bas avec l'uretère proprement dit par une transition insensible ; assez souvent, il y a à la limite un léger étranglement, plus rarement un étranglement marqué, *collet* du bassinet. Cette dernière conformation prédispose à la production de valvules ou de rétrécissements et à l'arrêt des calculs. En haut et sur son côté externe, le bassinet se ramifie en branches, elles-mêmes subdivisées, les calices. Il y a d'abord trois grosses branches : une supérieure longue, une moyenne, une inférieure courte et horizontale, ce sont les *grands calices*. En se divisant chacune en trois, deux et trois rameaux, elles forment huit manchons terminaux, les *petits calices*.

Le bassinet peut faire défaut, l'uretère se dédoublant en deux grands calices ; il peut n'y avoir qu'un demi-bassinet, apparte-

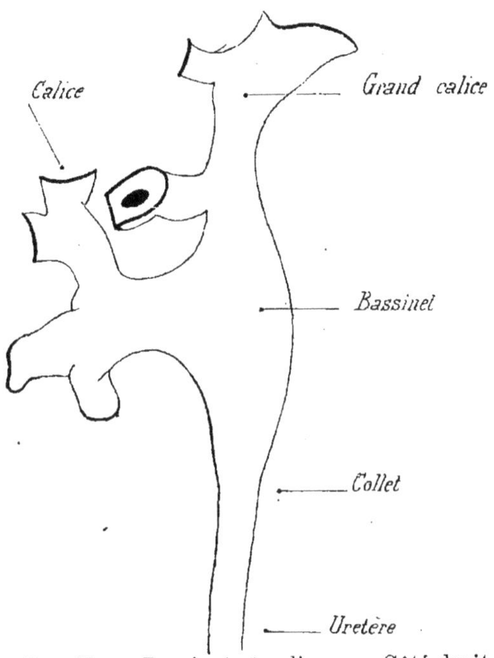

Fig. 23. — Bassinet et calices. — Côté droit.

nant à la branche inférieure de dédoublement. Quelques auteurs n'admettent normalement que deux divisions et considèrent la branche moyenne comme une ramification de la branche inférieure (Hyrtl).

Chaque lobe rénal a sa papille entourée par un calice proprement dit. Les moules ou les insufflations, en distendant la cavité, donnent une idée fausse de sa forme réelle. Le calice est un étui conique de 1 centimètre de long, dont le sommet tronqué s'abouche à une branche du bassinet, dont la base s'insère à la dépression circulaire qui marque le col de la papille et se moule sur cette dernière ; cette base est étroite si la papille est effilée, elle s'étale en coupe si la papille est large et dédoublée.

Autour de cette insertion sont les vaisseaux lobaires qui pénètrent dans le parenchyme; entre les calices proémine la partie libre des colonnes de Bertin et, noyant tous ses organes, une graisse molle qui comble les vides du sinus rénal.

2° **Uretère proprement dit.** — *L'uretère* va du bassinet à la vessie. Les deux conduits ont une direction convergente, car séparés à leur origine par 8 centimètres environ, ils se rapprochent jusqu'à 2 centimètres à leur débouché vésical.

Leur forme est tubuleuse, en tube un peu plat de 6 millimètres de diamètre, du volume d'une plume d'oie. Dans sa longueur, ce tube est légèrement flexueux et irrégulier; l'insufflation montre une série de dilatations fusiformes et de segments étroits, ordinairement peu marqués, quelquefois très accentués. On distingue à l'uretère, au point de vue de ses rapports, trois portions : lombaire, pelvienne et vésicale.

1° *Portion lombaire.* — Du bassinet au détroit supérieur. Cette partie verticale, de 12 centimètres de longueur moyenne, a pour repère extérieur une ligne verticale remontant de l'épine pubienne; sa limite supérieure (hile rénal) est indiquée par le point où une horizontale menée de l'extrémité de la dixième côte coupe la verticale pubienne, et sa limite inférieure correspond à l'intersection de cette même verticale avec une horizontale unissant les épines iliaque antéro-supérieures (repères de Hallé).

L'uretère lombaire repose sur le psoas, à côté des vaisseaux spermatiques et au milieu d'un tissu lâche cellulo-graisseux; le péritoine, auquel il adhère faiblement, le couvre en avant et le sépare des anses de l'intestin grêle et du mésentère. Au niveau de la symphyse sacro-iliaque on peut, à la rigueur, l'explorer à travers la paroi abdominale.

2° *Portion pelvienne.* — Depuis la bifurcation de l'artère iliaque primitive sur laquelle elle repose, elle décrit, sur une longueur de 12 centimètres, un grand arc de cercle dont la convexité regarde la paroi du bassin. On peut subdiviser cet arc en deux segments : pariétal et viscéral.

Le segment pariétal, à direction divergente et descendante,

croise en diagonale le plan carré que couvre l'obturateur interne, accolé à l'artère hypogastrique, tantôt en avant, tantôt en dedans du vaisseau ; l'artère obturatrice et le nerf obturateur passent en arrière, le péritoine le revêt dans toute son étendue et se soulève en pli à sa surface.

Le segment viscéral ou convergent, ordinairement allongé en fuseau, n'a que 3 à 4 centimètres de long. Chez l'homme, l'uretère quittant la paroi du bassin côtoie sans y pénétrer le repli péritonéal de Douglas, tendu de la vessie au rectum, aborde la face postérieure de la vessie, croise le canal déférent, puis s'engage entre la vessie et la vésicule séminale, près de l'extrémité supérieure de cette dernière, et pénètre presque immédiatement dans la paroi vésicale. Dans tout ce trajet, il est comme avant

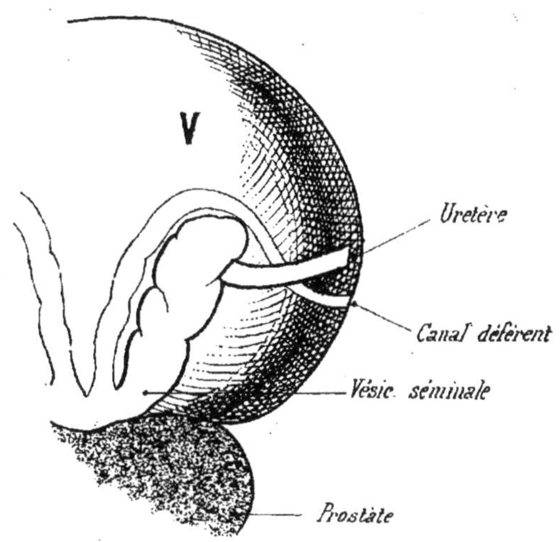

Fig. 24. — Portion vésicale de l'uretère. — Vessie vue par sa base.

sous-péritonéal. Ses rapports chez la femme seront étudiés avec le vagin.

Dans son trajet pelvien, l'uretère est difficilement explorable chez l'adulte ; on dit pourtant l'avoir senti par le toucher rectal et dans des cas où il était tuméfié, soit contre la paroi pelvienne, soit à son passage en avant de la vésicule séminale. Il ne faut pas oublier que, même à son point le plus bas, il est à 10 centimètres au moins de l'anus.

3° *Portion vésicale.* — Cette portion très courte, de 1 à 2 centimètres, est comprise tout entière dans la paroi vésicale, qu'elle traverse obliquement. A leur entrée, les deux uretères sont séparés par 3 ou 4 centimètres et même beaucoup plus sur les vessies de vieillard ; à leur débouché dans la cavité vésicale, il n'y a plus que 15 à 20 millimètres entre eux ; les deux points extrêmes sont relativement rétrécis.

L'orifice des uretères dans la vessie est situé aux angles postérieurs d'un triangle appelé trigone vésical ; il est coupé obliquement en bec de flûte et recouvert en partie par un repli de la muqueuse vésicale qui fait valvule. Nous reviendrons sur les détails en décrivant la vessie.

Structure. — La paroi du conduit excréteur est épaisse de 1 millimètre ; elle est très extensible, et, dans des cas de rétention chronique de l'urine ou du pus, on a vu le bassinet du volume d'une tête d'enfant et l'uretère lui-même flexueux ressembler à une anse de l'intestin grêle. Elle est composée de trois couches : une celluleuse, une musculaire et une muqueuse.

1° *Couche celluleuse.* — C'est l'enveloppe extérieure ou adventice, de nature conjonctive ; elle est mince et lamelleuse, mais résistante, et elle maintient les vaisseaux appliqués contre la tunique moyenne.

2° *Couche musculaire.* — La couche musculaire, rougeâtre, constituant à elle seule la moitié de la paroi, est composée de fibres lisses disposées sur deux plans : un plan externe à fibres circulaires, un plan interne à fibres longitudinales. Ces deux plans s'anastomosent entre eux et ont par place un aspect plexiforme ; ils sont plus minces et dissociés sur le bassinet, ils se renforcent au contraire dans la portion viscérale d'une couche extérieure longitudinale.

C'est à ces deux systèmes de fibres musculaires que l'uretère doit ses mouvements péristaltiques. L'urine ne chemine pas par la pesanteur, mais par des contractions rythmiques qui se propagent continuellement et régulièrement du rein à la vessie, comme dans une anse d'intestin grêle.

3° *Couche muqueuse.* — Une muqueuse lisse, unie, plissée seulement à l'état de vacuité, et d'une couleur grisâtre ou blanc

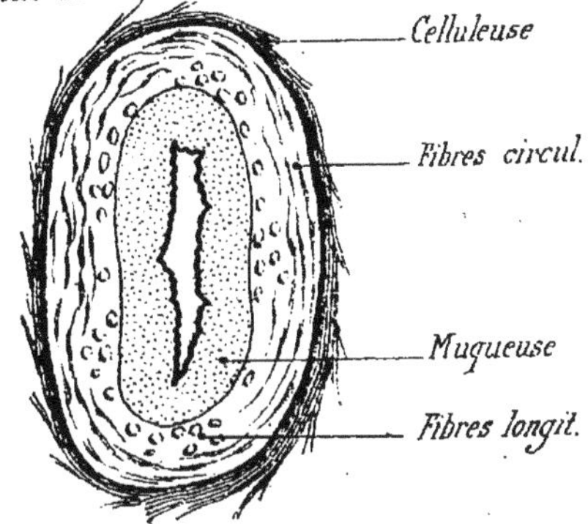

FIG. 25. — Coupe de l'uretère. — Grossie.

bleuâtre, repose sur la couche musculaire sans interposition de sous-muqueuse et lui adhère assez pour qu'on ne l'isole qu'avec quelque difficulté. Elle est composée d'un épithélium pavimenteux stratifié et d'un chorion conjonctif et élastique qui renferme des vaisseaux, par places des follicules lymphatiques, et enfin des glandes. Ces glandes, qui ne paraissent pas constantes chez l'homme et qui manquent chez beaucoup d'animaux, sont des formations rudimentaires irrégulièrement disposées ; on les trouve surtout à la partie supérieure du bassinet, sous forme de petits follicules à sécrétion muqueuse.

De nombreuses artères sont fournies à l'uretère tout le long de son trajet par les vaisseaux voisins : la rénale, la spermatique, l'iliaque, les vésicales; elles vont former dans la muqueuse un réseau très superficiel et très riche dont l'injection fait paraître la muqueuse d'un rouge uniforme. — Les veines lui viennent des mêmes sources; on voit souvent des troncs longitudinaux serpenter sur un long parcours de sa surface. Elles deviennent considérables dans les obstacles circulatoires, car elles servent tantôt de voies de décharge au rein par leur communication avec les veines intra-rénales et avec les adipeuses, tantôt de voies collatérales à la veine cave par leur anastomoses avec les veines utérines et les rénales. — Sappe n'a pu injecter les lymphatiques que sur le cheval; il a constat seulement un réseau musculaire sur toute l'étendue de l'uretèr et du bassinet, ce qui n'implique pas l'absence de réseau dan la celluleuse et la muqueuse. Les troncs se rendent, pour l'ure tère proprement dit, à des ganglions situés le long de son bor interne; pour le bassinet, aux ganglions du hile rénal ou à u petit ganglion placé derrière le réservoir. — Les nerfs entouren les artères et dérivent des plexus rénaux, spermatiques, hypo gastriques. Leurs plexus, à mailles allongées, forment plusieur plans : celui de la couche celluleuse a des ganglions de volum divers, nombreux surtout auprès de la vessie; celui de la cou che musculaire est le plus considérable; on a suivi des nerf jusque dans la muqueuse (Engelmann).

Terminaison rénale de l'uretère. — Nous avons vu le calice s'insérer au col de la papille. A ce niveau, les trois tuniques du

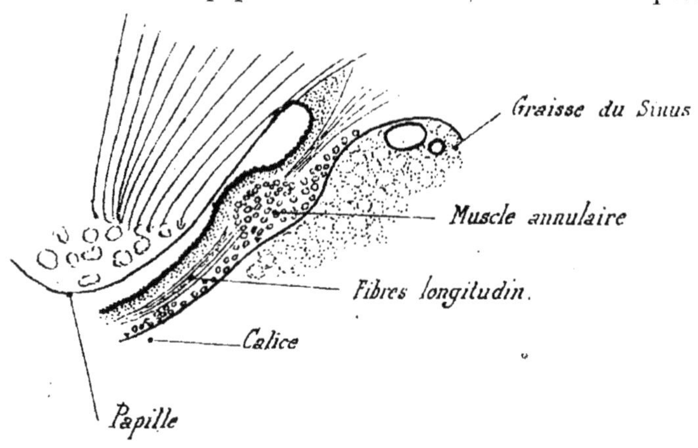

Fig. 26. — Insertion du calice sur la papille rénale. — Coupe grossie.

calice, qui sont les mêmes que celles de l'uretère, se dissocient la tunique externe ou celluleuse se réfléchit en dehors et se continue avec la capsule fibreuse du rein qui recouvre la partic libre de la colonne de Bertin; la muqueuse se réfléchit en dedans et, devenue très mince, revêt la surface libre de la papille pour se continuer à son sommet avec l'épithélium des tubes de Bellini au niveau des pores urinaires. Quant à la musculeuse, ses fibres internes longitudinales s'enfoncent dans le parenchyme rénal et vont engainer les vaisseaux intralobaires qui constituent les nervures de la voûte vasculaire (Jardet); ses fibres circulaires extérieures se terminent, au contraire, en se condensant pour former le *muscle annulaire* de la papille (Henle). Cet anneau est très variable d'épaisseur et de hauteur; il peut dépasser l'insertion calicinale comme aussi il fait presque défaut sur certaines coupes. On comparera le dessin d'Henle, reproduit dans Cruveilhier, avec celui que je donne ici.

Sur le cadavre, le calice paraît flottant et n'est point rempli par la papille rénale; mais il est probable que, pendant la vie, grâce à la réplétion des vaisseaux et à la tonicité des tissus, à celle des muscles en particulier, la paroi du calice est étroitement appliquée sur la papille et ne laisse libre que son sommet, où sont les pores urinaires. Dans ces conditions, le muscle annulaire, en comprimant la base, agit comme un expulseur et fait vider les tubes de Bellini.

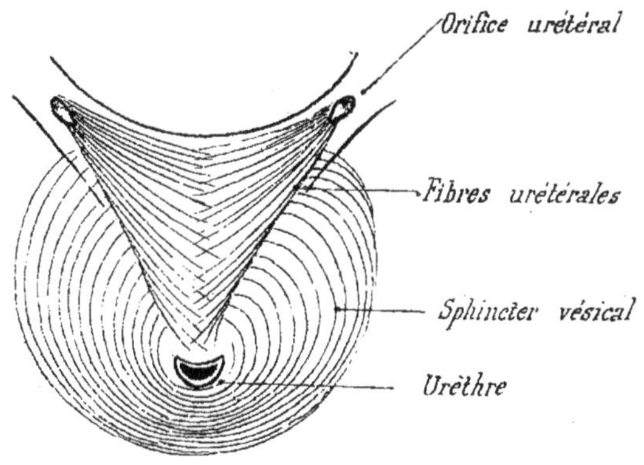

Fig. 27. — Épanouissement de l'uretère sur le trigone.

Terminaison vésicale de l'uretère. — Dans son trajet à travers la paroi vésicale, l'uretère modifie la disposition de ses couches. Son adventice se confond en partie avec celle de la vessie, en partie se continue et forme un tube excréteur, une atmosphère conjonctive isolante où sont de nombreux vaisseaux anastomosés avec le réseau vésical. Sa muqueuse devient la muqueuse de la vessie, dont la structure est à peu près semblable, et souvent des papilles s'y voient comme sur le trigone. Enfin, la tunique musculaire, gardant sa disposition connue, arrive jusqu'à l'orifice urétéral : là les fibres circulaires cessent complètement, tandis que les fibres longitudinales se ramassent en deux faisceaux, dont l'un va s'anastomoser transversalement avec celui du côté opposé, formant ainsi le bourrelet inter-urétéral, et dont l'autre se répand en éventail sur toute la surface du trigone jusqu'à l'orifice de l'urètre. Ce plan d'épanouissement, à fibres très fines, est très superficiel, immédiatement placé sous la muqueuse à laquelle il adhère.

Anomalies. — Les anomalies portent sur le dédoublement, la fusion, l'imperforation ou l'abouchement anormal.

L'uretère dédoublé d'un côté ou des deux est une anomalie très commune. Tantôt c'est le bassinet seul qui est bifide, c'est-à-dire qu'il est représenté par deux grands calices, tantôt c'est le bassinet et l'uretère sur une longueur quelconque ; toutefois, il est rare que la division aille jusque dans la vessie, et qu'il y ait deux orifices distincts sur le trigone. Le rein est quelquefois dans ce cas divisé lui-même par une fente transversale profonde.

Nous ne pouvons que mentionner la fusion des deux uretères en un seul, y compris ou non le bassinet, qui peut accompagner les reins soudés — la terminaison en cul-de-sac d'un uretère — son abouchement anormal à la vulve, au vagin, au rectum.

VESSIE

La vessie est un réservoir interposé entre les uretères et l'urètre, et situé dans le petit bassin, derrière la symphyse pubienne.

Elle est toujours unique. Dans certains cas, on l'a vue cloisonnée et subdivisée partiellement en deux cavités; dans d'autres, au contraire, il n'y a qu'une demi-vessie, en ce sens que la paroi antérieure ayant avorté, il ne reste que la partie postérieure étalée à travers la paroi abdominale béante et déversant l'urine au dehors sans l'interposition d'un canal (exstrophie de la vessie).

Pour éviter de scinder à tous moments la description, nous étudierons séparément la vessie vide et la vessie pleine, et cela uniquement chez l'homme.

Vessie vide. — La vessie vide se présente sous deux formes très différentes : la forme plate et la forme arrondie.

Dans la forme plate, la vessie figure un plateau horizontal composé de deux feuillets accolés et relativement minces; chacun d'eux, parois antérieure et postérieure de la vessie, il serait plus juste de dire inférieure et supérieure, est triangulaire, à sommet situé en haut et en avant. Le plateau peut être déprimé au centre, sans doute par le poids de l'intestin, et dans ce cas la ligne angulaire qui représente la cavité forme un Y avec le canal de l'urètre. — Dans la forme arrondie, la vessie, sphérique et grosse comme un citron ou un œuf, ou allongée en poire (vessie globuleuse, vessie pyriforme), a sa cavité et celle de l'urètre qui suit courbées en arc ; son diamètre peut s'abaisser à 3 centimètres.

On discute encore sur ces deux formes, sur leur fréquence et même sur leur réalité pendant la vie. Disons seulement que le type plat à deux valves paraît être la forme habituelle de la vessie au repos, et que le type arrondi, par l'épaisseur de ses parois qui dépasse quelquefois celle d'un utérus, et par le dureté rugueuse, semble indiquer une vessie en systole, su prise par la mort en contraction agonique.

La vessie vide est petite, son plus grand développeme n'excède pas 6 centimètres et peut être moindre; elle est to

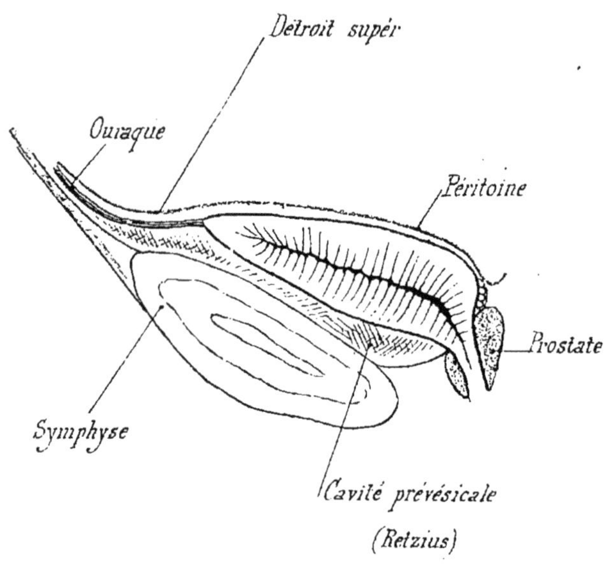

Fig. 28. — Coupe de la vessie vide. — Type plat.

entière cachée par la symphyse pubienne qu'elle ne dépass jamais, à plus forte raison ne peut-elle s'élever jusqu'au détroi supérieur. Elle est donc inexplorable par l'abdomen et inacces sible par cette voie à l'intervention chirurgicale. La paroi anté rieure est immédiatement derrière le pubis dans une atmosphèr cellulo-graisseuse; la paroi postérieure, presque horizontale supporte les anses de l'intestin grêle; la base n'est qu'un bor transversal arrondi et n'a qu'un rapport éloigné avec le rectun dont elle est séparée par les vésicules séminales. L'urètre per fore la vessie perpendiculairement à sa cavité. Enfin, le péritoine de la paroi abdominale antérieure se réfléchit sur le sommet à 1 centimètre ou 2 au plus au-dessus du rebord symphysaire; souvent même, si la vessie est enfoncée, il descend derrière le pubis, et par aucun point on ne pourrait faire pénétrer un instrument sans ouvrir la cavité péritonéale.

Vessie pleine. — On l'a étudiée, soit en distendant la vessie en place, soit en pratiquant des coupes sur les sujets gelés. Aucun de ces procédés ne donne des résultats certains, car il manque la tonicité des organes, surtout celle du muscle vésical, et l'intestin qui pèse sur la surface subit des déplacements cadavériques.

A mesure que la vessie se distend, au lieu de dilater régulièrement sa cavité virtuelle, elle change de forme, de direction et de volume, et par conséquent modifie ses rapports. Les changements de forme et de direction tiennent à la répartition inégale des résistances autour de l'organe qui se dilate. En avant, la vessie butte contre la symphyse osseuse, et sa propre paroi est renforcée d'un feuillet aponévrotique peu extensible; en bas, c'est le plancher périnéal qui fait obstacle, tandis qu'en arrière, en haut et sur les flancs, il y a, non pas le vide, mais des corps mobiles et glissants : intestin, graisse, liquide péritonéal. C'est donc là surtout que la vessie peut s'étendre, et sa structure même est adaptée à ces conditions; un péritoine élastique remplace les fascias rigides.

1° *Capacité et résistance.* — Une vessie en distension forte, non physiologique, a de 10 à 14 centimètres dans son plus grand diamètre, 8 à 12 transversalement, 6 à 10 en épaisseur. La quantité d'eau qu'elle contient est estimée, suivant les observateurs, à 300, 500, 700 grammes. — Ces observations sur le cadavre n'ont qu'une faible valeur. La vessie qu'on injecte ne réagit pas; celle que la mort a surprise dans sa plénitude s'était remplie peut-être à l'état d'inertie; enfin, dans la distension artificielle, à quel moment faut-il s'arrêter? Aussi a-t-on pu dire que la vessie n'a pas de capacité anatomique, mais une capacité physiologique (Guyon).

Pendant la vie, la vessie sensible et contractile réagit contre la pression croissante de l'urine qui s'accumule; le besoin d'uriner apparaît quand le liquide atteint une pression déterminée, qui est le résultat de deux facteurs : de la quantité de liquide accumulé et de la réaction élastique et contractile de la paroi.

Le chiffre de la pression intra-vésicale qui détermine l'envie d'uriner et marque la capacité réelle de l'organe est constant pour le même individu, mais très variable d'un individu à l'autre. L'âge, le régime, les habitudes, entraînent de grandes différences. La quantité d'urine naturellement émise ou d'eau injectée provoquant le besoin est de 125 à 250 grammes (Guyon Duchastelet).

Les mêmes réflexions s'appliquent à la *résistance à la rupture*. On a trouvé que la résistance élastique était normale jusqu'à 500 grammes, qu'elle était forcée à 800, et qu'à un chiffre de 1100 à 1800 la rupture de la vessie se produisait. Mais, sur le vivant, ou bien la distension se fait chroniquement, et alors la vessie peut contenir 4 ou 5 litres et arriver même à 20 litres et plus, ou bien la réplétion est immédiate et la réaction musculaire intervient. Les cas connus de rupture spontanée de la vessie, en dehors des vessies malades, atteintes d'abcès, d'ulcérations, se rapportent à des vessies saines ou même hypertrophiées se contractant par secousses dans une période de convulsions de cause quelconque. On a vu dans l'anesthésie des ruptures se produire avec 200 et même 125 grammes de liquide injecté, et la quantité de 250 grammes paraît être le maximum de ce que l'on peut introduire sans danger. Il est d'ailleurs difficile de faire admettre, par une vessie même anesthésiée, au delà de 350 à 400 grammes. Remarquons que ces chiffres correspondent à ceux où apparait le besoin physiologique d'urine (Pousson).

Forme et direction. — La forme régulière est celle d'un ovoïde; mais on rencontre des types très différents : les uns persistance du type fœtal, vessie conique ou pyriforme; les autres, acquis sans doute, types cordiforme, trilobé, cylindrique et autres. On voit des vessies larges s'étaler en travers d'autres dans le sens antéro-postérieur, d'autres enfin en hauteur; souvent aussi le contour est asymétrique.

La vessie ovoïde contenant une quantité physiologique de 200 grammes de liquide est encore tout entière rétro-pubienne elle ne dépasse le bord supérieur de la symphyse qu'à partir de 500 grammes. Pour avoir une idée juste de sa direction et de ses rapports, il faut savoir que sur le sujet debout, tel qu'on le suppose dans les dessins et tel qu'il sera toujours représenté ici, la symphyse pubienne est inclinée de 60° en moyenne sur la verticale (Charpy), avec des écarts de 50 à 70. C'est pour avoir oublié ce fait et disposé leur pièce avec une inclinaison pubienne

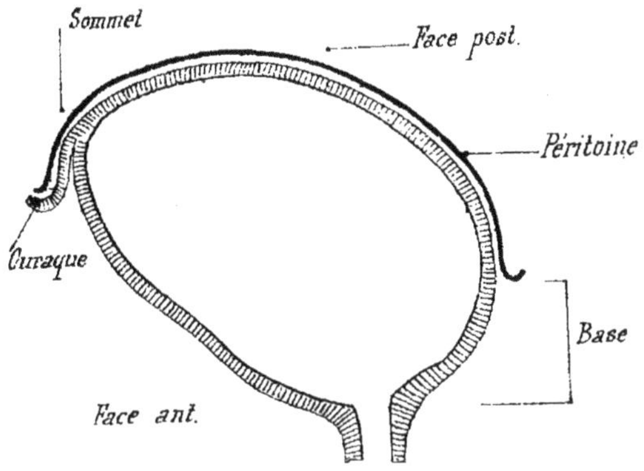

FIG. 29. — Vessie distendue. — Coupe antéro-postérieure.

de 45° ou même moins, que la plupart des dessinateurs des ouvrages classiques ont donné une fausse orientation aux organes urinaires et génitaux.

Le globe vésical a son grand axe presque horizontal, incliné toutefois un peu en bas et en arrière. On lui distingue, pour faciliter la description, une face antérieure, une postérieure, deux latérales, une base et un sommet, autant de surfaces courbes à limites purement conventionnelles.

Rapports. — 1° La face antérieure est comme couchée sur la symphyse pubienne, sur laquelle elle se déprime au niveau du bourrelet articulaire ; un amas graisseux l'en sépare en haut et en bas ; ce voisinage l'expose à être lésée dans les fractures du pubis. L'espace virtuel compris entre la surface osseuse et la vessie est la *cavité de Retzius* ou *cavité prévésicale*. Cette cavité est limitée en bas par l'aponévrose périnéale, en haut par le cul-de-sac péritonéal, en avant et en arrière par le pubis et la vessie, sur les côtés par les gaines fasciales qui contiennent les gros vaisseaux viscéraux émanés de l'hypogastrique : elle renferme un tissu cellulaire humide et fin, et on peut la considérer comme une cavité séreuse supplémentaire remplaçant en avant la cavité péritonéale et servant aux mouvements de la vessie. Des abcès, des épanchements sanguins, des kystes à forme d'hygroma peuvent s'y développer.

La face antérieure ne reste pas limitée à la paroi pelvienne si la distension augmente ; à partir de 4 à 500 grammes, elle arrive

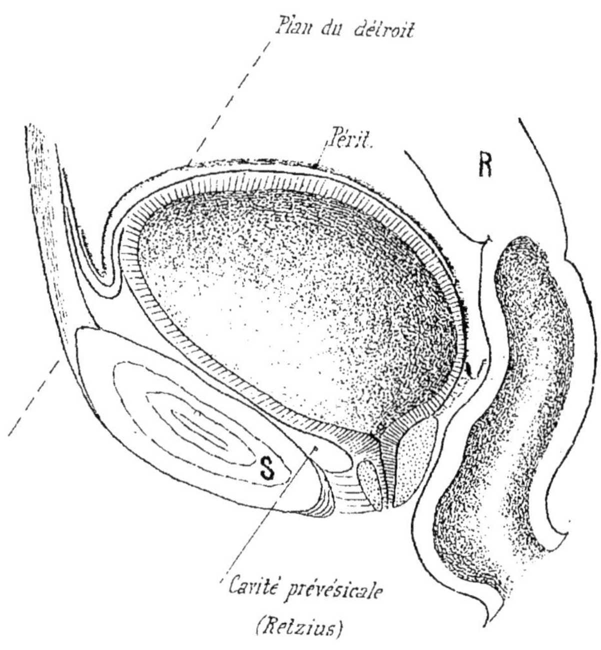

Fig. 30. — Vessie en distension assez forte.

au contact de la paroi abdominale, c'est-à-dire des muscles droits recouverts de leur mince aponévrose, au niveau de la *fosse rétro-musculaire* supra-pubienne. Elle est tout entière non péritonéale, sauf à la partie supérieure qui se coiffe de la séreuse sur une étendue variable.

2° La face postérieure est au contraire tout entière péritonéale : elle bombe fortement vers le détroit supérieur et supporte les anses inférieures de l'intestin grêle.

3° Les faces latérales, qui n'étaient que des bords sur la vessie vide, sont couvertes par le péritoine sur leur tiers supérieur seulement.

Elles s'étalent sur le côté du bassin et se dilatent parfois en saillie tuberculeuse bien marquée; le canal déférent et l'artère ombilicale sont appliqués sur elles; en bas, elles s'attachent à la paroi pelvienne par les gaines lamelleuses des vaisseaux qui limitent la cavité prévésicale et la font se terminer en culs-de-sac ou diverticules latéraux.

4° La base est tournée en arrière et un peu en bas. Cette calotte sphérique s'étend depuis le repli péritonéal jusqu'à l'orifice urétral. L'uretère, les vésicules séminales avec les canaux déférents, et plus en avant la prostate, sont appliqués sur sa face externe; le rectum la touche directement dans l'espace angulaire qui sépare les deux vésicules, et sa réplétion (matières fécales, ballon de Petersen) a pour effet de pousser la vessie contre la paroi abdominale, sans rien changer d'ailleurs au cul-de-sac péritonéal.

La base de la vessie est la seule partie accessible au toucher rectal chez l'adulte. Chez les jeunes gens, avant la puberté, ou chez certains adultes très maigres, on peut, en combinant la palpation hypogastrique et rectale, si la vessie est pleine et refoulée par la main comme un utérus, atteindre une partie de la face postérieure. Chez beaucoup de vieillards, la base descend derrière la prostate, et on la sent facilement comme une poche molle en avant de l'ampoule rectale.

5° Le sommet ou fond, pôle vésical, est rarement conique; ordinairement arrondi en dôme, il s'est constitué aux dépens des faces environnantes, et se rapproche du bord supérieur de la symphyse ou de la paroi abdominale, suivant que la vessie remonte plus ou moins haut. Le péritoine le couvre entièrement; au centre est l'ouraque qui se couche en avant sur la vessie avant de monter vers l'ombilic.

Les rapports que nous venons d'étudier se rapportent aux conditions d'une distension moyenne. Mais, dans un grand nombre de cas pathologiques, la vessie atteinte de rétention chronique de l'urine s'élève jusqu'au milieu de la région ombilicale ou jusqu'à l'ombilic même. Elle touche alors sur une étendue correspondante la paroi abdominale par sa face antérieure et son fond très dilaté, en même temps que sa base remplit l'excavation, et que sa face postérieure entre en rapports avec le rectum, l'S iliaque et une partie considérable de l'intestin grêle.

Moyens de fixité. — La vessie est solidement fixée par sa base au plancher périnéal, et quand elle se dilate elle est dans les conditions d'un ballon attaché au sol pendant son gonflement. Aussi est-il très exceptionnel qu'elle puisse sortir de l'abdomen ; on l'a vue pourtant faire hernie à travers l'anneau crural ou l'anneau inguinal.

Les moyens de fixité sont nombreux : sa continuation avec l'urètre, lui-même saisi par les aponévroses et les muscles du périnée, l'insertion de sa couche musculaire aux organes voisins (pubis, prostate, aponévrose), et par-dessus tout la capsule séro-fibreuse qui l'enveloppe de toute part dans le genre du sac rénal. Cette capsule est représentée, pour la moitié du globe vésical, par le péritoine pariétal étendu de la paroi abdominale au rectum et couvrant en coiffe le viscère sous-jacent, et pour la partie inféro-antérieure par le fascia vésical, autre cupule ouverte en sens inverse, qui se détache de l'aponévrose périnéale supérieure pour embrasser la vessie.

Les ligaments décrits sous le nom de ligaments vésicaux ne méritent point ce nom : les antérieurs sont des tendons de la couche musculaire, les postérieurs sont des replis péritonéaux, les latéraux sont les artères ombilicales et le supérieur est l'ouraque. Nous aurons occasion d'y revenir plus loin. Disons seulement que les artères ombilicales, cordons fibreux oblitérés dès la naissance, croisent obliquement les faces latérales de la vessie et vont se perdre au voisinage de l'ombilic en un réseau tendiniforme. Elles n'adhèrent pas à la vessie, et comme elles ne sont pas tendues, elles ne peuvent même pas contenir son expansion latérale.

Structure. — La vessie est composée de trois tuniques : le péritoine et son fascia, une couche musculaire et une muqueuse. Ces tuniques réunies donnent à la paroi en distension une épaisseur de 3 à 4 millimètres, qui arrive jusqu'à 15 sur une vessie vide et contractée.

1° *Péritoine et fascia vésical.* — Chez presque tous les animaux, la vessie est enveloppée de toute part par un péritoine viscéral, comme l'utérus par exemple. Chez l'homme, la persistance du cordon ouracal qui émane du sommet et semble, avec les artères ombilicales, amarrer la vessie à la paroi abdominale, empêche au péritoine de descendre sur la face postérieure; la séreuse ne couvre donc que l'hémisphère rétro-ouracal. Ce péritoine a plutôt le type pariétal, et ne devrait pas être décrit comme une vraie tunique : il est épais, il est séparé des muscles sous-jacents par une couche aréolaire qui, chez les sujets gras, s'infiltre d'une couche adipeuse plus ou moins abondante; plus adhérent au centre, il est tout à fait glissant et mobile sur la périphérie pour s'adapter à l'ampliation du viscère; on peut toujours le décoller à la main, et ce décollement se réalise aussi par des injections sous-péritonéales à la gélatine, par les abcès ou les hémorragies périvésicales.

En avant, le péritoine qui tapisse la face postérieure des trois cordons et se soulève à ce niveau en plis arrondis, *petites faux* du péritoine, passe de la paroi abdominale sur le sommet de la vessie ; ce pont limite le *cul-de-sac antérieur*. A peine indiqué sur la vessie vide, où le repli se détache ordinairement à 1 ou 2 centimètres au-dessus de la symphyse, très rarement à 3, souvent au ras de l'os ou même se prolonge derrière la symphyse, le cul-de-sac antérieur s'élève à mesure que la vessie se distend ; à 350 grammes de liquide, il est en général à 3 centimètres au-dessus du pubis, et successivement il remonte avec la distension vésicale jusqu'à 4, 5 et 6 centimètres, qu'il atteint d'ailleurs difficilement et qu'il ne dépasse pas.

En distendant la vessie jusqu'à l'ombilic on voit avec surprise que le péritoine ne suit pas régulièrement ce mouvement ascensionnel et qu'il s'arrête ordinairement à 4 centimètres d'élévation. La faible élévation du niveau péritonéal tient à deux causes : d'abord au peu d'extension de la face antérieure de la vessie contenue par son fascia, et ensuite au rabattement de l'ouraque et du péritoine sur une partie de la face antérieure. Le péritoine se rabat sur la face antérieure de ce viscère avec l'ouraque qu'il y couche parce que sa portion intermédiaire, celle du repli, s'allonge, et qu'une fois allongée elle entraîne le décollement de la portion pariétale du muscle droit ; toutes deux s'enroulent sur le dôme vésical.

La connaissance de ces rapports, déjà si utile pour la ponction hypogastrique, est devenue bien plus nécessaire pour la

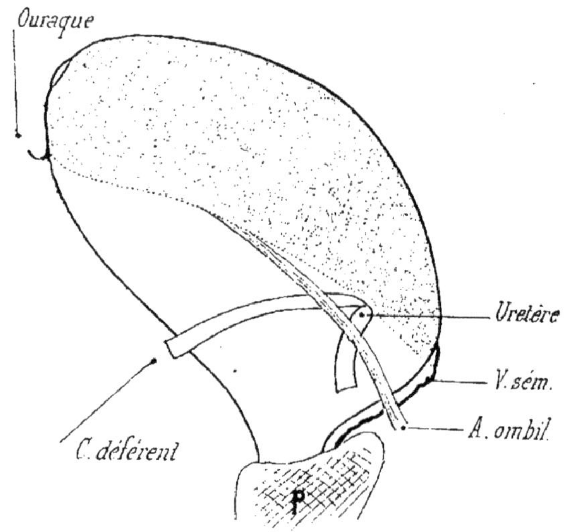

Fig. 31. — Vessie distendue : face latérale. — La partie péritonéale est ombrée.

taille abdominale. Des recherches nombreuses ont montré une telle variabilité dans les rapports, qu'en pratique on doit toujours s'attendre à trouver le cul-de-sac au niveau de la symphyse. Sur dix-huit sujets dont il avait distendu la vessie, trois fois la vessie remontant à 8 ou 9 centimètres au-dessus du pubis, Sappey a trouvé le péritoine à 2 centimètres et même moins du pubis. J'ai vu à l'autopsie des vessies au voisinage de l'ombilic, le cul-de-sac au ras de la symphyse, toute la face supra-pubienne du viscère péritonéale ; les chirurgiens, sur le vivant, ont plus d'une fois cité des cas semblables.

Parmi les conditions qui influent sur l'ascension péritonéale, on peut citer : les variétés individuelles en rapport elles-mêmes peut-être avec les variations de forme de la vessie et de l'ouraque ; l'embonpoint, les sujets gras ont la vessie et la séreuse plus hautes ; l'âge, les vieillards ont la vessie enfoncée comme le périnée qui la porte ; l'état pathologique de l'organe, surtout sa dilatation chronique et son inertie. Ainsi, chez les sujets qui ont une rétention chronique d'urine, on trouve généralement le péritoine très haut, à 5, 6 centimètres, et même beaucoup plus à 10 ou 12, au voisinage de l'ombilic, chiffre qu'on ne voit

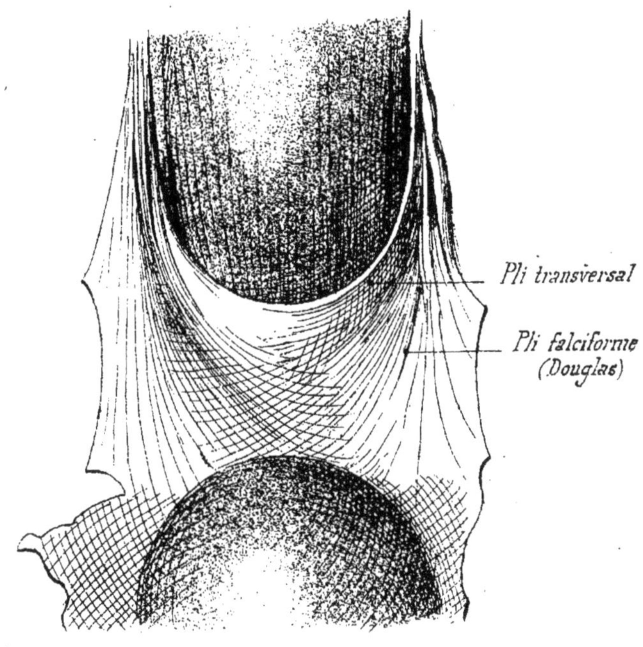

Fig. 32. — Cul-de-sac recto-vésical et Plis de Douglas.

jamais dans les distensions brusques. Le relâchement du péritoine et du fascia vésical explique ces vastes décollements de la séreuse.

Après avoir couvert le pôle vésical, la face postérieure et la partie des flancs qui est en arrière des artères ombilicales, le péritoine arrive au niveau de la base qu'il atteint à peine, tapisse le 1/3 supérieur des vésicules séminales et se réfléchit une seconde fois, pour se porter sur le rectum (*cul-de-sac postérieur* ou recto vésical). Ce cul-de-sac, profond de 2 à 3 centimètres, point le plus déclive de la grande cavité abdominale, à la rigueur accessible par le toucher rectal, est limité de chaque côté par deux plis tendus d'avant en arrière, plis semi-lunaires ou *plis falciformes de Douglas*. Au premier abord, ils ressemblent aux plis utéro-sacrés, mais ils ne contiennent que du tissu cellulo-graisseux et des vaisseaux, et pas de cordons musculaires. On les a appelés à tort ligaments postérieurs de la vessie ; ils servent plutôt à limiter le décollement péritonéal. L'uretère les croise en avant, mais n'y pénètre pas.

Ce que nous avons dit du cul-de-sac antérieur s'applique au postérieur : il s'étend et s'enroule sur la vessie qui se dilate. Souvent, pour favoriser cette adaptation, le cul-de-sac est divisé en deux poches par une sorte de valvule, ou *pli transversal*, formé par l'accolement de deux lames péritonéales. Si on distend le rectum, le pli se tend en croissant et bride l'ampoule ; si on distend la vessie, il se déplisse totalement et disparaît en s'appliquant contre la face postérieure.

Le *fascia vésical*, feuillet prévésical, complète l'enveloppe extérieure en tapissant tout ce que le péritoine laisse à découvert.

Je le considère comme une forme du *fascia propria* sous-péritonéal, car on peut le suivre jusqu'à l'ombilic ; d'autres, tenant compte de sa soudure avec l'aponévrose périnéale supérieure, en font une dépendance de cette dernière, une sorte de feuillet réfléchi. Il s'insère en bas à angle droit sur l'aponévrose périnéale, plus exactement sur la partie dense qui recouvre le releveur de l'anus et qu'on désigne quelquefois sous le nom d'arc tendineux. Les deux arcs droit et gauche insérés sur le pubis en avant, sur l'échancrure sciatique en arrière, embrassent la vessie dans leur concavité ; de leur bord interne s'élève la lame conjonctive, véritable gaine viscérale, qui embrasse les flancs et la partie antérieure de la vessie jusqu'aux limites du péritoine, puis monte à l'ombilic en avant de l'ouraque et des artères. Avec le concours du péritoine elle enferme ces trois cordons dans une loge infiltrée de graisse que le pus suit et remplit dans certains abcès périvésicaux.

Entre la vessie et le fascia est une couche adipeuse, épaisse en bas surtout, où elle enveloppe les gros vaisseaux et constituant par conséquence un *espace périvésical,* continu avec l'espace sous-péritonéal et distinct de la cavité de Retzius. Cette dernière, comme nous l'avons déjà vu, est limitée latéralement par la réflexion du feuillet sur la paroi pelvienne, en avant des grosses branches des vaisseaux hypogastriques.

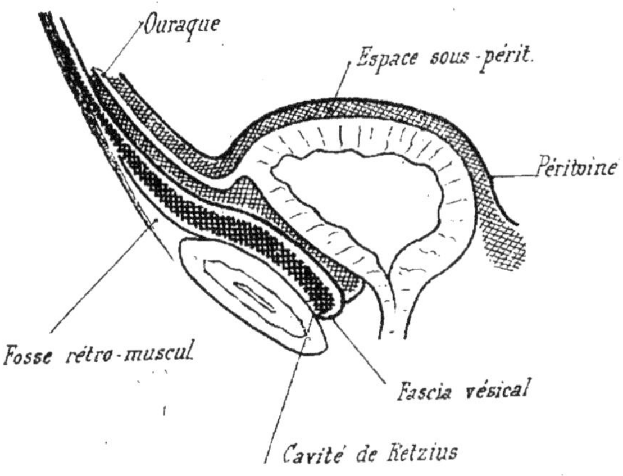

FIG. 33. — Cavité de Retzius et espace sous-péritonéal injectés.

C'est le fascia qui sert d'aponévrose de contention au muscle vésical et qui empêche la vessie, éminemment extensible, de se laisser forcer par le poids de l'urine dans la station verticale : il amortit la pression de la face antérieure contre la symphyse pubienne et facilite son glissement dans l'ampliation.

Nous verrons plus loin qu'une lamelle semblable de contention et de plissement revêt la base de la vessie en avant des vésicules séminales.

2° *Tunique musculaire.* — Le muscle vésical, muscle de fibres lisses, insérées sur des tendons élastiques, est construit sur le type des muscles creux à trois couches, deux longitud nales séparées par une circulaire. Cette disposition nette sur vessie bien musclée des carnassiers est obscurcie chez l'homm par les variations individuelles, les asymétries bilatérale l'anastomose des faisceaux d'un plan à l'autre ou même passage d'un ruban tout entier dans la couche adjacente.

La couche externe longitudinale, d'un rouge assez marqu s'insère en bas sur tous les organes voisins, sur la prostat sur l'aponévrose périnéale, sur la symphyse pubienne. Les in sertions pubiennes sont remarquables ; les faisceaux muscu laires antérieurs se ramassent en avant de la prostate, en deu tendons (ligaments antérieurs ou muscles pubo-vésicaux), qu sont engainés par l'aponévrose périnéale et vont s'attacher l'arcade osseuse. Entre eux es une fossette médiane, traversé par des veines, qui conduit au plexus de Santorini. De ces in sertions circulaires, les fibre disposées en rubans monten jusqu'au sommet et couvren tout le pôle vésical de leurs irra diations par des anses entrecroi sées ; une partie du ruban anté rieur enlace l'ouraque et se con tinue avec lui. Les faisceau antérieurs et postérieurs son toujours bien nets ; ceux de l face latérale sont ordinairemen plus profonds, surtout plus min ces, et s'étalent rapidement e formant autour de l'uretère sa pénétration une sorte de cravate. Les flancs de la vessi sont donc en partie dégarnis, et comme le fascia y est en mêm temps plus mince, il en résulte un point de moindre résistanc où le viscère tend à se dilater sous forme de poches (vessie tri-lobée, cordiforme).

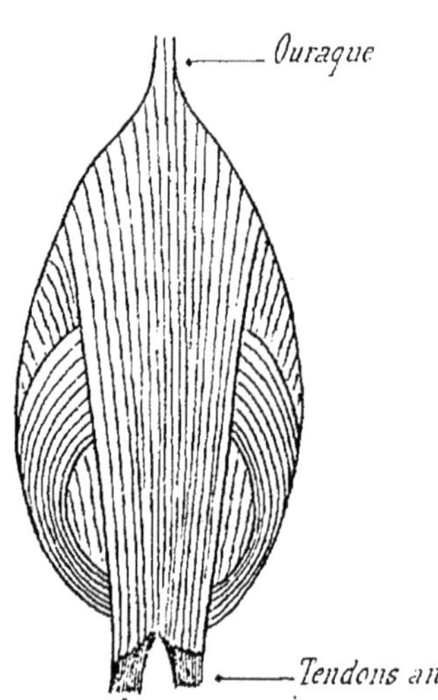

Fig. 34. — Vessie d'enfant : face antérieure. — Couche musculaire superficielle.

La couche circulaire ou moyenne est composée d'anneau

superposés. A l'inverse du plan extérieur, elle va croissant de haut en bas ; elle est toujours bien marquée vers le tiers inférieur, où elle a à lutter contre une pression plus forte de l'urine, et elle se continue vers l'orifice urétral avec le sphincter lisse de la vessie.

La couche longitudinale interne est la plus variable ; sur quelques sujets elle fait presque défaut, sur d'autres, et notamment dans les vessies hypertrophiées, elle est énorme. Les faisceaux plats très pâles, très écartés, s'anastomosent toujours entre eux et forment un réseau à mailles verticales, en haut du moins ; aussi beaucoup d'auteurs appellent cette couche, *couche plexiforme*.

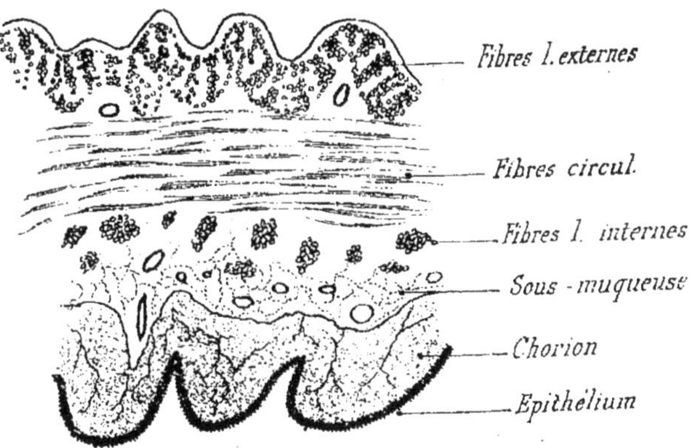

Fig. 35. — Vessie de chien. — Coupe transversale grossie.

Le muscle vésical est l'expulseur de l'urine, *detrusor urinæ;* sa contraction est lente comme celle des muscles lisses, et c'est seulement dans les inflammations de l'organe que des secousses brusques peuvent se manifester, secousses que l'on a vues produire la rupture de la paroi. En raison de leurs anastomoses et de leur pénétration réciproque, les trois plans doivent agir synergiquement. Il est vraisemblable que les fibres longitudinales extérieures ont pour effet principal d'abaisser le sommet et de réduire le diamètre longitudinal, tandis que les circulaires et peut-être aussi les plexiformes resserrent la

5

cavité en sens transversal. Le mode de resserrement par d'ailleurs varier suivant la forme de l'organe; les vessi arrondies se ferment d'une façon uniforme comme une sphè élastique qui revient sur elle-même, tandis que dans les ve sies plates les deux valves antérieure et postérieure se rappr chent l'une de l'autre, la postérieure surtout qui était la pl dilatée.

3° *Muqueuse.* — Sauf sur le trigone que nous décriro séparément, la muqueuse mince, de 1/2 millimètre d'épaisse mais très résistante, se présente avec une surface lisse, blan grisâtre; elle est plissée si la vessie est vide, ces plis s'étale sans extension du tissu quand l'organe se dilate. — Elle compose d'un épithélium pavimenteux stratifié, qui a la doub propriété de sécréter du mucus et de ne pas absorber, et d'u chorion fibro-élastique. On n'y trouve qu'exceptionnelleme des papilles et des glandes. Elle est séparée de la couche mu culaire par une sous-muqueuse de tissu conjonctif lâche sans graisse, dont on l'isole aisément, et qui lui permet so glissement facile, plissement et déplissement, hernies tun quaires...

La partie de la face interne qui correspond à la région exté rieure de la base est divisée en deux parties : une postérieur dite bas-fond, une antérieure dite trigone vésical.

Le *bas-fond* est ce qui correspond extérieurement aux vési cales séminales. Ce terme est tout à fait impropre ; car s'i est vrai que dans les rétentions chroniques avec hypertro phie prostatique on voit la base de la vessie dilatée en poch descendre derrière la prostate et constituer ainsi un bas-fon véritable, jamais pareil fait ne se produit à l'état normal, ni su la vessie vide, ni sur la vessie pleine ; c'est naturellement l'ori fice urétral qui représente le point le plus déclive. Le bas-fon n'est qu'une dépression inférieure, en fosse très plate et trans versale, produite par la saillie du trigone et proportionnelle à cette saillie. Au point de vue pathologique, cette excavation normale est une amorce pour la production d'ectasies sacciformes avec toutes leurs conséquences.

Le trigone vésical ou de Lieutaud s'étend du bas-fond à l'orifice de l'urètre. Comme l'indique son nom, c'est un plateau triangulaire dont la base transversale arquée, *bourrelet inter-urétéral,* qu'on peut sentir avec la sonde, s'étend d'un orifice de l'uretère à l'autre sur une longueur de 20 millimètres en moyenne, dont les côtés dirigés obliquement en avant et en bas, sur 2 à 3 centimètres, ordinairement concaves, quelquefois bombés, arrivent jusqu'à l'urètre. Les angles postérieurs se perdent insensiblement dans la paroi vésicale à mesure que l'uretère s'enfonce plus obliquement; l'angle antérieur finit ou en pointe ou plus souvent en une sorte de tubercule ou *luette vésicale* (Lieutaud), amas de fibres lisses qui proémine à l'entrée du conduit urétral.

Le plateau du trigone fait une saillie variable très marquée dans les congestions œdémateuses; il est côtoyé par des gouttières dont la profondeur dépend de sa saillie, une postérieure, derrière le bourrelet, qui n'est autre que le bas-fond ou du moins sa partie antérieure, et deux latérales souvent à peine indiquées où l'on suppose que coule l'urine.

Sa paroi est le point le plus épais de la paroi vésicale; elle est très extensible et ne commence à se dilater de quelques millimètres qu'à partir d'un certain degré de distension de la cavité. Sa face externe repose sur la prostate et lui adhère. Sa face interne plane, lisse, est perforée aux angles postérieurs par les orifices de l'uretère. Ces orifices sont des fentes taillées en biseau, dirigés très obliquement; leur dimension est de 4 à 5 millimètres, ils peuvent être excessivement étroits. Un repli muqueux, *valvule* de l'uretère, recouvre le débouché du conduit; celui-ci, à son tour, se prolonge en une dépression où roule la goutte d'urine qui vient de soulever la valvule.

La muqueuse du trigone est mince et pâle, mais dense, adhérente au plan sous-jacent, surtout au niveau de la valvule et du bourrelet, isolable pourtant avec le scalpel. Elle a la structure de la muqueuse vésicale; elle renferme en plus des papilles mousses, éparses, point de départ des papillômes de la vessie, et des glandes peu nombreuses, inconstantes, en grain de mil, construites sur le type des follicules simples. Au-dessous de cette muqueuse, et sans interposition de sou muqueuse vraie, est un double plan de fibres musculaires fin

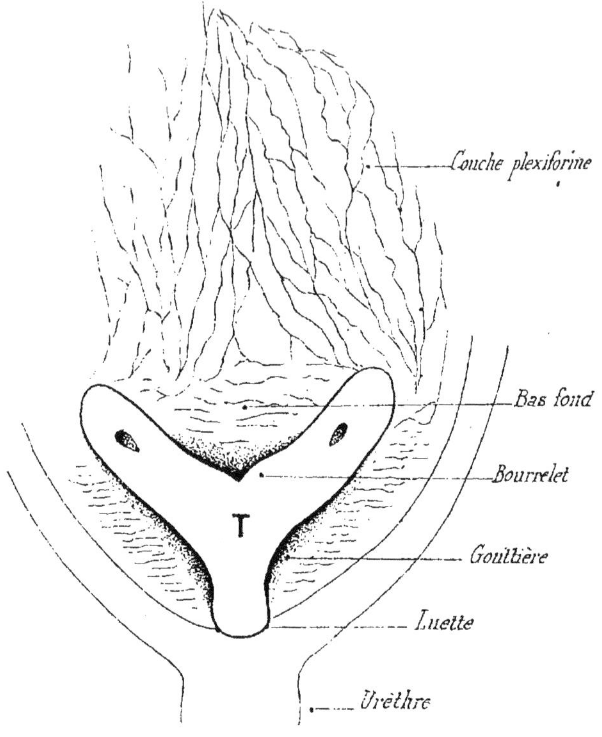

Fig. 36. — Trigone vésical.

et très pâles, un plan superficiel formé par l'irradiation de la couche longitudinale de l'uretère, un plan plus profond transversal, correspondant à la portion excentrique du sphincter vésical.

La structure de la muqueuse et l'épanouissement des fibres musculaires semblent séparer le trigone du reste de la vessie et le rattacher à l'uretère, fait corroboré par cette observation que si un uretère manque, le bras correspondant du trigone fait défaut (Gruber).

C'est en tout cas une région bien particulière, moitié urétérale, moitié urétrale, et ses affections ont aussi quelques traits distinctifs.

Physiologiquement, le trigone est surtout destiné à permettre l'arrivée de l'urine et à s'opposer au reflux. La pénétration de l'urine se fait goutte à goutte, ou peut-être par petites éjaculations, et n'est pas empêchée par la plénitude de la vessie. Sans doute les fibres irradiées produisent par leur contraction le relâchement et la béance des orifices que traverse l'urine sous l'influence du péristaltisme urétéral. Quant à l'impossibilité du reflux, c'est un fait purement mécanique, puisque la vessie gonflée d'air et de liquide ne perd pas malgré la section des uretères ; même dans les vessies chroniquement dilatées, il est de règle qu'il n'y a pas de reflux, et si l'uretère est dilaté lui-même c'est par stase de l'urine rénale. Le repli valvulaire et par-dessus tout l'obliquité du conduit dans la paroi assurent le sens constant de l'écoulement, comme pour le canal cholédoque, le canal de Sténon et tant d'autres.

Les *artères* de la vessie sont fournies : les inférieures, par la partie non oblitérée des artères ombilicales ; les antérieures, par la honteuse interne et l'obturatrice ; les postérieures, par l'hémorroïdale moyenne, l'utérine, la vaginale. Les artères supérieures émettent de petites branches qui accompagnent l'ouraque et vont à l'ombilic s'anastomoser avec l'épigastrique. Tous les gros troncs sont à la base ; aussi, dans l'incision ordinaire de la vessie par la voie hypogastrique, n'a-t-on guère à redouter d'hémorragie sérieuse. De ces artères naissent les réseaux musculaires et muqueux, riches surtout dans la région du trigone que l'on trouve souvent vivement injecté alors que le reste de la cavité est exsangue.

Les *veines* de la vessie se font remarquer par leur richesse, leur grande dilatabilité qui les prédispose à l'état variqueux, la rareté des valvules que le cours descendant du sang rendait inutiles, et leurs nombreuses anastomoses. Non seulement elles communiquent entre elles au point de constituer presque exclusivement des systèmes en réseau, mais elles sont unies à toutes les veines des organes génitaux sous-jacents, à celles de l'uretère, du canal déférent, et à celles des parois abdominales, disposition qui assure des voies dérivatives en cas de surcharge, mais qui aussi facilite la propagation des états pathologiques et rend solidaires tous les viscères pelviens.

Les veines vésicales ont pour débouché principal les veines hypogastriques ; elles s'y jettent directement ou par l'intermédiaire des plexus qui l'entourent.

Gillette a distingué trois réseaux :

1° Un réseau *muqueux* ou profond, qui est sous et intramuqueux. Sur le corps, ce sont des territoires de rameaux rayonnants de 1 à 2 centimètres de diamètre, plus superficiels que les réseaux artériels. Sur le col, ce sont des réseaux très fins et très serrés, accompagnés d'artères flexueuses ; leurs mailles circulaires au niveau de l'urètre deviennent irrégulières sur le trigone, ils communiquent avec le plexus de l'uretère et ne forment avec lui qu'un même système.

2° Un réseau *musculaire*, qui recueille les rameaux efférents du réseau muqueux, et dont les vaisseaux sont ordinairement parallèles aux faisceaux musculaires qu'ils enlacent.

3° Un réseau sous-péritonéal ou mieux *superficiel*, dont les grandes mailles, anastomosées en arcade ou par voies rectilignes, aboutissent à des troncs longitudinaux, volumineux, placés au milieu de la graisse sous le fascia vésical ou sous le péritoine. Ces troncs se répartissent en trois groupes : un groupe antérieur qui descend, entre les tendons pubio-vésicaux, jusqu'au plexus de Santorini ; — un groupe latéral considérable, groupe fondamental qui se rend en partie aux veines hypogastriques, en partie au plexus vésico-prostatique ou vésico-vaginal ; — un groupe postérieur qui aboutit aux veines latérales ou aux plexus séminaux.

Signalons en terminant un cercle veineux assez lâche autour de l'ouraque, un autre plus serré autour des artères ombilicales, et surtout celui qui entoure l'uretère et communique avec les réseaux profonds que nous avons déjà signalés ; ce réseau périurétéral est anastomosé avec celui du canal déférent.

Les *lymphatiques* sont très difficiles à injecter. On a constaté un réseau sous-péritonéal d'origine musculaire, développé surtout en bas, et dont les vaisseaux efférents vont aux ganglions qui longent le côté inférieur de la veine iliaque externe.

Chez plusieurs animaux, on a vu dans la muqueuse du trigone des troncs lymphatiques traverser la vessie avec l'uretère et se porter en haut et en dehors aux ganglions iliaques (Sappey).

Les *nerfs* viennent des plexus hypogastriques et des branches antérieures des 3me et 4me nerfs sacrés; l'origine centrale paraît être au-dessous du renflement lombaire de la moelle. Ces nerfs enlacent les vaisseaux et sont semés de ganglions, constatés du moins dans la tunique externe de la vessie; ils sont mixtes, sensitifs et moteurs; la sensibilité la plus vive est au voisinage de l'uretère, dont l'excitation peut provoquer des convulsions, puis à l'orifice urétral.

A ses deux extrémités, la vessie se continue avec l'ouraque en haut, avec le canal de l'urètre en bas. Nous devons signaler les particularités anatomiques de ces deux régions.

L'*ouraque* est chez l'embryon la partie moyenne du canal allantoïdien qui relie la vessie au cordon. A deux mois et demi, on introduit facilement dans sa cavité une épingle ordinaire; dès la fin du troisième mois, l'oblitération commence vers le haut et s'achève au quatrième ou cinquième mois de la grossesse.

Chez le nouveau-né, à vessie pointue, l'ouraque continue directement le sommet de la vessie, sous forme d'un cordon rond et plein, qui va avec les artères ombilicales en voie d'oblitération s'insérer à l'ombilic. Ce cordon est renflé en bas, vers le pôle vésical, en un cône de 1 à 2 centimètres de long. — Peu à peu l'ouraque s'atrophie à mesure que s'accroît la paroi abdominale, et, chez l'adulte, il est réduit à un cordon grêle dont la partie inférieure garde les traces de la structure première (enveloppe externe conjonctive, axe central à fibres lisses longitudinales continues avec les fibres superficielles de la vessie), dont la partie supérieure s'éparpille en réseau filamenteux. Ce réseau est formé de fibres élastiques surtout et anastomosées avec des pinceaux semblables venues des artères ombilicales; il atteint rarement l'ombilic et se perd à une hauteur variable, 6, 10 centimètres entre le péritoine et la gaine du muscle droit; ce réseau peut même disparaître chez le vieillard. L'ouraque ainsi transformé est devenu le ligament médian de la vessie, terme peu justifié puisque le cordon n'est jamais tendu.

La persistance d'une cavité dans tout le trajet de l'ouraque, trajet permettant l'issue de l'urine par l'ombilic, est excessivement rare. Mais Luschka prétend qu'en règle générale il persiste une cavité partielle, communiquant ou non avec la vessie, cavité ou canal sinueux, moniliforme, pouvant atteindre jusqu'à 5 et 7 centimètres de longueur et dans lequel on retrouve une muqueuse, des grains glandulaires épars et un liquide jaunâtre, mélangé de graisse et de cellules épithéliales en régression.

Le *col de la vessie* ne représente pour la plupart des anatomistes qu'un mot vide de sens, applicable seulement à l'orifice interne de l'urètre, car la vessie étant une sphère traversée perpendiculairement par le tube urétral ne saurait avoir de col; pour les pathologistes, au contraire, c'est une véritable région. Je crois que même au point de vue anatomique il y a intérêt à maintenir ce terme très justifiable. D'abord, morphologiquement, s'il est vrai que la coupe ne montre pas dans son contour interne la forme d'un col, il n'en est plus de même du profil extérieur où l'apposition du sphincter donne lieu à des courbes évasées joignant l'urètre à la vessie; d'autre part, cette région a une structure très spéciale, celle de la muqueuse du trigone et celle du muscle sphincter. Nous admettrons donc un col, ce qui suppose un *corps*, et nous dirons : le col est la région sphinctérienne qui joint la vessie à l'urètre; elle s'étend circulairement depuis le niveau supérieur du trigone jusqu'à l'entrée du canal dans la prostate; elle comprend une partie des deux cavités et l'orifice urétral marque le milieu de sa hauteur.

Sur le sujet debout, le col répond en ligne horizontale à la partie moyenne de la symphyse pubienne, plutôt même au-dessus si la vessie est vide. Si le sujet est couché comme sur une table de dissection, il est à 1 ou même 2 centimètres au-dessous de son bord inférieur, c'est-à-dire qu'un couteau enfoncé horizontalement sous la symphyse traverse, non pas l'urètre mais la partie la plus élevée du col vésical en avant et du corps en arrière (Jarjavay).

Nous connaissons la muqueuse du col, muqueuse de transition entre l'uretère et l'urètre ; nous ajouterons seulement que ses caractères et sa vascularisation se retrouvent sur les côtés et en avant de l'orifice urétral sur une étendue qui ne paraît pas dépasser 1 centimètre, limite qui est aussi celle du sphincter.

Il nous reste à décrire ce muscle.

Le *sphincter de la vessie*, sphincter interne, sphincter lisse, est un large anneau qui comble l'angle de soudure des cavités vésicale et urétrale. Evidé en dehors, saillant en dedans, conformé sur sa coupe verticale en sorte de fuseau courbe, il

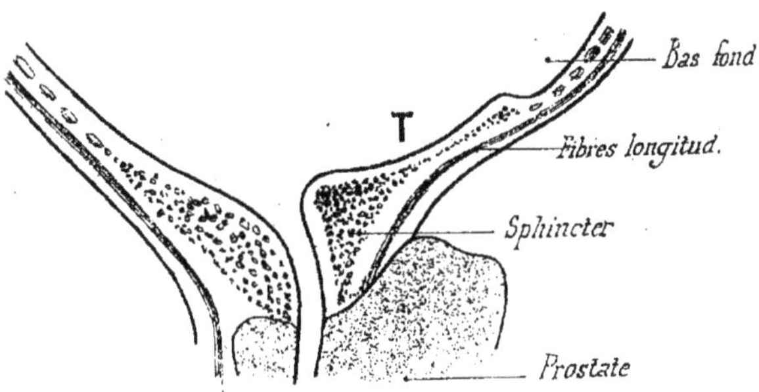

Fig. 37. — Col et sphincter de la vessie — Coupe antéro-postérieure.

s'étend sur une longueur de 15 à 20 millimètres et une épaisseur de 5 à 10 millimètres et quelquefois plus. En bas, il s'engage par sa pointe dans la prostate; en haut, il entoure la partie déclive de la vessie et se prolonge en arrière jusqu'au bourrelet inter-urétéral, donnant ainsi au trigone sa saillie caractéristique.

Ses fibres lisses groupées en une masse homogène, compacte et pâle, ne donnent pas à l'œil nu la sensation d'un tissu musculaire; aussi les anatomistes ont-ils été très divisés sur sa nature jusqu'à l'intervention du microscope.

C'est bien certainement un sphincter, et il appartient essentiellement à la vessie, comme le pylore à l'estomac, comme le sphincter interne du rectum ou du vagin appartiennent à ces conduits. Il est l'antagoniste du muscle vésical expulseur, et, conjointement avec le sphincter strié de l'urètre, il maintient la vessie fermée jusqu'à ce que la sensation du besoin d'uriner frappe d'arrêt sa puissance contractile. Son élasticité suffit sur le cadavre à empêcher que l'urine ne pénètre dans le canal.

Vessie de l'enfant. — Chez le nouveau-né la vessie conique ou pyriforme, à sommet supérieur se continuant avec un ouraque bien marqué, s'élève parallèlement à la paroi abdominale, car la symphyse pubienne est inclinée alors de 45° et non de 60.

Son col correspond au bord supérieur de la symphyse, d'ailleurs très courte ; elle est par conséquent presque tout entière abdominale et non pelvienne.

Le péritoine, en se réfléchissant derrière l'ouraque, a son cul-de-sac très haut, près de l'ombilic, et laisse à découvert sous la

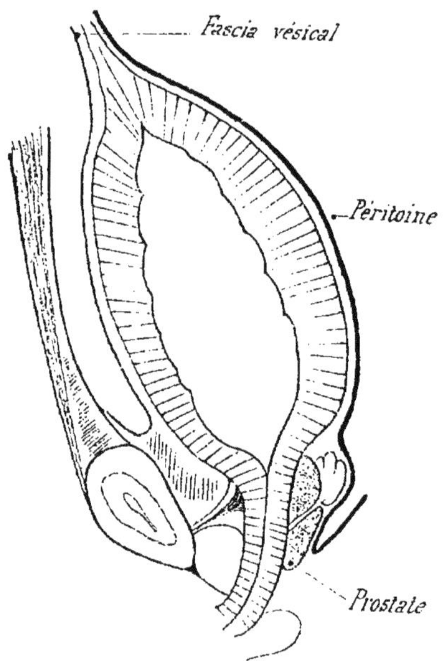

Fig. 38. — Nouveau-né. — Vessie faiblement distendue.

paroi abdominale la face antérieure du viscère, au moins dans sa partie médiane, car latéralement on lui voit souvent former un mésentère aux artères ombilicales et couvrir toute la face latérale et la partie voisine de la face antérieure. En revanche, il descend très bas non seulement jusqu'à la base de la prostate, mais souvent jusqu'au sommet de cet organe.

A mesure que le bassin se développe en hauteur, à mesure aussi que la station verticale tasse les viscères abdominaux, la vessie descend dans le bassin. A deux ans, son sommet vide répond au bord supérieur de la symphyse. A l'état de distension, le cul-de-sac péritonéal reste plus élevé que chez l'adulte jusqu'à la puberté ; on l'a trouvé à 4 centimètres seulement de l'ombilic chez des adolescents de dix à quatorze ans. Mais il y a de grandes variations : sur un petit garçon de cinq ans dont la vessie pleine remontait à 10 centimètres et atteignait l'ombilic, j'ai trouvé le cul-de-sac à 3 centimètres seulement du bord symphysaire, tandis que sur une fille de treize ans, Gross a trouvé le sommet de la vessie vide placé encore au milieu de la distance ombilico-pubienne, et Haller cite un cas semblable sur un sujet de seize ans.

Les faibles dimensions des viscères et du plancher périnéal rendent la vessie très accessible à l'examen par le toucher rectal. Dans les premières années, on peut par le rectum explorer toute la face postérieure de la vessie et y reconnaître un calcul ou un corps étranger.

Vessie du vieillard. — A partir de soixante ans, et en dehors de maladies urinaires, la vessie est sujette à des altérations qu'aggrave encore l'hypertrophie si commune de la prostate.

Elle s'enfonce dans le bassin et devient large, étalée et flasque; le relâchement du plancher périnéal, le relâchement de sa propre paroi dont toutes les propriétés, ténacité, élasticité, contractilité sont affaiblies, sont causes de ces phénomènes. Pour la même raison, le bas-fond qui n'était qu'une dépression derrière le trigone devient une poche inerte pendant entre le rectum et la prostate ; dans cette arrière-cavité, qui s'agrandissant de plus en plus aux dépens de la face postérieure peut contenir plusieurs centaines de grammes de liquide et représente alors le point le plus déclive de la cavité, l'urine stagne, s'altère, des calculs tendent à se former. La tunique musculeuse est rarement atrophiée en totalité ; presque toujours l'augmentation de volume porte sur ses faisceaux plexiformes, *colonnes* charnues de la vessie rappelant celles du cœur ; une même hypertrophie atteint le bourrelet inter-urétéral et, le détachant en relief, augmente encore le bas-fond qui lui est postérieur. Entre le réseau des colonnes, la paroi musculaire plutôt atrophiée laisse passer la muqueuse qui fait hernie extérieurement sous forme de *cellules,* uniques ou multiples, petites ou énormes, au point d'être plus vastes que la vessie même, et réparties surtout aux bas-fonds, aux flancs et au sommet. La muqueuse, légèrement sclérosée dans sa partie profonde, renferme parfois vers le col des saillies brunâtres constituées par les glandes oblitérées et remplies de concrétions identiques aux corps amyloïdes de la prostate. Enfin, le système veineux revêt l'aspect variqueux avec tous les caractères de l'ectasie circulatoire, et notamment des phlébolithes intra-vasculaires.

Vessie de la femme. — La vessie de la femme a souvent une forme plate et large, et notamment le type cordiforme ; dans plus de la moitié des cas, le développement transversal atteint ou dépasse le développement vertical. La présence de l'utérus et plus encore la forme large et basse de l'excavation pelvienne sont des conditions favorables à cet étalement, qui d'ailleurs peut faire défaut. — L'asymétrie bilatérale est commune, trente et une fois sur trente-cinq femmes adultes, dont vingt et une asymétries très marquées (Barkow). — Est-elle plus vaste ? Les chiffres trouvés sur le cadavre sont bien contradictoires, même en séries ; cependant, la plupart des anatomistes soutiennent qu'elle est plus petite que celle de l'homme.

Sur le vivant, la capacité physiologique n'a pas été suffisamment étudiée. De quelques observations, il semble résulter que l'organe ne réagit que pour un volume de liquide bien plus élevé que chez l'homme, 300, 500 et jusqu'à 700 grammes. On ne peut contester que, sans doute par suite d'habitudes prises, la vessie de la femme ne soit plus tolérante. Des faits pathologiques, où l'on a vu la vessie distendue en quelques jours et sans trouble grave jusqu'à l'ombilic et plus, simulant une grossesse, revenir parfaitement à un volume normal après évacuation, attestent aussi une élasticité et une tolérance musculaire particulières. Une capacité physiologique plus grande n'est pas inconciliable avec une vessie anatomiquement plus petite.

Les rapports sont changés en plusieurs points. La face postérieure, couverte par le péritoine sur une étendue moindre, est séparée de l'utérus par le cul-de-sac vésico-utérin et par l'intestin grêle, sauf le cas de réplétion vésicale où la vessie et

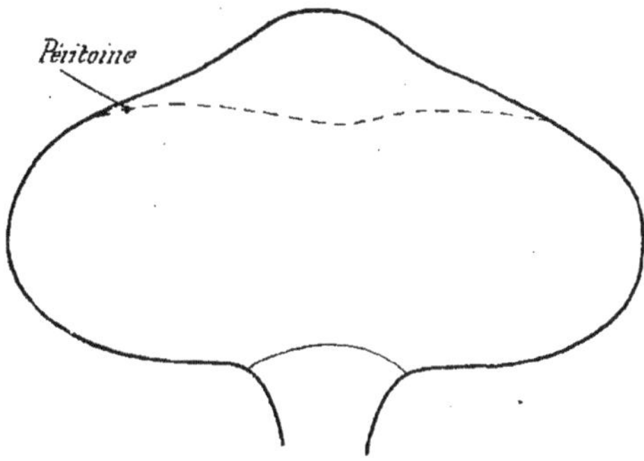

Fig. 39. — Vessie de femme, vue par devant; distendue. — Type cordiforme.

l'utérus sont au contact. La base repose sur le col de l'utérus et sur le vagin, adhérant lâchement au premier, plus étroitement au second; et comme le vagin qui supporte la vessie est un organe mobile, la vessie de la femme est fréquemment entraînée à travers le plancher périnéal (cystocèle vaginale).

Le col descend souvent un peu plus bas, d'autant plus que la symphyse de la femme est moins haute que celle de l'homme; le voisinage de l'arcade pubienne expose le col et même le corps à y être écrasé dans l'accouchement, l'application du forceps, d'où les cystites traumatiques, les déchirures de la paroi inférieure, fistules vésico-utérine, vésico-vaginale.

Ces rapports, qui seront mieux compris par l'étude des organes génitaux, nous expliquent comment l'organe est accessible par quatre voies, qui toutes ont été utilisées : les voies hypogastrique, vestibulaire, urétrale et vaginale.

La structure de la vessie est la même, sauf que les insertions musculaires, au lieu de se faire à la prostate, se font à l'aponévrose pelvienne et au tissu périvaginal. Le trigone, moins saillant, repose sur le vagin. La formation sénile de cellules, de bas-fond sacciforme, de colonnes charnues, est tout à fait rare.

URÈTRE.

L'urètre de l'homme est un canal qui sert à l'excrétion de l'urine et du sperme ; il est donc uro-génital.

Vu de l'intérieur, il représente un tube uniforme, sans segments distincts ; mais ses rapports extérieurs obligent à le diviser en quelque sorte en tronçons, et comme il traverse successivement la prostate, le périnée et la verge, on admet autant de portions : intra-prostatique, intra-périnéale ou membraneuse, intra-pénienne ou spongieuse. Dilaté, le canal est sensiblement cylindrique et n'a pas de faces distinctes ; mais vide, la cavité disparaît et devient une fente qui est transversale sur la plus grande partie du trajet : ceci permet de distinguer une face antérieure, une face postérieure et deux bords. Les termes de supérieur et d'inférieur souvent employés prêtent à la confusion et ne sont d'ailleurs exacts que pour un très court espace. Nous supposons d'abord l'urètre étalé, ouvert par sa paroi antérieure.

Portion prostatique. — La portion prostatique s'étend de la vessie au sommet de la prostate, sur une longueur de 30 millimètres, qui peut s'abaisser jusqu'à 20. Elle est fusiforme, rétrécie à ses deux extrémités, élargie au milieu où sa largeur atteint 10 millimètres ou plus ; la coupe montre une lumière transversale et courbe, due à la saillie postérieure du veru montanum.

L'extrémité supérieur est l'*orifice interne* ou vésical de

l'urètre. Il est percé perpendiculairement au point déclive de la vessie. Etroit en apparence, mais très dilatable, il n'est pas régulièrement courbe, car son contour postérieur est repoussé en avant par la saillie terminale du trigone, saillie insignifiante quand le trigone se termine en pointe, plus marquée s'il finit par une luette, ce qui est le cas ordinaire. La luette vésicale elle-même, constituée par un noyau de fibres lisses, offre de grandes variations depuis l'enfance où elle n'est qu'ébauchée, jusqu'à la vieillesse où elle subit l'hypertrophie commune aux autres couches musculaires; de là pour l'ouverture des formes en cercle, en croissant, en triangle.

Le niveau de l'orifice est à 3 centimètres de la face postérieure de la symphyse; il correspond à sa partie moyenne ou même plus haut, sur le sujet debout, tandis que dans le décubitus horizontal, celui d'un sujet étendu sur une table, il est à 15 et 20 millimètres au-dessous du bord inférieur de la symphyse, et il n'est plus exact de dire que la sonde, pour entrer dans la vessie, passe derrière le pubis. Il n'est pas démontré que la réplétion rectale ou vésicale fasse varier ce niveau.

L'extrémité inférieure se continue avec la région membraneuse.

Sur la face postérieure du canal et dans sa longueur se voit une saillie oblongue, le *veru montanum,* dont la description se rattache à celle de la prostate. On remarque qu'il est percé de trois orifices, celui de l'utricule prostatique au milieu, ceux des canaux éjaculateurs sur le versant; qu'en avant il se prolonge jusqu'à l'urètre membraneux, en un pli saillant, *crête urétrale,* tandis qu'en arrière, assez souvent un ou plusieurs plis, *freins* du veru, le rattachent à l'orifice interne et au sommet du trigone. Si les freins manquent ou sont peu marqués, il se forme en arrière du veru montanum une dépression parfois profonde, la *fosse prostatique;* de chaque côté de la saillie, une gouttière où se voient les orifices principaux des canaux prostatiques.

Extérieurement, l'urètre est au contact d'une masse glandulaire, la prostate, qu'il traverse à peu près en direction verticale, direction qui est oblique par rapport à la glande elle-même dont l'axe est incliné; il la perfore par sa base près de son bord antérieur et sort par son sommet ou bec. Entre l'orifice interne le point de pénétration dans la prostate, un court segment canal est à découvert ; c'est ce segment initial, entouré par u partie du sphincter lisse, que nous avons rattaché au col la vessie comme constituant moitié inférieure ou urétrale. Da la prostate même, le canal suit pl tôt une gouttière qu'un tunnel, glande faisant souvent défaut avant; mais comme l'évideme antérieur est comblé par un tis musculaire dense, l'isolement l'urètre est complet.

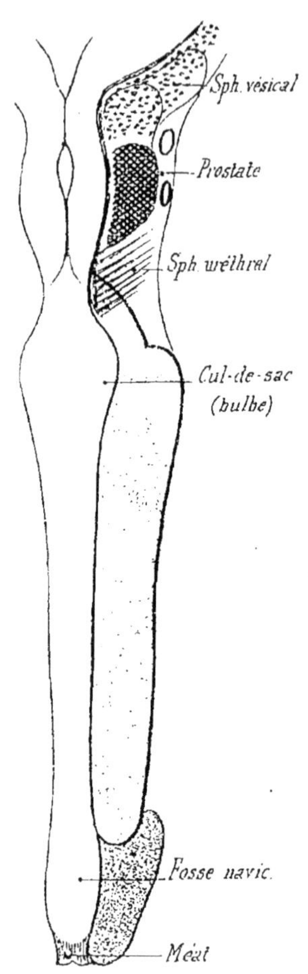

Fig. 40. — Urètre ouvert. Vue de la paroi postérieure.

Portion membraneuse. — Cette portion (portion musculeus isthme de l'urètre), étendue sommet de la prostate à l'apon vrose périnéale moyenne, doit s nom à la mollesse des parties en ronnantes. Elle n'est pas souten par un plan résistant comme da la prostate ou dans la verge; tr courte, de 15 millimètres et étroi (7 à 8 millimètres de diamètre), el a une forme cylindrique.

Elle est entourée extérieureme par un muscle strié, le *sphinct de l'urètre*, qui lui forme une gai complète ; à travers ce muscle, el est en rapport, en avant, avec l système caverneux occupé par d veines, *plexus de Santorini*, q sépare l'urètre du pubis, mais qui ne peut empêcher un fragme osseux, en cas de fracture, d'aller déchirer le canal ; latéral ment avec le releveur de l'anus, et en arrière avec le rectu les glandes de Cowper et le bulbe de l'urètre.

Les rapports de la face postérieure sont seuls importants, car c'est par là seulement qu'on peut toucher ou aborder le canal membraneux. Cette face est précisément la plus courte, elle peut n'avoir que 1 centimètre. Elle est au sommet d'un triangle, à base périnéale, dit triangle recto-urétral, où l'on manœuvre dans les urétrotomies externes. En touchant par le rectum, on arrive à 4 ou 5 centimètres de l'anus, en déprimant la paroi antérieure de l'intestin, au contact de l'urètre entre la prostate et le bulbe; seul, le muscle sphincter urétral est interposé entre les deux cavités, et l'on peut facilement sentir un corps étranger, un calcul, une sonde engagée dans le canal.

Les petites glandes de Cowper sont noyées dans le muscle même. Quant au bulbe, renflement postérieur du corps spongieux, il s'allonge et se couche en quelque sorte le long du canal sur une étendue de 1 centimètre au moins, séparé de lui en avant par l'aponévrose moyenne et le petit muscle transverse profond; s'il est volumineux, comme cela est si fréquent chez les vieillards, il se projette en arrière de 15 à 20 millimètres jusqu'au rectum, et rend ainsi la paroi postérieure de l'urètre difficilement accessible.

Portion spongieuse. — Extérieure, mobile, d'une longueur de 12 centimètres qui varie avec le pénis lui-même, elle est renfermée dans une gaine érectile, le *corps spongieux*, qui s'étend tout le long de la verge, sous les corps caverneux, et dont les renflements terminaux sont le bulbe et le gland.

Il y a intérêt à subdiviser ce segment urétral en trois parties : la partie bulbaire ou postérieure, la partie moyenne, la partie glandaire ou antérieure.

1° *Partie bulbaire.* — Elle a 2 à 3 centimètres de long; sa pénétration oblique dans le corps spongieux est cause que sa face postérieure repose tout entière sur la partie amincie ou corps du bulbe, tandis que sa face antérieure est d'abord libre sous la jonction des corps caverneux et n'est engainée que plus loin par l'organe érectile.

Elle offre deux particularités d'un grand intérêt : le collet du bulbe et le cul-de-sac du bulbe.

On appelle *collet du bulbe* une saillie intérieure, par cons quent un étranglement extérieur, placée à la jonction de l'ur tre membraneux et de l'urètre spongieux. Pour sortir du bassi le canal est obligé de traverser un plan fibro-musculaire ser qui, continuant le ligament sous-pubien, ferme le vide de l'a cade osseuse : c'est l'*aponévrose moyenne,* ligament de Ca cassonne, ligament triangulaire de l'urètre. Le canal travers perpendiculairement l'aponévrose, percée d'un trou circulair et à son passage il adhère solidement, en bas surtout, à ce orifice, de façon à faire corps avec lui et à ne point ballotter

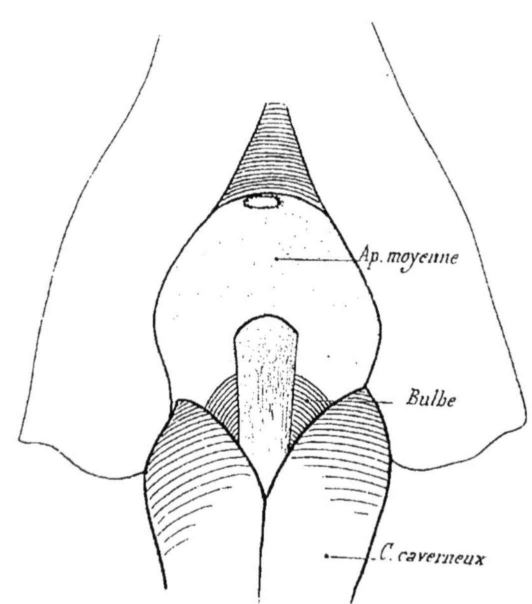

Fig. 41. — Urètre sortant de l'aponévrose moyenne.

dès sa sortie, il s'applique et s'attache en dessous à la face supérieure du bulbe, lui-même étroitement fixé à l'aponévrose par un large raphé médian. C'est la rencontre de ces points d'attaches du bulbe et de l'urètre entre eux et avec l'aponévrose moyenne qui détermine un nœud fibreux, le collet.

Le collet est donc le raphé d'insertion bulbo-urétral ; il n'existe que dans la paroi postérieure, ou si l'on veut inférieure, sous forme d'une ligne courbe ouverte en avant. Si le canal se continuait comme à la région membraneuse, il n'y aurait pas de saillie intérieure, partant pas de collet; mais comme immédiatement en avant le canal se dilate et se déprime sur sa paroi postérieure, le raphé se détache et fait bride. A l'état normal, la bride est à peine sensible, la sonde ne la perçoit même pas; mais que la fosse qui la précède augmente, la bride se tend et devient un obstacle pour la sonde placée en contre-bas.

L'aponévrose moyenne peut-elle couper le canal dans un traumatisme périnéal? On pouvait croire que dans les chutes sur le périnée, souvent suivies de ruptures de l'urètre, celui-ci venait se rompre contre le bord antérieur ou supérieur du trou fibreux qu'il traverse, bord très coupant et très tendu. Mais il suffit de se rappeler que dans la position verticale l'aponévrose est presque horizontale, et que, sous aucune incidence à cause du sacrum, elle ne peut être enfoncée perpendiculairement à l'urètre. L'expérience et les autopsies ont appris que le canal se déchire en avant de l'aponévrose, écrasé à plat contre les lèvres saillantes des branches ischio-pubiennes.

Le *cul-de-sac du bulbe* (sinus, golfe, fosse du bulbe) est une dilatation placée en avant du collet et sous le prolongement de l'axe de la symphyse. Sa forme est comme celle du bulbe, ovoïde, à grosse extrémité postérieure; sa longueur ne dépasse guère 20 millimètres. C'est le point le plus large du canal, 12 millimètres et plus de diamètre.

Le cul-de-sac n'existe que sur la paroi postérieure; il est dû à la mollesse du lit spongieux sur lequel il repose, et ce tissu spongieux du bulbe étant d'autant plus mou que le sujet est plus âgé, le cul-de-sac rudimentaire chez l'enfant est relativement profond chez le vieillard. Quelquefois, un pli antéro-postérieur, dû à la cloison médiane du bulbe sous-jacent, le divise en deux moitiés. Sa cavité est virtuelle, comme toute autre d'ailleurs dans l'économie; cependant, il est possible qu'elle existe même avec l'urètre vide et contienne alors du mucus, car Jarjavay dit que sur les sujets congelés il l'a toujours trouvée béante à la coupe, en losange, et renfermant de petits glaçons. Le mucus contenu est peut-être celui des glandes d Cowper, dont les canaux s'ouvrent à sa partie antérieure pa des orifices très difficiles à voir.

L'importance de ce cul-de-sac tient à ce double fait qu'il es le siège d'élection des rétrécissements blennorragiques par l stagnation de la lésion dans cette sorte de bas-fond, et que so extrême dépressibilité chez le vieillard, de 1 centimètre et plus au contact de la sonde, égare celle-ci, la fait butter contre l collet tendu et expose aux fausses routes intra-bulbaires.

2° *Partie moyenne.* — Elle n'offre aucun intérêt. Son calibr est en général régulier, parfois il se rétrécit en anneau ou e détroit avant la portion glandaire.

3° *Partie glandaire, balanique* ou *antérieure.* — Elle cor respond au gland du corps spongieux et présente une dilatatio fusiforme, due à la même cause que le cul-de-sac du bulbe, à la dépressibilité de sa paroi mal soutenue, et, pour les mêmes raisons, plus marquée avec l'âge : c'est la *fosse naviculaire* creusée surtout aux dépens de la face postérieure, excavée e nacelle. Elle ne manque que rarement. Elle commence en ar rière du méat, à 5 ou 10 millimètres, et se prolonge sur 2, 3 ou 4 centimètres au plus; sa largeur est moindre que celle des dilatations prostatique et bulbaire. Dans ce golfe antérieur, la blennorragie se cantonne comme dans le golfe postérieur ; elle y produit aussi des rétrécissements, et s'ils sont plus rares, c'est que la fosse est plus accessible au traitement extérieur et se vide d'elle-même plus facilement.

Ajoutons, pour caractériser cette région, la nature papillaire de la muqueuse, sa richesse en lymphatiques et la présence à la paroi supérieure de la valvule de Guérin.

Le canal se termine par l'orifice externe ou *méat urinaire.*

Le méat apparaît comme une fente verticale, bordée de deux lèvres qui peuvent faire saillie sous forme de bourrelets muqueux, surtout si le gland est recouvert habituellement ; plus rarement, il a l'aspect d'un 8 de chiffre, d'un fer de flèche, d'un losange à quatre lèvres ou d'un entonnoir. Les lèvres sont unies par une commissure supérieure qui peut être déprimée en cul-de-sac au point de simuler un double orifice, et par une commissure inférieure que l'on a vu se prolonger en une sorte de pli hyménéal. La fente a 10 millimètres en moyenne; il y a de grands méats qui ont jusqu'à 17 et des méats très étroits qui n'ont que 4 millimètres. L'orifice est creusé immédiatement au-dessous du sommet du gland, et assez souvent un peu plus bas, ébauche légère d'un hypospadias.

Extérieurement, le méat semble une fente; mais la coupe montre qu'il est un détroit d'une longueur moyenne de 5 millimètres, assez souvent de 10 et plus, et dont le point le plus rétréci peut être en arrière. Sa muqueuse dense, blanche, comme cicatricielle, est prise dans un épais noyau fibreux qui occupe le centre du gland et qui représente la fusion des albuginées des corps érectiles. Aussi le méat est-il non seulement un point étroit, mais il est surtout un passage inextensible que l'on peut être obligé d'inciser.

Différence des parois. — On voit qu'en reprenant l'urètre en totalité, c'est sur la paroi postérieure que sont réunis

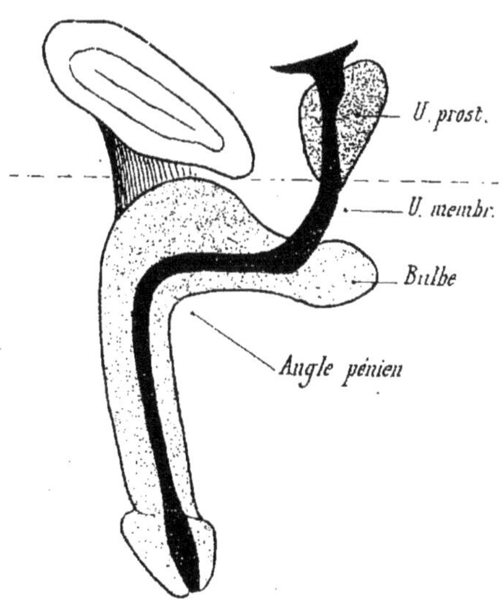

Fig. 42. — Direction de l'urètre; sujet debout. — Différence des parois.

tous les accidents de terrain, et, par conséquent, les chances de danger : fosse naviculaire, cul-de-sac du bulbe, collet, veru montanum, fosse prostatique, luette vésicale. Les mêmes raisons rendent la courbe de cette paroi plus irrégulière et plus longue ; elle s'allonge surtout avec l'âge dans sa portion prostatique en même temps qu'elle se creuse et se déforme. Ajoutons qu'elle est plus mobile et plus extensible, ce qui la fait fuir sous l'instrument, et plus molle, plus lacérable, d'où les fausses routes.

La paroi antérieure est au contraire la voie la plus courte, la plus régulière, par conséquent la moins dangereuse (Guyon). Sur cette même paroi, la gaine érectile qui entoure l'urètre bulbaire est beaucoup moins développée, et peut, sans hémorragie grave, être sectionnée dans les rétrécissements postérieurs.

Urètre antérieur, urètre postérieur. — On a de tout temps remarqué que l'aponévrose périnéale moyenne divise l'urètre en deux portions très différentes : l'une portion spongieuse (*pars mobilis*), l'autre portion prostatique et membraneuse, partie périnéale (*pars fixa*). Les termes d'urètre antérieur et postérieur tendent à prévaloir aujourd'hui.

Ces deux segments sont très différents. Déjà, dans l'antiquité, Rufus d'Éphèse, et, dans ces derniers siècles, plusieurs anatomistes avaient considéré le segment périnéal comme le col de la vessie et lui donnaient ce nom, et le segment pénien comme étant seul l'urètre. La dualité des deux urètres est démontrée par les faits suivants (Jamin) :

1° L'urètre postérieur dérive du sinus uro-génital, comme l'urètre féminin qu'il représente ; l'antérieur provient du bourgeon génital précloacal, et certaines anomalies extérieures comme l'hypospodias, ne dépassent jamais sa limite.

2° L'urètre postérieur est fixe et à peine extensible, même avec des tractions fortes de 1 kilog. ; l'antérieur est mobile éminemment variable dans sa longueur.

3° Le premier est riche en fibres lisses et possède un muscle strié ; il est actif et intervient par des actes musculaires variés dans la miction, l'éjaculation, dans la résistance au cathétérisme. Le second, pourvu de rares fibres contractiles, est une partie surtout passive, un simple conduit excréteur, le véritable urètre, alors que l'autre est le véritable col vésical.

4° Certaines formes pathologiques, névralgies, contractures, inflammations, ont pour siège d'élection l'une ou l'autre des deux régions.

Dimensions. — La *longueur* moyenne d'un urètre en place est de 16 centimètres, dont 4 centimètres, quantité à peu près fixe pour l'urètre postérieur, la longueur de l'urètre antérieur étant des plus variables.

L'étude de la longueur moyenne n'a aucune utilité. On ne sonde pas des sujets moyens, mais des individualités. Or, d'un sujet à l'autre le canal peut varier depuis 14 jusqu'à 24 centimètres. L'urètre des vieillards est toujours long, une portion spongieuse de 18 centimètres n'est pas rare ; enfin, pour le même sujet, la traction de la verge sur la sonde allonge l'urètre de plusieurs centimètres.

Pratiquement, la sonde doit prévoir l'urètre le plus long.

La *largeur* ou calibre du canal est plus importante à connaître. A l'état vide, il n'y a pas de cavité, les parois sont au contact ; la moindre goutte d'urine qui passe met en jeu, si faiblement que ce soit, l'élasticité des tissus qu'elle dilate. En prenant pour calibre naturel et normal le diamètre de la tranche d'un jet d'urine, on trouve qu'il est compris entre 5 et 7 millimètres ; au delà, le calibre est artificiel, et à 9, 10 ou 12 millimètres au plus, on arrive à la limite de l'élasticité et de l'extensibilité ; des fissures artificielles ou profondes commencent à se produire. On admet que dans la plupart des cas le champ dans lequel peut manœuvrer un lithotriteur conduit avec précaution atteint 10 millimètres de diamètre.

Il s'agit naturellement ici des parties les plus étroites du canal, telles que le segment moyen de la portion spongieuse ou la partie membraneuse ; l'orifice vésical peut être dilaté jusqu'à 20 millimètres, tandis que l'orifice externe, le méat, est à peine extensible.

Quant aux parties larges de l'urètre, fosse naviculaire, fosse bulbaire, fosse prostatique, leurs dimensions sont plus considérables.

Le canal rempli contient 10 grammes de liquide environ.

Direction. — Galien a comparé le canal à un *S* italique. Le canal décrit, en effet, une double inflexion dont les ouvertures regardent en sens inverse.

La première courbure, celle de la portion spongieuse, n'est autre que l'*angle pénien* ou *prépubien* ou angle urétral. L'angle pénien, qui correspond au segment moyen de la portion spongieuse, est dû à l'attache de la verge au pubis par le ligament suspenseur; son ouverture postéro-inférieure est de 45 à 50°, bien moindre chez le vieillard ou chez l'adulte en décubitus horizontal, et très grande au contraire chez l'enfant; la verge tombe d'autant plus que le ligament suspenseur est plus relâché et qu'elle est moins soutenue par la fermeté du scrotum.

Cet angle disparaît dans l'érection, et comme on le redresse sans difficulté sur la verge relâchée, il n'offre aucun intérêt pratique.

La seconde courbure s'étend de l'angle pénien au col de la vessie; sa concavité est tournée en avant, et embrasse en quelque sorte la symphyse dont l'axe paraît être sa ligne génératrice. Les chiffres absolus calculés par tant d'auteurs sont inutiles; outre qu'on ne les retient jamais, ils sont éminemment variables, de moitié au moins. La distance de l'orifice interne à la symphyse et celle du sommet de la courbe au bord inférieur de cette même symphyse pouvant être fort différente, les rayons de courbure ne sont pas les mêmes d'un sujet à l'autre, et sur le même sujet ils se modifient avec l'âge. Il faut savoir seulement que la courbure est forte chez l'enfant à cause de la hauteur de la vessie, chez le vieillard à cause du développement de la prostate, et chez les adultes qui ont la symphyse ou très longue ou très inclinée.

Il est plus important de comprendre le mécanisme par lequel un cathéter pénètre dans la vessie. La verge étant redressée, l'angle pénien est effacé, l'instrument suit une ligne droite jusqu'au sommet de la courbure postérieure. Ce sommet est situé sur le prolongement de l'axe symphysaire, en arrière de la symphyse même pour le sujet debout; il correspond à l'aponévrose moyenne, à l'union des urètres antérieur et postérieur. A ce niveau le cathéter remonte pour suivre l'urètre postérieur, coudé de 120 à 150° sur l'antérieur, et lui-même à peu près rectiligne. Toute la difficulté est de franchir le coude. En pressant avec la sonde sur la paroi postérieure du canal que l'on

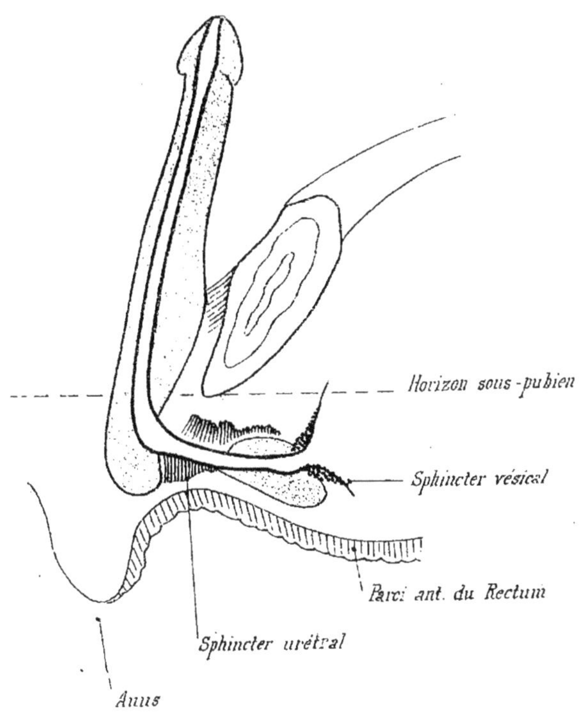

FIG. 43. — Le sujet couché, dans la position du cathétérisme.

pousse de plus en plus en arrière, grâce à l'élasticité du ligament suspenseur et à la dépressibilité du bulbe, on efface cet angle au point de supprimer les 40 et 50° qui empêchaient au canal d'être rectiligne. On peut donc faire entrer ordinairement des instruments droits, mais non pas toujours, ou d'autres fois avec douleur, suivant la tension du ligament suspenseur, la hauteur et l'inclinaison du pubis.

Il nous reste à faire remarquer que la paroi postérieure est anfractueuse et conformée en ligne brisée, surtout dans son trajet prostatique, tandis que l'antérieure est régulière et doit être suivie de préférence; que dans le décubitus horizontal la fosse bulbaire étant le point le plus déclive du canal jusqu'à l'angle pénien, les liquides normaux ou pathologiques tendent à s'y accumuler. Enfin, nous rappelons que la description précédente s'applique au sujet supposé debout, mais s'il est couché, comme c'est le cas habituel pour le cathétérisme, le coude du canal reste le même, seulement la branche antérieure devient presque verticale, la branche postérieure presque horizontale, et l'orifice vésical se trouve derrière la symphyse à 2 centimètres *au-dessous* de son bord inférieur.

Structure. — Le canal de l'urètre comprend, dans sa paroi épaisse de 2 à 3 millimètres, une muqueuse, une couche érectile et une couche musculaire.

1° *Muqueuse urétrale.* — La muqueuse, épaisse de 1/2 millimètre, est blanc jaunâtre; aux points déclives sont des taches rose ou rouge brun, lividités cadavériques dues à la couche spongieuse sous-jacente. Sa consistance est faible; elle résiste assez bien à l'extension, mais se laisse facilement perforer.

Sa surface est couverte de plis très fins dans l'urètre postérieur, plus marqués en avant. On en voit souvent d'assez gros partir de la crête urétrale et contourner en reliefs saillants les côtés de la fosse bulbaire : ce sont des plis de distension, ils s'effacent dans l'ampliation du canal. Leur direction est longitudinale ; cependant de petits réseaux existent en arrière, incapables d'ailleurs de former obstacle, si on en excepte les cas anormaux où la crête urétrale finit par deux branches courbes limitant deux petits culs-de-sac ouverts du côté de la vessie. Il n'y a pas de raphé; la crête décrite sous ce nom à la partie supérieure de la région spongieuse est simplement le trousseau fibreux d'insertion du corps spongieux à la gouttière des corps caverneux.

La surface de la muqueuse présente des orifices bien visibles à l'œil nu, pris autrefois à tort pour des orifices glandulaires; ce sont les *lacunes* ou sinus de *Morgagni*. On les divise en deux catégories : les grands ou *foramina,* les petits ou *foraminula,* en négligeant les intermédiaires; les grands sont du reste les seuls que Morgagni ait décrits.

Les grandes lacunes, les *foramina,* existent presque uniquement sur la paroi antérieure et le long de sa ligne médiane; on en compte ordinairement 12 (de 4 à 20) alignées à partir de 1 centimètre du méat jusqu'à la fosse bulbaire qu'elles atteignent rarement; on peut en voir aussi dans l'urètre postérieur, mais elles sont plus rares et plus petites. Chacune est une cavité en cul-de-sac, ordinairement canalisée et de longueur variable, de quelques millimètres, courant obliquement dans la muqueuse même, exceptionnellement au-dessous d'elle. L'orifice elliptique ouvert à la surface et tourné du côté du méat peut recevoir un stylet; il est ou non valvulé.

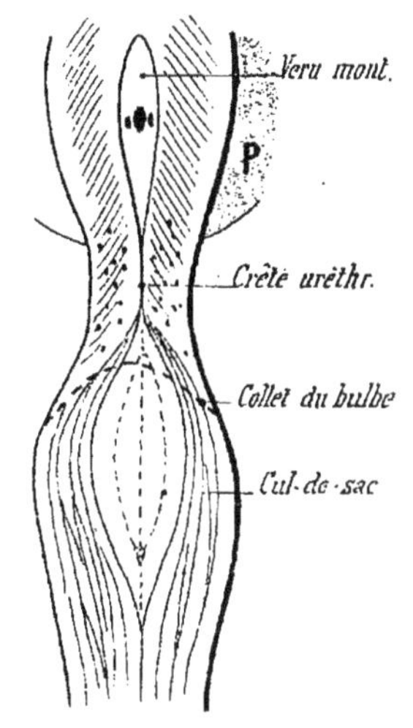

Fig. 44. — Portion membraneuse. — Plis et foraminula.

Les petites lacunes, *foraminula,* en nombre inverse des grandes, se remarquent surtout sur les côtés du canal; la région membraneuse en est parfois criblée. Elles sont assez fines pour être à peine visibles à l'œil nu et ne recevoir que la pointe d'une épingle.

Il est difficile de saisir la signification de ces invaginations muqueuses que tapisse l'épithélium, mais qui ne servent à peu près jamais de débouché à des glandes; ce ne sont ni des glandes, ni même des cryptes glandulaires. On ne peut que les comparer aux formations réticulées de la muqueuse dans les vésicules séminales, les canaux déférents et les voies hépatiques. Rudimentaires chez l'enfant, elles ne se dessinent bie[n] qu'à un âge avancé ; cependant, j'ai vu des urètres de vieillar[ds] ne présenter aucun foramen, pas même la valvule de Guéri[n] et seulement quelques foraminula à peine reconnaissables.

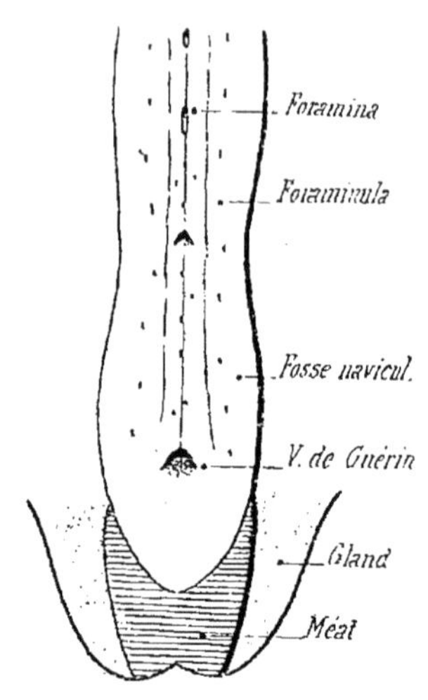

Fig. 45. — Urètre spongieux ouvert; vue de la paroi antérieure.

La plus intéressante de ces la[cunes] est celle qu'on voit dan[s] la portion balanique de l'urètr[e] le long de la face supérieure[;] elle était connue depuis long[-]temps, mais Guérin (de Vannes[)] a signalé son intérêt au point d[e] vue chirurgical et lui a attach[é] son nom. *La valvule de Guéri[n]* est située à 2 ou 3 centimètre[s] du méat; elle peut s'avancer jus[-]qu'à 1 centimètre ou reculer [à] 5 centimètres ; ordinairemen[t] l'extrémité supérieure de so[n] conduit correspond à la couronn[e] du gland sur la face dorsale. Ell[e] peut manquer (1 fois sur 7), êtr[e] précédée ou suivie de valvule[s] semblables ; son conduit, de 5 millimètres de longueur moyenne n'a parfois que 2 millimètres et d'autres fois 8 et 10. Le ca[s] intéressant est celui où son orifice large est muni d'un repl[i] muqueux résistant faisant valvule, car la pointe d'une bougi[e] court le risque de s'y engager ; il suffit alors de suivre la paro[i] postérieure ou inférieure du canal.

La muqueuse urétrale est composée d'un épithélium et d'u[n] chorion. L'épithélium est cylindrique, à plusieurs couches depuis le méat jusqu'à la vessie ; seul le détroit du méat, su[r] une étendue de 1 centimètre au moins, est couvert d'un épithé[-]lium pavimenteux stratifié, comme le gland dont il semble un[e] invagination. Le chorion est remarquable par sa pauvreté e[n] fibres conjonctives et sa richesse en fibres élastiques, qui l[a] font ressembler à la muqueuse de la trachée. Ces fibres son[t] groupées en faisceaux dont on voit les reliefs sous forme d[e] plis et qui donnent à la muqueuse sa teinte jaunâtre; leurs directions suivent l'axe du canal et les mailles qui résultent de leurs anastomoses sont toutes allongées. C'est grâce à cette structure que le canal est éminemment élastique, qu'il s'allonge dans l'érection, qu'il se ferme étroitement après la miction, qu'il se rétracte en arrière quand on sectionne l'urètre, au point qu'on peut avoir de la peine à retrouver dans la plaie le bout postérieur. Le tissu élastique ne se régénère pas; toute lésion qui le détruit, traumatisme, ulcération, le remplace par le tissu fibreux rigide et rétractile des rétrécissements.

La muqueuse urétrale renferme des papilles vasculaires sur toute son étendue. Rares et petites ailleurs, elles ne sont bien développées que dans la portion balanique, au niveau de l'épithélium pavimenteux, sur une longueur de 1 à 2 centimètres; elles s'y disposent en séries régulières ou sont disséminées sans ordre.

Les glandes urétrales, outre la prostate et les glandes de Cowper qui seront décrites à part, sont des glandes muqueuses de développement variable, les unes très petites en simples follicules, les autres en grappe et volumineuses, placées sous la muqueuse. Leur conduit est perpendiculaire ou oblique en avant par rapport à la surface. Elles existent sur tout le canal, depuis la fosse naviculaire, en arrière de la région pavimenteuse et papillaire du méat, jusqu'à la vessie, où quelques glandes rudimentaires se voient sur le trigone.

Celles de la région prostatique se confondent avec la prostate même dont elles représentent des grains isolés et plus petits; celles de la région membraneuse, nombreuses et grosses, sont appelées par quelques auteurs *glandes de Littre*. Il faut savoir que Littre (1700) avait pris le muscle sphincter de l'urètre pour une vaste glande analogue à la prostate, et dans les foraminula il croyait reconnaître les orifices de cette glande péri-urétrale. Littre n'ayant pas vu les glandes réelles, et celles-ci ne différant pas des autres qu'on voit à la région spongieuse, il n'y a aucune raison historique ou anatomique de conserver cette dénomination.

Les glandes urétrales sécrètent du mucus. Toutes, comme la

prostate, sont sujettes à s'infiltrer de concrétions brunes appelées corps amyloïdes.

2° *Couche érectile* ou *tunique vasculaire.* — Il n'y a pas de sous-muqueuse vraie. La muqueuse adhère aux couches sous-jacentes, veineuse et musculaire, et fait corps avec elles; toutes se distendent ou se rétractent ensemble sans glisser l'une sur l'autre.

Dans la portion pénienne, le canal est entouré par le tissu du corps spongieux. Bien avant qu'il n'en sorte pour s'engager dans l'aponévrose moyenne, on voit le tissu érectile qui l'entoure se séparer en deux plans : un plan extérieur qui se continue en arrière pour former le bulbe, un plan interne, sous-

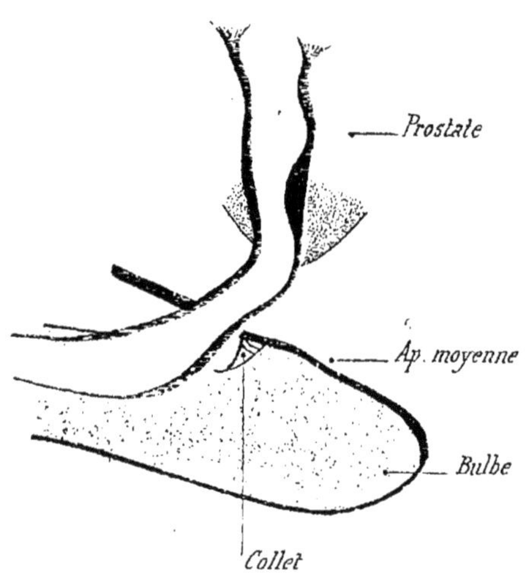

Fig. 46. — Gaine érectile de l'urètre postérieur injectée.

muqueux, qui se constitue en gaine distincte et accompagne l'urètre jusqu'à la vessie; là, elle s'irradie en couronne autour de l'orifice interne et communique avec les réseaux du trigone et des uretères. Dans la région membraneuse, ce tissu caverneux atteint 0mm4 à 0mm8, et plus si on l'a injecté. Dans la courte portion qui s'étend de l'aponévrose moyenne au corps spongieux, le tissu érectile manque sur la ligne dorsale médiane, où se voit un raphé fibreux, détail important pour les sections de l'urétrotomie interne.

La signification de la gaine érectile de l'urètre postérieur que nous retrouverons autour de l'urètre de la femme n'a pas pour but de favoriser la distension du canal en vidant ses veines, elle est probablement une formation génitale. Elle explique le danger des perforations de la muqueuse, qui en ouvrant de vastes réseaux veineux exposent à l'hémorragie et à l'absorption des produits septiques; elle associe en outre la vessie avec l'urètre et la verge et favorise l'extension des congestions passives si fréquentes dans les maladies urinaires.

3° *Couche musculaire.* — Une double couche de fibres lisses, continuation des fibres vésicales, entoure l'urètre postérieur. Le plan interne est longitudinal et fait suite à la couche plexiforme ou longitudinale interne de la vessie; il est surtout développé à la région prostatique; à mesure que l'urètre s'enfonce

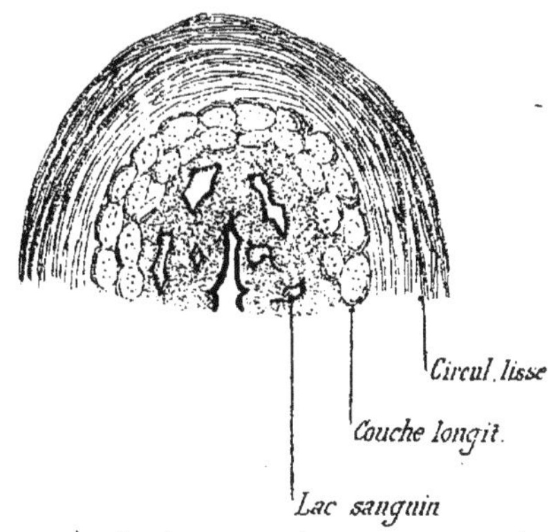

Fig. 47. — Coupe de l'urètre membraneux; la gaine érectile non injectée.

dans le corps spongieux et que les deux tissus érectiles se fusionnent, les fibres musculaires disparaissent et se perdent dans les trabécules du corps spongieux. Le plan externe circulaire, continuation du sphincter vésical, est à peine visible à la prostate, très net au contraire à la région membraneuse. Toutefois, ce n'est là qu'une apparence, car la prostate elle-même n'est qu'une énorme dilatation de la couche circulaire de l'urètre transformée en stroma pour contenir les glandes et le servir de muscle expresseur.

La portion spongieuse a quelques rares fibres éparses; ell sont remplacées par les travées musculaires du corps spongieu

La couche musculaire lisse de l'urètre contribue à l'occlusion d canal, à l'évacuation des dernières gouttes d'urine ou de sperm Faut-il lui attribuer le phénomène si connu de l'ascension d la sonde ou des corps étrangers qui semblent aspirés, aval par la vessie?

Vaisseaux et nerfs. — Les *artères* que l'urètre emprun aux vésicales inférieures et antérieures pour sa portion prost tique, et pour le reste à la honteuse interne par l'intermédiai des hémorroïdales inférieures, transverse du périnée, bulb urétrale et dorsale de la verge, ne donnent lieu à aucune pa ticularité intéressante. Toutes viennent de l'artère hypoga trique.

Il en est de même des *veines*, tributaires elles aussi de l'hy pogastrique. Il y a toutefois ce fait très particulier, déjà décri que les réseaux se rendent dans un système caverneux formai tunique à l'urètre tout entier sous forme de corps spongieu pour l'urètre antérieur et de gaine érectile distincte pour l'ur tre postérieur. Cette tunique érectile sous-muqueuse se déver tout le long de son trajet par de grosses branches émissaire qui vont à la dorsale profonde de la verge, à la veine honteu interne, au plexus de Santorini, aux plexus vésico-prostatique et par ces voies à la veine hypogastrique.

Les *lymphatiques*, d'après Sappey, forment un réseau mu queux continu depuis le veru-montanum jusqu'au méat. E arrière, quelques rameaux rares et déliés remontent seuls ju qu'au col, tandis que la masse du réseau se prolonge autou des canaux éjaculateurs et aboutit aux lymphatiques des vés cules séminales; en avant, les lymphatiques atteignent leu plein développement dans la fosse naviculaire, sous forme d plexus ou de troncs parallèles, et vont par le méat se continue avec les vaisseaux du gland; des rameaux perforants au nivea du frein unissent encore le réseau intérieur et celui de la cou ronne.

Les *nerfs* viennent de deux sources : du grand sympathique par le plexus hypogastrique, et de la moelle par le nerf honteux interne. Outre leurs filets musculaires et vasculaires, on a constaté que dans la muqueuse urétrale ils forment un plexus sous-épithélial, semé çà et là de groupes de cellules ganglionnaires et émettant des filets dont quelques-uns ont été suivis jusque dans des corpuscules de Krause, très superficiellement placés (Planner).

D'autre part, Guyon a montré que la sensibilité, analogue partout ailleurs à celle des muqueuses ordinaires, possédait dans la région membraneuse son siège principal et caractéristique. Ce point, comme nous le verrons, correspond précisément au sphincter de l'urètre.

Appareil musculaire de l'urètre. — Outre son enveloppe propre de fibres lisses, l'urètre possède un appareil musculaire strié, destiné à assurer son occlusion. Laissant de côté le muscle bulbo-caverneux, qui n'a pour l'urètre qu'un rôle accessoire, nous décrirons ici le système sphinctérien composé de deux muscles : le sphincter de l'urètre et le transverse profond.

Sphincter de l'urètre. — Ce sphincter (orbiculaire, sphincter externe, transverso-urétral) est un muscle annulaire qui entoure l'urètre postérieur ; il s'étend depuis l'aponévrose périnéale supérieure jusqu'à l'aponévrose moyenne sur une longueur de 3 à 4 centimètres.

Dans la région prostatique, il constitue non un cercle complet, mais un demi-anneau ou croissant appliqué sur la face antérieure et les faces latérales de la prostate et s'enfonçant par les extrémités de ses faisceaux dans le stroma même de la glande. En haut, il arrive sur beaucoup de sujets jusqu'au bord supérieur de la prostate et entoure à ce niveau la terminaison du sphincter interne ou sphincter lisse de la vessie ; n'était l'interposition de la prostate, il y aurait emboîtement de deux cornets musculaires, comme on le voit dans l'urètre de la femme et dans l'appareil sphinctérien du rectum. En bas, la prostate

[library stamp]

s'effilant de plus en plus, son sommet ou bec est entouré pa un collier musculaire complet.

La portion prostatique du sphincter a été décrite par quelque auteurs sous le nom de muscle compresseur ou *sphincter de l prostate ;* mais il est bien certain qu'elle est physiologiquemen urétrale.

Entre la prostate et l'aponévrose moyenne, la portion mem braneuse du sphincter enveloppe complètement le canal et s'ap

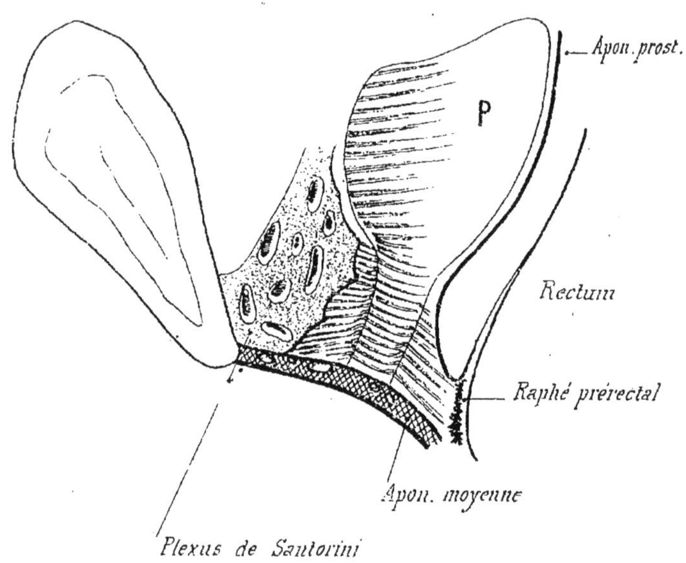

Fig. 48. — Le sphincter de l'urètre vu par côté.

plique par conséquent sur sa couche externe circulaire de fibres lisses. Cet anneau, évasé en bas, étroit en haut, figurant avec la portion prostatique un double cône, est recouvert sur sa face latérale par une aponévrose assez mince, mais résistante, qui se rattache en avant au plexus de Santorini et qui l'isole du releveur de l'anus. En avant, il est en rapport direct avec ce même plexus où il s'insère ; en arrière, il est d'abord recouvert sur la moitié de sa longueur par la forte aponévrose postérieure de la prostate, puis celle-ci se réfléchissant en haut, il est au contact du rectum auquel l'unit un raphé fibreux. Il est traversé par des veines assez nombreuses qui viennent de la gaine érectile du canal, mais les plus grosses sont en dehors de lui, notamment les dorsales de la verge en avant et les veines bulbaires sur les côtés. Les glandes de Cowper sont logées dans son épaisseur.

Dans sa portion membraneuse, le sphincter est composé de deux couches concentriques. La couche superficielle ou extérieure est formée de chaque côté de faisceaux arqués insérés en avant sur les crêtes fibreuses du plexus caverneux de Santo-

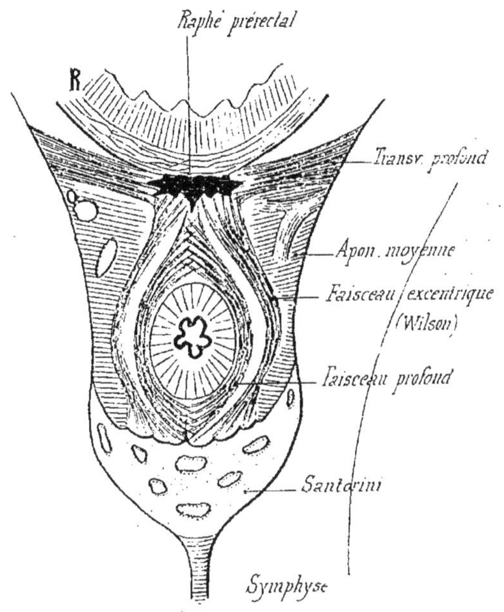

Fig. 49. — Le sphincter de l'urètre vu à plat sur l'aponévrose moyenne.

rini, en arrière sur l'aponévrose prostatique et le raphé prérectal; leur direction est antéro-postérieure; leurs fibres les plus internes s'entrecroisent sur la ligne médiane avec celles du côté opposé. Wilson (1808) avait bien vu et bien décrit cette couche d'ailleurs épaisse qu'il a seulement fait insérer à la symphyse même, alors qu'elle s'insère au plexus veineux. Le terme de muscle de Wilson ne peut avoir qu'un sens, celui de couche ou faisceau excentrique du sphincter, et dès lors il me paraît inutile de le conserver.

La couche profonde, celle que Littre avait prise pour une seconde prostate, est formée elle aussi de demi-ellipses, mais plus courtes, entrecroisées en avant et en arrière, et ayant les mêmes insertions aux plexus veineux et au raphé. Ce *raphé pré-rectal* est une ligne blanche tendineuse de 1 centimètre de hauteur où aboutissent les tendons du sphincter, du transverse profond et de quelques fibres longitudinales du rectum; il se continue en bas avec la lame fibreuse médiane, autre nœud d'intersection des muscles superficiels du périnée.

Le sphincter de l'urètre est donc en somme, dans sa partie fondamentale membraneuse, composé de deux demi-anneaux latéraux, en partie directs, en partie croisés sur la ligne médiane; les fibres à long parcours circulaire sont l'exception. C'est là, au fond, la structure de tous les sphincters striés, celui de la vulve, de l'anus, des lèvres, des paupières.

Je ne puis discuter les innombrables opinions émises depuis un siècle tant par les anatomistes que par les histologistes; il me suffira de dire que mes recherches personnelles concordent presque entièrement avec celles de Jarjavay, et que tous deux nous différons à peine de celles de Wilson.

Je conseille aux élèves, pour l'étude du muscle et de tout l'urètre postérieur, de séparer le bassin du tronc, d'enlever le sacrum, de disséquer le périnée jusqu'à l'aponévrose moyenne; puis on fait sauter toute la paroi osseuse latérale en ne conservant que la symphyse en avant et l'ischion en arrière; on enlève avec précaution l'obturateur interne et le releveur de l'anus, et on a alors devant soi, vus par leur face latérale, la prostate et l'urètre membraneux; le sphincter est couvert par son aponévrose qu'on ouvre avec ménagement, et qui le sépare soit du releveur, soit du transverse profond.

Le sphincter ferme l'urètre; il le ferme hermétiquement, car ni les liquides injectés en arrière de lui, ni les hémorragies dans l'urètre prostatique ne peuvent faire refluer une seule goutte hors de lui avant la miction. Il serre énergiquement la boule d'un conducteur électrique qui le traverse. Si la vessie est au repos, il n'agit que par sa tonicité. Le sphincter vésical suffit d'ailleurs à l'occlusion, et aucune goutte d'urine ne franchit le col. Si la vessie se contracte et qu'on éprouve le besoin d'uriner, le sphincter vésical se relâche, la sonde trouve l'urine dans la portion prostatique, mais alors le sphincter urétral intervient activement et le liquide ne passe que quand sa contraction est inhibée. C'est encore lui qui permet de retarder volontairement la miction et de résister au besoin.

Il subit comme les autres muscles la rigidité cadavérique et arrête la sonde de quelque côté qu'on essaye de la passer; la rigidité vaincue ne se reproduit plus. C'est lui qui fait obstacle au cathétérisme si le passage est douloureux, qui est le siège des spasmes, des contractures dans les lésions locales ou centrales, et enfin c'est probablement son inertie qui entraîne l'incontinence d'urine infantile (Guyon, Jamin).

2° *Transverse profond*. — Ce muscle, ou muscle de *Guthrie*, placé en arrière du sphincter, est triangulaire. Sa base s'insère sur le milieu de la branche ischio-pubienne et sa pointe au raphé pré-rectal; quelques fibres se perdent dans le sphincter urétral et d'autres dans la couche musculaire du rectum; sa direction est transversale, oblique toutefois en avant et en haut.

Il est souvent grêle dans son ensemble ou rudimentaire d'un côté. L'aponévrose moyenne le sépare du transverse superficiel; tous deux, s'ils sont volumineux, arrivent au contact derrière cette même aponévrose.

Je considère le transverse profond comme un *tenseur* aponévrotique. En fixant le raphé pré-rectal, mobile sans cela, il permet au sphincter de prendre sur ce raphé un appui solide et de se contracter efficacement; c'est donc un auxiliaire du sphincter.

Urètre de l'enfant. — L'urètre du nouveau-né a 55 millimètres de long (45 à 65). Son orifice vésical est situé très haut, vers le bord supérieur de la symphyse, à cause de la position élevée de la vessie. La courbure antérieure est presque nulle, l'angle pénien existant à peine et la verge étant presque horizontale ; mais la courbure postérieure est très forte, malgré une inclinaison symphysaire de 45° seulement, car l'urètre remonte tout le long de la face postérieure de la symphyse. Il en résulte que l'angle de jonction des urètres antérieur et postérieur n'est plus de 140°, mais devient un angle droit ou même un angle aigu. Sur la face interne, on remarque parfois des sillons médians dans la portion spongieuse, trace de la soudure des deux moitiés ; les lacunes de Morgagni sont en voie de formation. J'ai pu cependant introduire un petit stylet dans la valvule de Guérin à 15 millimètres du méat ; il n'est pas rare de voir de nombreux foraminula à la portion membraneuse. Le sphincter est pâle, les réseaux veineux très petits, le canal est peu extensible.

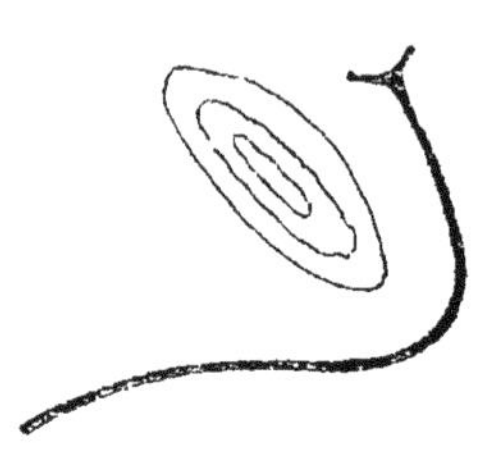

Fig. 59.
Urètre de l'enfant.

Ces caractères se conservent atténués jusqu'à la puberté. Vers cinq ans, l'urètre a de 7 à 9 centimètres de long ; à dix ans, 10 centimètres, et 16 vers vingt ans ; à dix-sept ans, on a vu l'urètre n'avoir encore que 13 centimètres.

Urètre du vieillard. — L'urètre du vieillard est plus extensible et plus long. Dans la portion prostatique, la paroi postérieure seule s'allonge ; mais dans la portion spongieuse, c'est tout le canal, comme la verge elle-même, et l'on peut être obligé de se servir de sondes de 35 centimètres pour pénétrer complètement dans la vessie. Toutes les fosses de la paroi postérieure, la fosse naviculaire, le cul-de-sac du bulbe, la fosse prostatique augmentent, se laissent déprimer au point qu'il faut compter avec elles dans le cathétérisme. La diminution de l'élasticité et de la contractilité des tissus sont la cause de ces modifications.

L'angle pénien augmente et devient très aigu ; la courbure postérieure s'accentue par le développement de la prostate ; elle reste circulaire ou bien se coude angulairement, d'où l'emploi des sondes à grande courbure ou à béquille.

Urètre de la femme. — L'urètre de la femme est l'urètre postérieur de l'homme. Il ne communique qu'avec la vessie, c'est une voie exclusivement urinaire; cependant, ses glandes et sa gaine érectile montrent qu'il est influencé par le voisinage dans un sens génital.

Dimensions. — Sa longueur moyenne est de 3 centimètres (25 à 35 millimètres), son calibre est de 7 millimètres de diamètre. Il est très dilatable; on l'amène sans peine à 10 millimètres, et dans l'anesthésie, on peut, après dilatation, faire passer le petit doigt, on peut même arriver à introduire des tenettes à calculs. Mais l'incontinence d'urine qui suit prouve qu'on a déchiré des fibres musculaires et forcé l'élasticité des tissus. C'est le méat qui est la partie la plus rigide et la plus

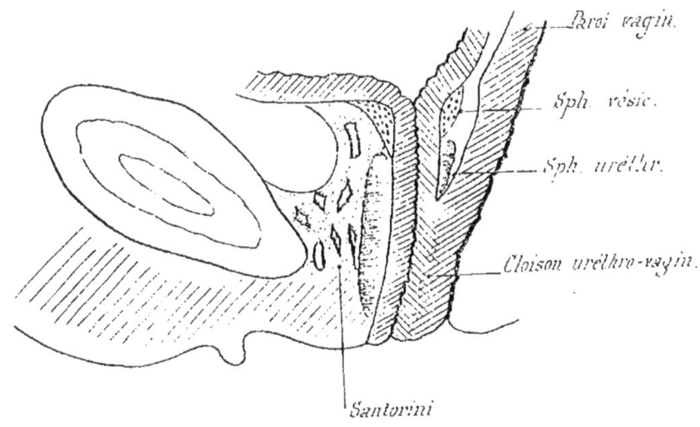

Fig. 51. — Urètre de la femme. — Coupe antéro-postérieure.

étroite, mais beaucoup moins rigide que chez l'homme. On voit parfois des urètres très larges, et l'on sait que par une dilatation progressive certaines femmes ont pu faire pénétrer des corps arrondis de plusieurs centimètres de diamètre.

Direction. — Sur le plus grand nombre des sujets, le canal est courbe, à légère concavité antérieure, et sa direction, très rapprochée de la verticale, est pourtant oblique en bas et en avant. La femme urinant debout, le jet est tangent à la face antérieure du genou : il suffit d'ailleurs, pour le rendre vertical, d'incliner faiblement le bassin en arrière. Les coupes sur les sujets congelés montrent que certains d'entre eux ont un urètre dirigé rigoureusement dans l'axe du corps, et que son trajet peut même présenter une convexité antérieure.

Forme et rapports. — Le canal est fusiforme; l'isthme intermédiaire signalé par Barkow ne peut être qu'une exception. L'orifice vésical est situé à 2 centimètres derrière la symphyse et à une hauteur qui paraît assez variable, en général au milieu de la symphyse. La luette qui termine habituellement le trigone n'est pas sujette à s'hypertrophier et à former obstacle: il en part une crête saillante qui peut aller jusqu'au méat et qu'on a comparée au veru-montanum.

L'absence de prostate fait qu'il n'y a pas lieu de distinguer deux portions, ou du moins elles n'ont pas la même signification. On doit, en effet, reconnaître une partie libre ou supérieure, qui comprend 1 centimètre à peine, dans laquelle l'urètre n'est pas adhérent aux organes voisins, ni au plexus de Santorini en avant, ni au vagin en arrière, dont le sépare une couche mince de tissu cellulaire, et une portion adhérente ou inférieure, caractérisée par l'incorporation de l'urètre à la paroi antérieure du vagin. Cette union est si intime que la cloison de séparation des deux cavités, septum ou *cloison urétro-vaginale*, extrêmement résistante, épaisse de 6 millimètres, ne peut être dédoublée par le scalpel; les deux organes sont soudés, et quand le vagin se déplace, il entraîne nécessairement l'urètre avec lui.

L'urètre est donc sur toute la paroi postérieure au contact plus ou moins étroit du vagin; en avant et sur le côté, il est recouvert par le plexus de Santorini, qui le sépare de la symphyse, et, plus bas, il correspond au vestibule vulvaire, où terminent les bulbes du vagin, avec leurs muscles et leurs veines émissaires.

Aussitôt après avoir traversé l'aponévrose moyenne, l'urètre se rétrécit et s'ouvre à l'extérieur par le méat. Le méat se présente comme une fente verticale, à deux ou trois lèvres, longue de 5 millimètres, et entourée par un bourrelet muqueux circulaire; des villosités ou des franges hyménéales flottantes s'élèvent de ce bourrelet, ordinairement sur sa moitié inférieure, quelquefois sur toute la circonférence, et peuvent masquer l'orifice. Celui-ci, placé derrière le clitoris, est comme creusé dans le haut du *tubercule vaginal,* épais renflement du septum urétral et de la colonne antérieure du vagin; il suit les variations d'élévation ou d'abaissement de ce tubercule, qui sert de guide certain pour le cathétérisme.

Structure. — La paroi de l'urètre comprend une muqueuse, une musculeuse à deux couches et un sphincter.

La *muqueuse* blanche, épaisse de 1/2 millimètre, parcourue par cinq ou six rangées de plis longitudinaux de distension, ne

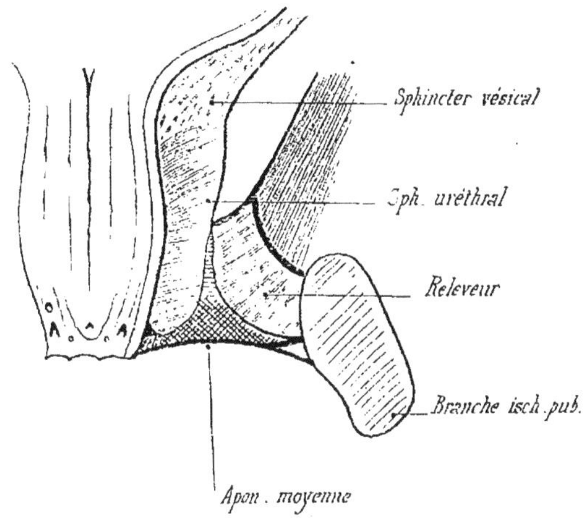

Fig. 52. — Urètre de femme ouvert; vue de la paroi postérieure.

diffère pas de celle de l'urètre masculin. Les papilles sont rares et grêles; elles ne sont bien marquées que vers le méat, et y gardent une structure embryonnaire.

On trouve à peu près toujours des lacunes de Morgagni ou sinus muqueux alignées entre les plis. Les plus grandes et les plus constantes sont dans le premier centimètre qui suit le méat, au nombre de cinq ou six, ou même beaucoup plus, disposées sur plusieurs rangées à travers les plis de cette région. Il y en a de canalisées depuis 1 jusqu'à 5 millimètres, qui rampent dans la muqueuse en se superposant; leur cul-de-sac est dirigé vers la vessie, excepté pour ceux du méat qui peuvent être transversaux ou s'enfoncer dans le tubercule vaginal ; leur orifice valvulé ou non regarde en avant. Ordinairement, on en trouve deux plus grands sur les parois latérales ou supérieures à 1 ou 2 millimètres du méat, avec un conduit de 5 à 8 millimètres de long. Quand la muqueuse urétrale est éversée, on peut voir de l'extérieur les orifices les plus près du méat ; on ne confondra pas ces sinus intra-urétraux avec les grandes lacunes vulvaires péri-urétrales.

La signification des lacunes est toute aussi obscure que chez l'homme. Il n'y débouche pas de glandes, et c'est à tort qu'on décrit leur sécrétion blennorragique ou autre sous le nom de folliculite. Chez les filles nouveau-nées elles existent déjà et même arrivent à être très longues.

Les *glandes urétrales* sont assez rares et peu développées

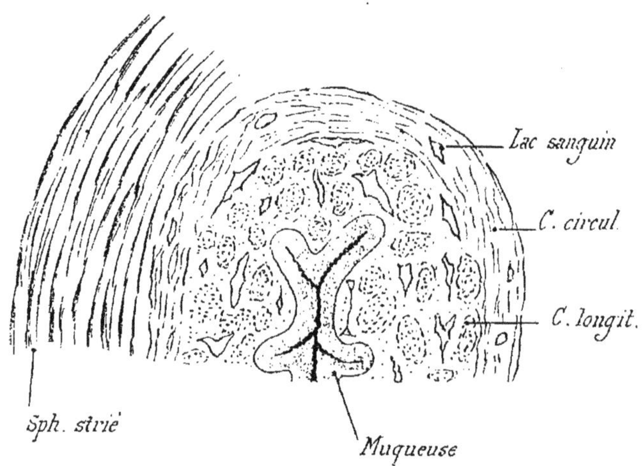

Fig. 53. — Urètre de la femme. — Coupe transversale.

elles restent ordinairement à l'état d'utricules ou de follicules simples. Dans la région du méat, déjà remarquable par ses papilles et par ses lacunes, les glandes sont plus nombreuses et plus volumineuses ; on peut les apercevoir en forme de grains de pavot. Toutes ressemblent à celles de l'urètre masculin et aux glandes prostatiques fœtales, et ont encore ce trait commun de s'infiltrer à un certain âge de concrétions azotées brunâtres.

Le terme de *prostate de la femme* n'a aucun sens précis. De Graaf, qui l'a emprunté d'ailleurs à l'antiquité, a décrit sous ce nom la couche musculaire lisse, prise par lui pour une prostate; plus tard, on l'a appliqué, tantôt aux grandes lacunes vulvaires péri-urétrales, prises elles aussi pour des glandes, et enfin d'autres désignent ainsi l'ensemble des glandes de l'urètre. Il n'y a aucune raison de conserver ce mot obscur.

La couche *musculeuse* jaunâtre, ferme, composée de deux plans de fibres lisses d'égale épaisseur, une longitudinale interne, une circulaire externe, adhère à la muqueuse sans interposition de tissu sous-muqueux; les deux tuniques font corps. Elle présente ce double caractère qui n'existe pas sur l'urètre masculin, d'abord d'être pénétrée par les faisceaux élastiques qui se mêlent à ses fibres longitudinales, et en second lieu de renfermer les sinus veineux. Il n'y a donc pas de gaine érectile distincte. Le réseau des lacs et des canaux sanguins est creusé dans la couche musculaire, et surtout dans le plan interne au contact de la muqueuse; de là un aspect caverneux, qui avait fait décrire par Arnold un corps spongieux dans l'urètre féminin. Ce système spongio-musculaire communique avec les plexus vulvaires, vaginaux, de Santorini, et vésicaux, et comme chez l'homme il associe, au point de vue circulatoire, le conduit urinaire avec tous les organes pelviens et vulvaires. Sa fonction est obscure; peut-être n'est-il qu'une formation génitale, conséquence de son incorporation à la sphère sexuelle.

La distribution vasculo-nerveuse est celle de l'urètre postérieur mâle; seulement ici les plexus vaginaux remplacent les plexus prostatiques. Des lymphatiques rares et fins vers le col, nombreux et volumineux vers le méat, se rendent aux ganglions pelviens latéraux.

Sphincter uréthral. — Ce muscle strié occupe toute la longueur du canal. Son épaisseur est de 2 millimètres; il est souvent d'un rouge pâle. Dans la partie libre de l'urètre, c'est-à-dire le quart supérieur environ, depuis le sphincter vésical qu'il emboîte en partie, il entoure complètement le canal, mais est moins développé en arrière, où se voient quelques fibres longitudinales allant de la cloison urétro-vaginale à la vessie. Il m'a semblé aussi formé de deux moitiés latérales croisées. Dans la portion vaginale, le muscle cesse de passer en arrière, il n'est plus représenté que par un demi-anneau couché transversalement sur le canal et s'insérant de chaque côté sur le vagin ; en bas, il arrive jusqu'aux muscles périnéaux, et notamment le bulbo-caverneux avec lequel il échange des fibres. La disposition du sphincter est donc inverse dans les deux sexes : chez l'homme, semi-annulaire en haut, à cause de la prostate, annulaire en bas ; chez la femme, annulaire en haut, semi-annulaire en bas, à cause du vagin. Dans les deux cas, il s'étend à tout l'urètre périnéal, et lui formerait un manchon cylindrique complet si l'urètre était libre.

Le sphincter urétral sert à l'occlusion tonique inconsciente et à la fermeture volontaire du canal. Il est toutefois remarquable que sa structure est moins parfaite que celle du même muscle chez l'homme. Il est toujours plus ou moins mélangé de fibres lisses et n'est pas exclusivement strié ; bien plus, les fibres striées peuvent manquer complètement. Henle a constaté sur une femme d'ailleurs fortement musclée que le sphincter n'avait que des fibres lisses ; Étienne (de Nancy) a constaté deux fois le même fait sur huit sujets en séries de coupes histologiques.

A quel état physiologique correspondait une telle structure ? Ces femmes étaient-elles de celles qui laissent facilement échapper leurs urines ? On ne peut faire que des hypothèses.

Le muscle *transverse profond* est très rudimentaire ; par l'interposition du vagin, il se trouve distrait de l'appareil urinaire et reporté entre le vagin et le rectum.

APPAREIL GÉNITAL DE L'HOMME

L'appareil génital de l'homme se compose : 1° des testicules, glandes élaboratrices du liquide séminal; 2° des voies d'excrétion, épididyme, canal déférent et vésicules séminales, canaux éjaculateurs, urètre; 3° de glandes auxiliaires, qui

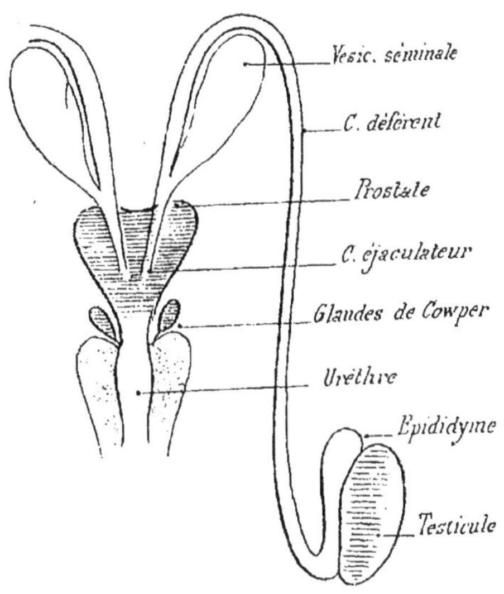

FIG. 54. — Les voies spermatiques.

ajoutent leur sécrétion au sperme testiculaire, la prostate et les glandes de Cowper; 4° d'un organe érectile, à fonction essentiellement copulatrice, le pénis.

Tandis que chez la femme l'appareil reproducteur a des

formes rentrantes et reste intérieur, chez l'homme il est exté rieur et saillant ; à peine une faible partie, et de beaucoup l moins importante, est-elle abritée par le petit bassin.

ENVELOPPES DES TESTICULES.

Chaque testicule est entouré d'une série de tuniques emboî tées de nature et de fonction différentes ; seule la peau form une enveloppe commune à ces deux systèmes, et encore voit-o sur sa ligne médiane la marque de la suture qui a réuni se deux moitiés, distinctes elles aussi chez l'embryon.

Ces enveloppes sont de dehors en dedans : la peau ou scrotum le dartos, la tunique celluleuse, la tunique musculaire ou cré master, la tunique fibreuse et la tunique vaginale.

Leur ensemble s'appelle *les bourses*.

Les bourses représentent une masse arrondie, saillante e avant du plan fémoral, renflée en bas, pédiculisée en haut, c comme suspendue au pubis par un collet ; elles sont bilobée par la gouttière médiane où repose la verge. Cette masse es dure, globuleuse chez l'enfant et collée contre l'arcade pubienne ferme, ovoïde chez le jeune homme ; flasque, allongée, pyri forme chez le vieillard. Souvent une des deux moitiés descen plus bas que l'autre. Si le testicule manque, la bourse inhabité qui lui correspond garde le type infantile.

1° Scrotum. — La peau qui sert en quelque sorte d'écorc aux testicules porte le nom de scrotum (sac ou bourse de cuir) On y remarque une crête saillante, le *raphé*, ligne de soudur médiane qui va de l'anus à l'extrémité de la verge, et des sillon courbes transversaux ou *rides*, insérés en barbes de plume su ce raphé. La peau scrotale présente des caractères très spéciaux : sa pigmentation, sa finesse qui explique la transparence de l'hydrocèle, la facilité de la nécrose, la prédisposition aux pla- ques muqueuses, à l'érythème, aux sillons de la gale, aux éruptions artificielles, son extensibilité. Les hernies volumineuses, les vastes hydrocèles montrent, tout à la fois, que le scrotum est éminemment extensible, et que pour se dilater, quelquefois jusqu'aux genoux, il n'emprunte rien aux régions voisines, abdominale ou fémorale.

Il contient des poils rares, des glandes sébacées, de nombreuses glandes sudoripares.

2° Dartos. — Le dartos est un feuillet rougeâtre, d'aspect fibrillaire, tantôt très mince, tantôt épais de 1/2 millimètre qu'on trouve accolé à la face interne du scrotum ; il lui adhère par de nombreux prolongements, et bien qu'on puisse le faire mouvoir sur lui, il n'en est séparable que par le scalpel.

Composé de fibres musculaires lisses mêlées à des fibres élastiques, le dartos s'étend sur toute la verge et sur le périnée, constituant ainsi le peaucier ou *dartos génital*, analogue au muscle aréolaire du sein ; il atteint son plus grand développement sur les faces antérieure et latérale des bourses. Les fibres descendent verticalement de la racine de la verge, dans un sens parallèle au raphé et perpendiculaire aux rides ; elles s'insèrent par des tendinets élastiques à la face profonde du scrotum, aux branches ischio-pubiennes sur le côté, à l'aponévrose périnéale en arrière. Ce sont ces insertions, jointes aux lames celluleuses, qui limitent la région à la périphérie, maintiennent le sillon cruro-scrotal, et conservent aux bourses leur individualité dans les plus grandes distensions.

En haut, le dartos scrotal se continue au milieu avec le dartos pénien qui engaine la verge ; latéralement sur le pédicule il cesse et fait place à l'appareil suspenseur des bourses, appareil élastique attaché aux aponévroses abdominales.

La contraction du muscle dartoïque produit un mouvement vermiculaire qui fronce et durcit le scrotum (corrugation) : elle est donc la cause des rides que les fibres musculaires coupent à angle droit. Ce mouvement part du périnée et remonte vers la verge par une sorte de péristaltisme ; son énergie est proportionnelle à la vigueur du sujet, il disparaît dans la vieillesse, dans les maladies graves, et réapparaît comme signe de convalescence.

Le dartos remplit la double fonction de muscle défenseur en se contractant dans le froid, dans l'effort abdominal, dans certaines émotions, et de muscle compresseur par sa mise en jeu dans la copulation. Sa tonicité ou son relâchement, suivant la plénitude ou la vacuité du testicule, indiquent qu'il est réglé sur la glande qu'il protège. — C'est encore sa contraction qui explique le recroquevillement en dedans des lambeaux et l'absence d'hémorragies dans certaines plaies scrotales.

Cloison des bourses. — En insufflant de l'air sous le dartos droit, on voit que seul il se distend en une poche de plus en

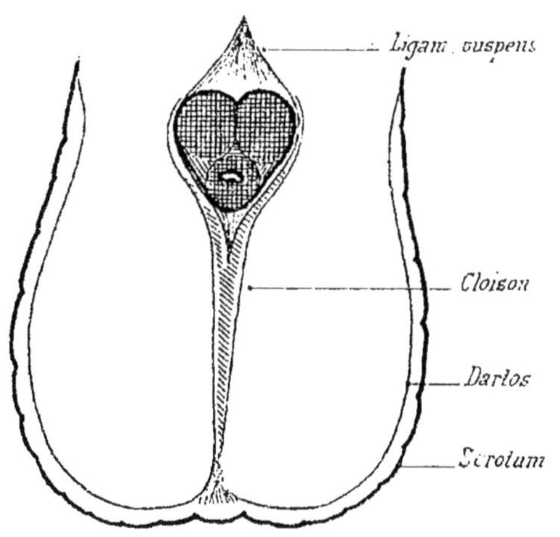

Fig. 55. — La cloison dartoïque des bourses, vue en coupe frontale.

plus volumineuse, alors que celui de gauche ne change pas ; ce fait prouve que le tissu cellulaire qui lui est sous-jacent ne communique pas d'un côté à l'autre.

En effet, sur la ligne médiane, en avant comme en arrière, chaque feuillet musculaire droit et gauche se réfléchit à angle droit et limite une cavité unilatérale ; la cloison des bourses est donc double, les deux dartos sont adossés, séparés par un tissu cellulaire fin qui permet leur décollement, et le raphé extérieur marque la ligne neutre de séparation ; aussi n'est-il pas froncé dans la contraction musculaire. De là résulte deux poches ou sacs, *sacs dartoïques*, poches testiculaires, totalement indépendantes, accolées en bas, séparées en haut par l'interposition de la verge. Cette indépendance est très manifeste soit dans l'atrophie unilatérale des bourses par absence d'un testicule, soit dans leur dilatation par une hernie ou une hydrocèle.

Le tissu qui constitue la cloison est bien certainement le dartos, dont les fibres étendues en direction antéro-postérieure vont se fixer en arrière aux aponévroses périnéales. Selon Barrois, elles proviendraient non du plan longitudinal que nous avons décrit, mais d'un second plan plus profond et transversal qui est particulier à la région scrotale.

3° Couche celluleuse. — Elle représente le tissu cellulaire sous-cutané, mais très lâche, sans graisse, se dilacérant facilement, de telle façon qu'une partie des filaments conjonctifs reste adhérente au dartos, l'autre à la tunique fibreuse; des vaisseaux et des nerfs la traversent. C'est elle qui s'infiltre de sérosité dans l'œdème, de sang dans les contusions, de pus dans les abcès superficiels, de gaz sur le cadavre en putréfaction; le dartos fendu, elle permet d'énucléer à la main le testicule et le cordon avec leur sac fibreux. Comme tout autre tissu cellulaire, elle se dispose en lames par la pression et le glissement, et entoure ainsi les hernies anciennes d'une série de feuillets qui déroutent l'opérateur.

En arrière, elle est plus ferme et renferme de la graisse qui se continue avec celle du périnée et celle du mont de Vénus; c'est par là que l'infiltration urineuse envahit les bourses. Latéralement, elle se prolonge en dedans sous la couche celluleuse du pénis, tandis qu'en dehors elle reste séparée du tissu sous-cutané de la cuisse par l'insertion du dartos, et sa propre insertion sous forme de lamelles condensées à la branche ischio-pubienne et à l'aponévrose fémorale.

Elle constitue donc l'atmosphère intérieure du sac dartoïque; elle sert non seulement de lieu de passage pour les vaisseaux superficiels et de réservoir lymphatique, mais aussi d'organe de glissement pour les mouvements ascensionnels du testicule vers l'anneau inguinal. Quand on injecte cette cavité celluleuse, on décolle le testicule et son sac qui pendent en battant de cloche, et l'on voit l'injection se propager autour de la verge, dans le pédicule des bourses et plus difficilement vers le périnée.

4° et 5° Crémaster et tunique fibreuse. — Ces deux tuniques ne sont pas plus séparables l'une de l'autre que le dartos et le scrotum.

La *tunique fibreuse* (tunique celluleuse, fascia propria, vaginale commune) est un sac pyriforme attaché en haut par sa partie étroite au canal inguinal, où il paraît être la continuation du fascia transversalis, et se moulant en bas sur le testicule qu'il renferme. La tunique est assez mince en haut sur le pédicule, mais sur le testicule elle est épaisse et résistante : elle est en tous cas toujours assez forte pour contenir une injection poussée au dessous d'elle, un abcès, une tumeur ; elle forme le sac fibreux des hernies. — Elle est en partie conjonctive, mais en plus grande partie élastique, d'où sa teinte jaunâtre ; les fibres élastiques sont disposées en sens longitudinal. Rektorzik a signalé sur sa surface externe la fréquence de productions verruqueuses de nombre très variable, de structure fibro-élastique et de dimensions toujours inférieures à 1 millimètre.

Sauf à son origine inguinale, le sac fibreux est libre d'adhérence soit avec le dartos, soit avec la vaginale sous-jacente ; une nappe celluleuse couvre en effet ses deux faces. Il est cependant un point d'attache dont l'importance est considérable. Au point le plus déclive, le sac fibreux adhère par son fond à l'extrémité inférieure du testicule et de l'épididyme, et en même temps au fond du sac dartoïque près du raphé. On voit là une lame épaisse, assez résistante pour qu'on la déchire difficilement, qui part du scrotum, englobe la fin de la tunique fibreuse et va se fixer à la jonction du testicule et de l'épididyme ; elle contient des fibres musculaires unissant le dartos avec le crémaster interne, et toujours de grosses veines. C'est l'*attache scrotale* du testicule, tout à la fois reste et amplification de l'insertion du gubernaculum fœtal au fond des bourses. Elle est importante en raison des voies anastomotiques qu'elle crée entre les circulations superficielles et profondes, de la fixation

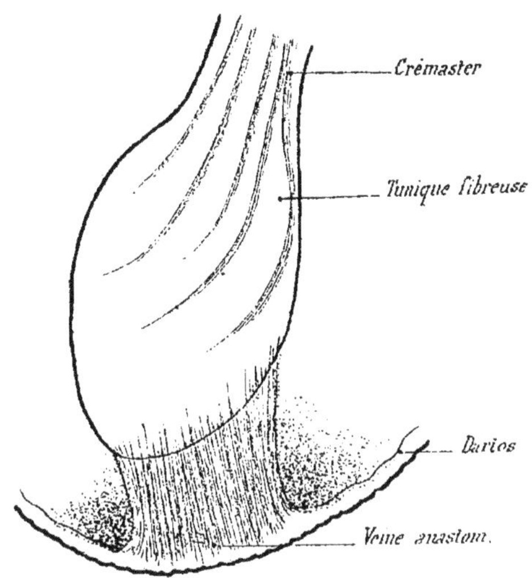

Fig. 56. — Attache scrotale du testicule. — Le sac dartoïque ouvert.

qu'elle établit pour le testicule et sa vaginale distendue, de l'obstacle qu'elle peut apporter à l'énucléation, et enfin de sa signification morphologique.

Le *crémaster* (crémaster externe, tunique érythroïde ou musculaire) n'est point une enveloppe complète : c'est un muscle strié à deux chefs qui ne recouvre que partiellement le sac fibreux à la face externe duquel il s'applique. Son volume et sa couleur varient beaucoup d'un sujet à l'autre. Il naît en haut par deux faisceaux, un externe qui vient du milieu de l'arcade crurale, dans la partie concave du canal inguinal, un interne ou pubien qui s'insère à l'épine du pubis ; il peut s'y ajouter des fibres accessoires du petit oblique et du transverse. Le faisceau crural est le faisceau principal ; il est le plus gros et existe seul chez plusieurs animaux.

Couvert en haut par un prolongement celluleux du feuillet du grand oblique qui lui sert de gaine, le crémaster descend de chaque côté du cordon, garnissant surtout les bords et la face postérieure ; ses fibres s'étalent sur la face antérieure et postérieure de la tunique fibreuse, dans la partie inférieure du cordon et la partie supérieure du testicule ; sur quelques sujets on voit des anses contourner le testicule. L'insertion se fait à la tunique fibreuse, qui est surtout une lame élastique ; les faisceaux musculaires sont engagés dans des cannelures creusées sur la face externe et maintenues par des réseaux élastiques, qui leur servent en même temps de tendons.

Le crémaster est un muscle indépendant et non une continuation des muscles larges de l'abdomen, bien qu'on le voit se contracter synergiquement avec eux dans la toux, le rire, l'effort. Sa contraction est brusque et élève par secousse le testicule vers l'anneau ; le testicule est soulevé, moins par la fronde musculaire qui existe rarement, que par le sac fibreux auquel il adhère en bas et qui lui-même fait corps avec les faisceaux musculaires encastrés dans son épaisseur. Dans ce mouvement ascensionnel, l'attache scrotale très extensible s'allonge et, par sa rétraction élastique et musculaire consécutive, ramène le testicule à sa position première.

Le crémaster est probablement avec les autres muscles du testicule, dartos et crémaster interne, tout à la fois un organe de protection et un agent d'excrétion pour la glande séminale.

6° **Tunique vaginale.** — La vaginale, portion séparée du péritoine, est une membrane séreuse qui recouvre la glande, comme la plèvre le poumon, ou le péritoine les viscères abdominaux, c'est-à-dire qu'elle constitue un sac fermé dans lequel s'invaginent le testicule et l'épididyme, en conservant une partie découverte pour le passage des vaisseaux ; elle diffère, en outre, des autres tuniques en ce qu'elle ne remonte pas dans le pédicule des bourses.

Le feuillet pariétal, assez épais, est revêtu par la tunique fibreuse. Tout le long du bord supérieur ou postérieur de l'épididyme il se réfléchit, et, devenu feuillet viscéral, mince, adhérent, recouvre les faces droite et gauche de l'épididyme et du testicule et le bord antérieur de celui-ci. Le point de réflexion des deux feuillets n'est pas exactement sur le bord de l'épididyme, mais plus haut sur le cordon, à 10 ou 15 millimètres ; il en résulte de chaque côté du pédicule vasculaire de la glande un cul-de-sac un peu plus élevé en dehors qu'en dedans. En outre, tandis que sur la tête et la queue de l'épididyme, fixées au testicule, la séreuse passe directement d'un organe sur l'autre, sur le corps,

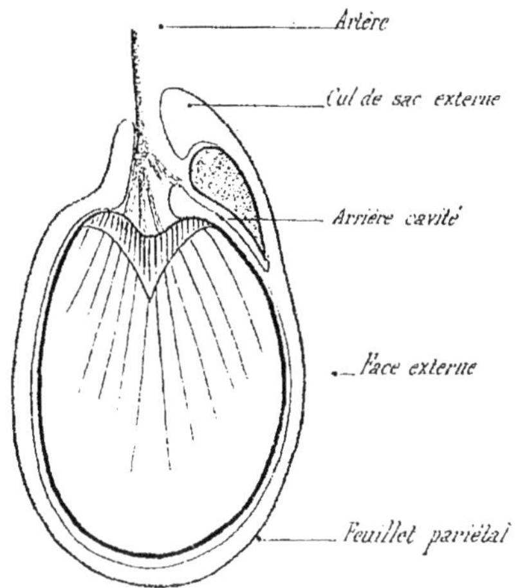

Fig. 57. — La tunique vaginale vue en coupe vertico-transversale.

au contraire, qui est libre et mobile, elle contourne les trois quarts de l'épididyme avant de revenir sur le testicule sous-jacent, d'où la formation d'un mésentère épididymaire, et, entre les deux organes séminaux, une arrière cavité assez profonde, en cul-de-sac (fosse digitale, sac de l'épididyme). — Tout à fait en bas, le feuillet viscéral se réfléchit brusquement de la queue de l'épididyme et du testicule sur le feuillet pariétal, et forme ainsi un pli semi-lunaire dit *ligament de l'épididyme* ; c'est dans ce pli que sont contenues les fibres lisses qui attachent le testicule à la paroi scrotale.

La tunique vaginale est, comme toute séreuse, composée d'une membrane conjonctive et élastique et d'un endothélium de revêtement. Il n'est pas rare de voir de petites franges ou villosités, sur le feuillet viscéral surtout, villosités qui, dans les irritations chroniques, forment des nodules très durs. Sa cavité virtuelle est mouillée par la lymphe qui humecte les parois au contact et permet le glissement du testicule. Cette cavité ne se dilate que faiblement dans une distension brusque, mais à la longue elle

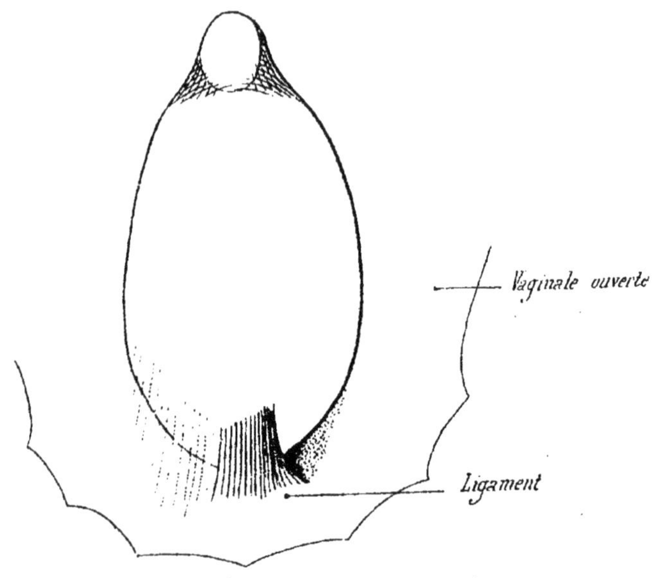

Fig. 58. — Ligament de l'épididyme.

acquiert de vastes dimensions, comme on peut le voir dans l'hydrocèle. On remarquera que dans l'état de distension le testicule occupe toujours la partie postérieure et inférieure de la cavité, fait dû aux liens nombreux musculaires, vasculaires et fibreux qui fixent la glande en arrière à la tunique fibreuse, en bas au sac dartoïque.

La vaginale, avons-nous dit, est entourée par la tunique fibreuse, mais elle ne lui adhère pas ; on les sépare facilement, grâce à l'interposition d'un tissu, cellulaire sous-séreux, identique au tissu sous péritonéal. Dans ce tissu, et appliquées contre la vaginale même, se voient des fibres musculaires lisses qu'on peut suivre en haut tout le long du canal déférent, et qui en bas se condensent autour des vaisseaux, se fixent, comme nous l'avons déjà vu, aux extrémités inférieures du testicule et de son annexe, sous le ligament séreux de l'épididyme, et sont continuées jusqu'au dartos par d'autres fibres contenues dans l'attache

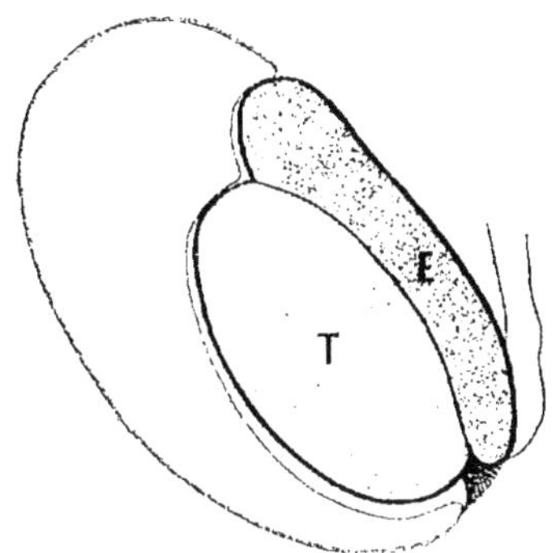

Fig. 59. — Cavité vaginale insufflée. — La face antérieure est à gauche.

scrotale. Ce sont ces fibres sous-vaginales qu'Henle a appelées le *crémaster interne*. Nous reviendrons plus loin sur leur interprétation.

En résumant les six enveloppes que nous venons de décrire, on peut voir que ce terme est pour plusieurs assez peu justifié. Le dartos fait corps avec le scrotum et n'en est pas séparable, le crémaster avec la tunique fibreuse ne font qu'un tout, la couche celluleuse n'est pas une tunique. Il n'y a de réelles que trois tuniques séparées les unes des autres par une couche celluleuse :

1° Enveloppe tégumentaire (scrotum et son dartos).
— Couche celluleuse sous-cutanée.
2° Enveloppe fibro-musculaire (T. fibreuse et son crémaster).
— Couche celluleuse sous-vaginale.
3° Enveloppe vaginale.

TESTICULES.

Les testicules sont les glandes qui sécrètent le sperme, le mot sécrétion étant pris dans le sens le plus large.

Il y a deux testicules. On ne connaît qu'un cas authentique de testicule triple, et une vingtaine de cas d'absence totale de la glande (anorchidie).

Ils sont situés dans la partie renflée des bourses, parallèles entre eux et tous deux en direction antéro-postérieure.

Tous les anatomistes enseignent que le testicule gauche descend plus bas, et on répète depuis Winckelmann que les sculpteurs grecs ont observé cette particularité dans leurs statues. Mais outre que cette dernière assertion a été contestée, il n'est pas non plus démontré que le fait anatomique soit exact. Les deux glandes sont rarement au même niveau, et d'habitude une des deux est à 1 ou 2 centimètres plus haut ou plus bas que l'autre ; sur une série de sujets assez nombreux, j'ai trouvé que le plus bas était ordinairement le droit. Cette particularité n'a d'ailleurs pas d'explication plausible, et les déductions physiologiques qu'on en a tirées sont hypothétiques.

Poids et dimensions. — Les dimensions moyennes sont les suivantes : 40 millimètres en longueur, 30 en largeur, c'est-à-dire d'un bord à l'autre, et 25 en épaisseur, d'une face à l'autre (Sappey).

Le poids moyen (testicule et épididyme réunis) est de 21 grammes. Contrairement à d'autres auteurs, j'ai trouvé le testicule droit plus volumineux et plus lourd ; et l'on sait que la vésicule séminale droite est ordinairement plus grande que la gauche.

Le développement du testicule, qu'on l'estime par son poids ou par ses dimensions, est sujet à de grandes variations. Non seulement il diminue dans la vieillesse, mais à l'âge adulte il peut varier de moitié d'un sujet à l'autre; il est ordinairement diminué chez les phtisiques et les types grêles. Le poids de 30 grammes est à peu près le maximum ; au delà commence l'hypertrophie qui, du reste, peut être physiologique au cas où l'autre glande est absente ou rudimentaire. — Le rapport qui existerait entre le volume de l'amygdale et du testicule, et d'après lequel l'ablation de l'amygdale entraînerait l'atrophie du testicule en croissance, ne repose que sur un préjugé populaire, comme l'ont montré les recherches des chirurgiens anglais.

Les variations de volume sur le même sujet, selon l'état de réplétion ou de vacuité de la glande, sont très peu étendues. Le testicule diminue sans doute et devient flasque après des éjaculations abondantes, mais cet état, dû à l'affaissement du tissu interstitiel lymphatique plus qu'au vide des tubes séminifères, nous paraît plus sensible à cause du collapsus de toutes les tuniques extérieures.

Forme et rapports. — La glande génitale est composée de deux parties : le testicule proprement dit et l'épididyme.

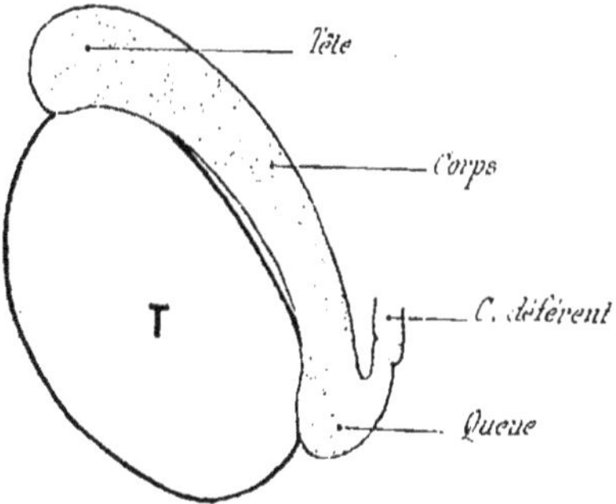

Fig. 60. — Le testicule et l'épididyme. — Côté gauche : face externe.

Le testicule proprement dit est ovoïde, lisse, de couleur blanc laiteux, de consistance résistante. Son obliquité à 45° dans le plan antéro-postérieur fait qu'il a deux faces externe et interne, bombées et saillantes dans la cavité vaginale — un bord antérieur ou inférieur, libre également et convexe, et u bord postérieur ou dos, presque rectiligne, entouré par l'ans de l'épididyme et contenant au milieu le hile de la glande — deux extrémités, supérieure et inférieure ou pôles, correspon dant à sa jonction avec l'épididyme.

L'épididyme est posé sur le testicule comme un cimier su le timbre d'un casque. Il est renflé à son extrémité supérieur ou *tête* (globus, forceps major), beaucoup moins ou mêm effilé à son extrémité inférieure ou *queue* (globus minor) toutes deux adhèrent intimement au testicule sous-jacent ; so *corps* est flottant dans le méso de la vaginale, et laisse libr une partie du bord supérieur du testicule pour la pénétratio des vaisseaux. L'épididyme coiffe donc le bord dorsal du tes ticule, mais en même temps, par sa face inférieure et son bor tranchant, il empiète fortement sur la face externe, ce qui, ave les caractères distinctifs des extrémités, permet de reconnaîtr les deux glandes droite et gauche séparées.

Migration testiculaire. — Le testicule naît dans l cavité abdominale au-dessous des reins, dans la région lom baire ; il y reste jusqu'au troisième mois, enveloppé par u méso péritonéal (*meso testis, mesorchium*) et recevant à angl droit ses artères de l'aorte.

Dès le début du troisième mois, il commence à descendre traverse la région lombaire, la fosse iliaque, se présente vers l sixième mois à l'orifice interne du canal inguinal, au pli d l'aine au huitième et au fond des bourses à la naissance. Un fois sur cinq, chez le nouveau-né, un des deux testicules, tantô l'un, tantôt l'autre, est encore en haut des bourses, mais il descend ordinairement dans les quelques jours qui suivent, plus rarement dans le cours du premiers mois ; même jusqu'à la puberté, on peut voir ou faire descendre l'organe arrêté.

Le mécanisme de cette migration est encore un sujet de discussion, malgré les découvertes de Hunter. C'est l'étude des fœtus de grands animaux qui fournit les données les plus claires.

Le testicule est dans l'abdomen, sur le carré des lombes, couvert par un repli péritonéal ; l'épididyme lui est accolé et placé à son côté externe. Sur l'extrémité inférieure des deux organes s'attache un cordon arrondi qui descend sous le péritoine, comme l'uretère, traverse le canal inguinal en glissant entre la séreuse et le fascia transversalis, et là se divise en deux parties, une qui se fixe au canal et l'autre qui se prolonge jusqu'au fond du scrotum encore très plat. Ce cordon comprend, outre un

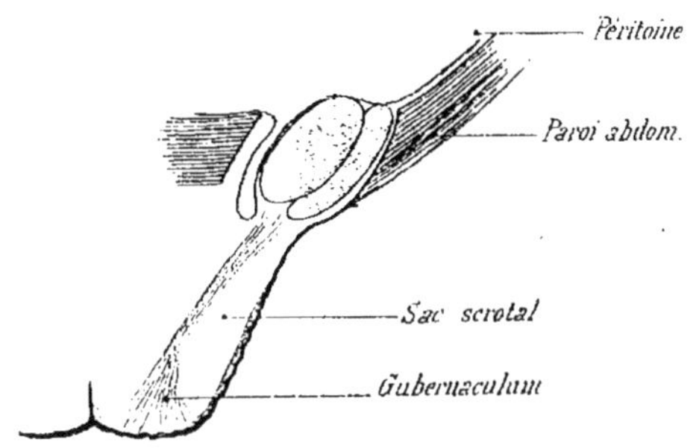

Fig. 61. — Le testicule à l'anneau. — Côté gauche.

axe conjonctif et vasculaire, deux plans musculaires : un muscle lisse, *gubernaculum testis*, qui va du testicule au scrotum, où il s'épanouit dans le dartos et se fixe solidement avec lui à la peau ; un muscle strié qui m'a paru au quatrième mois plus considérable que le muscle lisse, le crémaster, qui, de l'anneau inguinal et de l'épine pubienne où il s'insère par deux faisceaux, remonte sous la séreuse et se termine près de l'extrémité testiculaire ; il est lui-même recouvert par une toile celluleuse qui émane du fascia transversalis. La distance à parcourir est d'environ 6 à 8 centimètres. Le testicule chemine, tiré par la contraction tonique du gubernaculum, aidée peut-être elle-même par moment des contractions plus énergiques du crémaster. A partir de l'anneau, le gubernaculum agit seul, le crémaster se retourne ou se replie, et comme la glande il est entraîné à son tour avec sa gaine dans le sac dartoïque. Il est à remarquer que le gubernaculum fait défaut chez les animaux qui ont toute la vie le testicule dans l'abdomen : d'autre part, sur un vieillard chez lequel le testicule était resté derrière l'anneau inguinal complètement oblitéré, Cruveilhie trouva le scrotum vide, ne contenant qu'un dartos mince tandis que le crémaster remontait de l'anneau à l'épididyme sous le repli péritonéal.

La gaine mince qui recouvrait le crémaster devient la tunique fibreuse, le péritoine forme la cavité vaginale. Que devien le muscle lisse, le gubernaculum? Henle, après Kœlliker, croi le reconnaître dans des faisceaux musculaires qu'on voit tou le long du cordon et qui descendent avec le canal déféren jusqu'à l'épididyme et au testicule où ils engainent les vaisseaux, et s'attachent en masse compacte à la queue des deux organes, au niveau du ligament de l'épididyme; aussi leur a-t-i donné le nom de *crémaster interne*. Mais je ne puis voir dans ces faisceaux que les fibres lisses qui entouraient le canal déférent à l'époque fœtale et ont été avec lui entraînées dans le sac testiculaire, et je crois que Curling a eu raison de trouver les restes du gubernaculum dans cette lame fibro-musculaire que j'ai décrite sous le nom d'attache scrotale. Toutes ces fibres lisses, très grêles chez l'enfant, prennent à la puberté un nouveau développement; elles conservent au fond les mêmes fonctions qu'à l'état fœtal.

La cavité vaginale n'est point préformée. Quand le testicule se présente à l'anneau ou qu'il en sort, il ne trouve devant lui qu'un petit cul-de-sac dont la longueur n'excède pas 5 millimètres; il est facile de s'en rendre compte en injectant avec une masse colorée la cavité péritonéale d'un fœtus. Ce fait déjà connu, mais nié par Kœlliker, a été rétabli par Roy. La tunique vaginale descend donc peu à peu comme le testicule. On comprend toutefois que le petit cul-de-sac qui précède le testicule puisse former amorce pour l'intestin et le liquide péritonéal, et en se dilatant, donner lieu à une hernie ou à une hydrocèle, le testicule demeurant en ectopie.

La cavité vaginale et la cavité péritonéale communiquent ensemble pendant quelques jours par le canal *vagino-péritonéal*. Ce canal s'oblitère dès la naissance; au dixième jour, les deux tiers des nouveau-nés ont déjà les deux canaux fermés. L'oblitération se fait sur toute l'étendue, depuis l'orifice inguinal interne jusqu'à la tête de l'épididyme. Le cordon fibreux qui en résulte, analogue à l'ouraque, mais beaucoup plus grêle, persiste souvent sous forme d'un filament attaché tantôt à l'épididyme, tantôt à l'anneau inguinal, et qu'on retrouve assez difficilement dans le cordon : c'est le *ligament vaginal.*

Trois genres d'anomalies peuvent se rencontrer dans ce processus oblitératif, qui isole la vaginale du péritoine :

1° L'oblitération se fait aux deux extrémités du canal; mais il reste une cavité intermédiaire qui peut être le point de départ d'une hydrocèle enkystée.

2° Le bout inférieur se ferme seul. Il reste au bout supérieur un diverticule du péritoine, moniliforme, avec des dilatations et des étranglements au niveau des anneaux. Ramonède a constaté ce canal *péritonéo-funiculaire* quatre fois sur deux cent quinze adultes ; c'est dans sa cavité que se forme la majorité des hernies congénitales.

3° Le canal vagino-péritonéal persiste en totalité (deux fois sur deux cent quinze adultes). On observe que cette anomalie est le plus souvent bilatérale ; que le conduit est placé en avant des autres éléments du cordon ; qu'il est formé d'une suite de dilatations et de rétrécissements ; enfin, qu'il correspond ordinairement à un testicule mou et atrophié.

Au point de vue zoologique, la persistance du canal vagino-péritonéal chez l'adulte est la règle chez les animaux ; chez plusieurs même, le testicule remonte dans l'abdomen pendant le coït, et si les hernies sont rares, c'est sans doute à cause de l'attitude quadrupède, de même que la séparation des deux cavités paraît être en rapport avec l'attitude verticale. — Au point de vue pathologique, cette anomalie nous explique les hydrocèles et hernies congénitales ; la soudaineté et la gravité de certaines hernies qui s'étranglent dans les valvules ; l'hérédité des hernies en général, par la persistance héréditaire d'un diverticulum inguinal faisant amorce à l'intestin.

Si le testicule n'accomplit pas régulièrement sa descente, il se place et reste en position vicieuse, ou ectopie testiculaire *(monorchidie* et *cryptorchidie).* Tantôt l'ectopie n'est qu'un arrêt dans le chemin normal, et suivant l'étape où reste l'organe, l'ectopie est lombaire, iliaque, inguinale ou cruro-scrotale, états d'ailleurs normaux chez beaucoup d'animaux; tantôt le testicule prend une direction anormale et se fixe en ectopie abdominale, crurale ou périnéale. L'ectopie inguinale est d'une grande fréquence (une sur mille adultes). Le testicule ectopique est le plus souvent, mais non toujours, infécond par absence de spermatozoïdes.

Nous signalerons encore une dernière anomalie, l'*inversion testiculaire*, consistant dans le changement des rapports entre le testicule et l'épididyme. Une seule variété est fréquente, l'inversion antérieure, dans laquelle les rapports sont renversés sur le plan antéro-postérieur : à la région antérieure du scrotum, on trouve le pédicule des vaisseaux et du canal déférent, l'épididyme et le testicule; la cavité vaginale est en arrière et en bas, et comme elle se développe dans ce sens, en cas d'hydrocèle, la ponction classique en avant et en haut a toute chance de perforer la glande.

Structure. — Le testicule proprement dit se compose d'une membrane d'enveloppe et d'un parenchyme glandulaire.

La membrane d'enveloppe ou *albuginée*, recouverte par la séreuse viscérale très mince, est une capsule fibreuse, blanche, épaisse de 0^{m}006, qui forme une capsule à la glande et rappelle beaucoup la sclérotique. Son épaisseur, sa pauvreté en fibres élastiques, la superposition de ses fibres conjonctives en plans équatoriaux et méridiens la rendent à peu près inextensible et expliquent les intolérables douleurs de l'orchite aigüe. Sur le bord postérieur elle devient moins dense et prend un aspect troué; cette partie correspond au hile du testicule et au corps d'Highmore.

Une coupe antéro-postérieure montre que la totalité de la partie postérieure ou dorsale de la glande, sur la ligne médiane, est occupée par une masse blanchâtre, d'aspect membraneux, qu apparaît comme un épaississement de l'albuginée faisant cloison dans le parenchyme. Cette cloison est le *corps d'Highmore* ou médiastin du testicule. Elle est prismatique à base supérieure ; sa longueur atteint 20 à 25 millimètres, sa largeur de

2 à 7, suivant les points considérés ; elle est assez molle et assez extensible. On distingue à la surface de sa coupe des lacunes et des sections de conduits. Haller, par des injections mercurielles, a découvert que le corps d'Highmore renfermait un réseau de canaux communiquants, parcourus les uns en direction perpendiculaire par les vaisseaux sanguins, les autres en direction parallèle par les tubes séminifères qui se dirigent vers la tête de l'épididyme. De là le nom de *rete testis* ou *réseau de Haller* donné au système caverneux du corps d'Highmore.

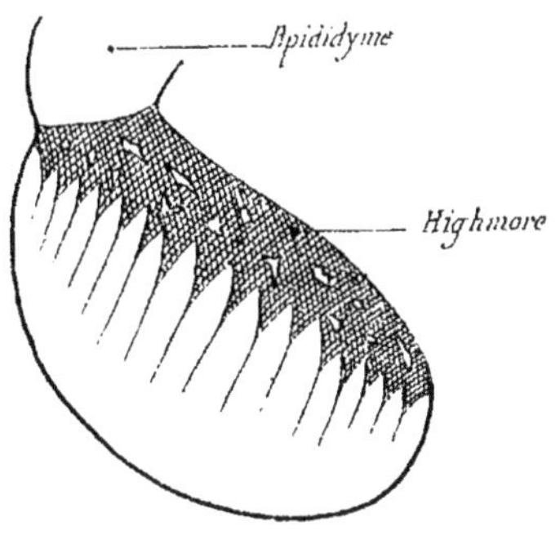

Fig. 62. — Le corps d'Highmore. — Coupe dans le grand axe du testicule.

De l'arête intérieure du corps d'Highmore partent de délicates cloisons qui lui donnent, vues de face, un aspect pectiné ;

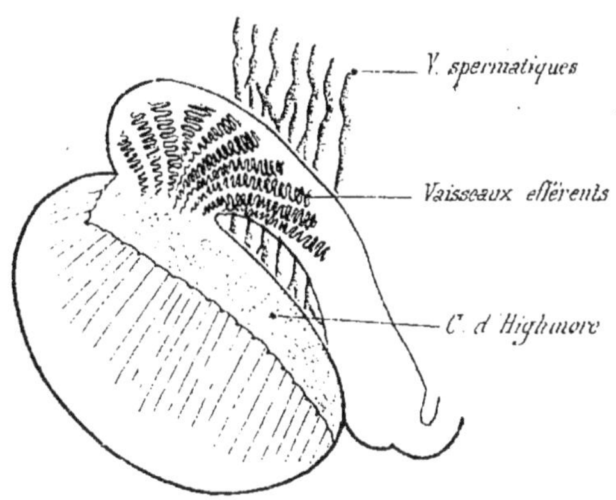

Fig. 63. — Vaisseaux efférents du testicule.

elles rayonnent vers l'albuginée et s'y fixent par leur base. Ce sont ces cloisons, très imparfaites d'ailleurs, qui divisent la glande en lobes, au nombre de deux cent cinquante pour les uns, de trois à quatre cents selon d'autres auteurs.

Entre les cloisons conjonctives et l'albuginée est contenu parenchyme mou, de teinte brune, sciure de bois. En le di cérant dans l'eau on isole deux parties : un tissu interstit et des tubes. Le tissu interstitiel engaine les tubes et for sous l'albuginée une couche continue appelée tunique vasc laire; dans ses cellules épithéloïdes est déposé un pigment q donne à la glande sa couleur gris jaunâtre. Les tubes sont nombre de quatre en moyenne par lobe ou loge, soit un milli pour le testicule entier. Chacun d'eux, large de 0mm1 à commence vers l'albuginée par un cul-de sac en ampoule et dirige vers le corps d'Highmore en décrivant des flexuosit (tube contourné). Les tubes séminifères d'un même lobe co muniquent entre eux et avec ceux des lobes voisins; de petit branches cœcales se greffent sur le tronc principal.

Après un trajet qui déroulé représenterait 1 mètre, les tub contournés du lobe se réunissent en un seul tronc, qui pénèt dans le corps d'Highmore et devient tube droit; une dilatati ampullaire correspond ordinairement à ce changement. I tube droit, sans paroi propre, revêtu d'un simple épithéliu cylindrique, marque le commencement des voies d'excrétio Il aboutit au réseau vasculaire de Haller, premier réservo du sperme, système de canaux communicants, petits c grands, ronds ou polygonaux, creusé dans une gangue conjon tive et musculaire et recouvert seulement d'endothélium. C réseau, dont les mailles sont allongées dans le sens du gran axe de la glande, n'occupe que la moitié inférieure du cor d'Highmore; l'étage supérieur est pris par les vaisseaux sa guins qui de là s'engagent sous l'albuginée et dont un pet nombre seulement traverse l'étage inférieur.

Vers la tête de l'épididyme, au pôle testiculaire supérieur (sous l'albuginée épididymaire qui les cache, on voit partir de lacunes de Haller une douzaine de conduits, dits *vaisseau efférents* ou cônes efférents; ils doivent cet aspect conique un pelotonnement de plus en plus marqué à mesure qu'ils s rapprochent du canal épididymaire. Ils sont alignés les uns la suite des autres en direction radiée et se branchent success vement à angle droit sur le canal de l'épididyme. Leur épith lium est cylindrique et cilié; une ou deux couches musculaires les entourent.

L'épididyme est revêtu d'une albuginée plus mince que l'albuginée testiculaire. Au niveau de la tête, cette enveloppe n'est qu'un feuillet émané de la capsule du testicule et fait défaut par dessous où se trouvent les vaisseaux efférents. Sur le corps et la queue, elle est complétée en cylindre; sur la queue de l'épididyme, son adhérence avec l'albuginée testiculaire est établie par des tractus cellulo-vasculaires denses et par un fascia sous-vaginal. Dans la coque fibreuse est contenu un long tube,

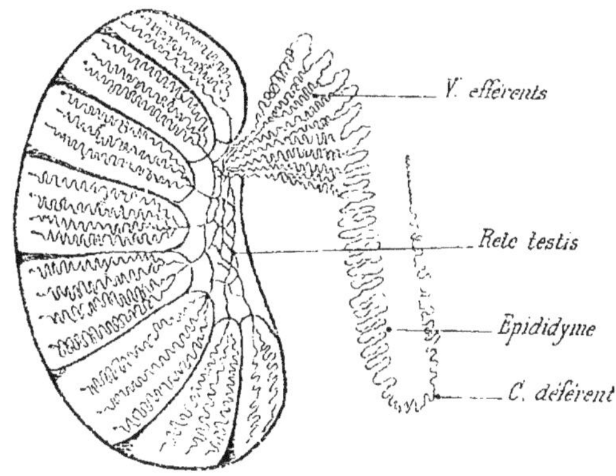

Fig. 64. — Schéma des voies séminifères.

canal de l'épididyme, large de 0mm3, replié un grand nombre de fois sur lui-même par de grandes et de petites inflexions; pelotonné il n'a que 6 centimètres de longueur; déroulé il atteint au moins 6 mètres. Ses parois comprennent une enveloppe celluleuse, une double couche musculaire circulaire et longitudinale, et un épithélium cylindrique garni de cils vibratiles dont le mouvement va de la tête à la queue de l'épididyme, dans le sens du sperme. Ce canal reçoit en haut les vaisseaux efférents; en bas, il se continue avec le canal déférent.

Organes embryonnaires. — A la surface des glandes

génitales, on trouve constamment plusieurs vestiges d'organes embryonnaires.

1° *Hydatide pédiculée de Morgagni.* — Cette petite vésicule pyriforme, à liquide transparent, attachée à la face antérieure de la tête de l'épididyme par un pédicule plein, est loin d'être constante; elle n'est pas non plus toujours pédiculée, sa cavité est tapissée d'un épithélium cylindrique à cils vibratils. Le pédicule, qu'on peut suivre assez loin chez l'enfant, ne communique jamais avec les canaux séminifères.

On l'a vue former des kystes volumineux.

2° *Hydatide sessile de Morgagni.* — L'hydatide sessile ou non pédiculée ne mérite pas son nom d'hydatide, car elle n'a jamais l'aspect vésiculeux. Elle est à peu près constante et se présente sous la forme d'une languette charnue et vasculaire, molle, à teinte jaunâtre, attachée à l'extrémité supérieure du testicule ou à la tête de l'épididyme ou à leur angle de jonction. Presque toujours elle renferme une cavité, revêtue d'épithélium cylindrique cilié; le canal qui lui fait suite et qu'on peut suivre sous la séreuse finit en cul-de-sac ou bien s'embranche sur un vaisseau séminifère de l'épididyme. Dans ce dernier cas, l'hydatide peut renfermer du liquide séminal. Sur le cadavre d'un pendu, Luschka l'a trouvée déchirée; la cavité vaginale renfermait du sperme. C'est donc une des sources possibles des hydrocèles spermatiques.

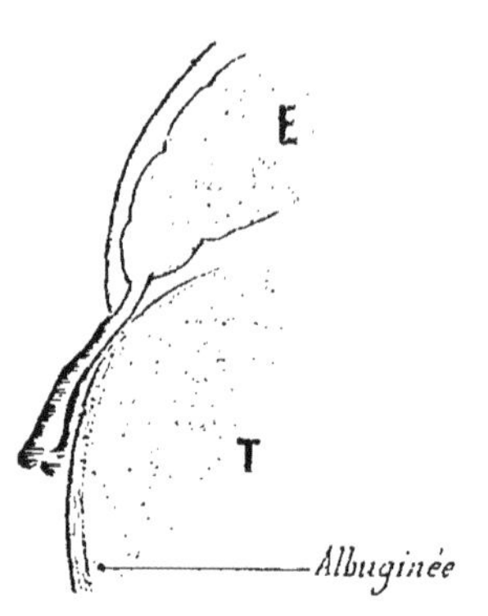

Fig. 65. — L'hydatide sessile de Morgagni vue en coupe et grossie.

On considère généralement l'hydatide sessile comme l'extrémité inférieure du canal génital de Müller, dont l'autre bout est l'utricule prostatique; elle représente par conséquent le pavillon de la trompe, et Waldeyer observe qu'elle ressemble souvent à un pavillon en miniature. Cependant Remy a rapporté l'observation d'un homme de vingt-six ans, à l'autopsie duquel il trouva un canal de Müller persistant, allant de la région rénale à l'utricule prostatique; or, du même côté existaient l'organe de Giraldès et une hydatide volumineuse.

Tout le long de l'épididyme, d'autres vésicules, ordinairement petites et sessiles, peuvent accidentellement se rencontrer. Leur origine est obscure et probablement rattachée au corps de Wolff. Elles peuvent être le point de départ de kystes plus ou moins volumineux.

3° *Organe de Giraldès (corps innominé, paradidyme).* — Giraldès a découvert sous la vaginale, à son point de réflexion, au-dessus de la tête de l'épididyme, en avant du paquet des veines du cordon, de petites masses jaunâtres ayant 4 à 8 milli-

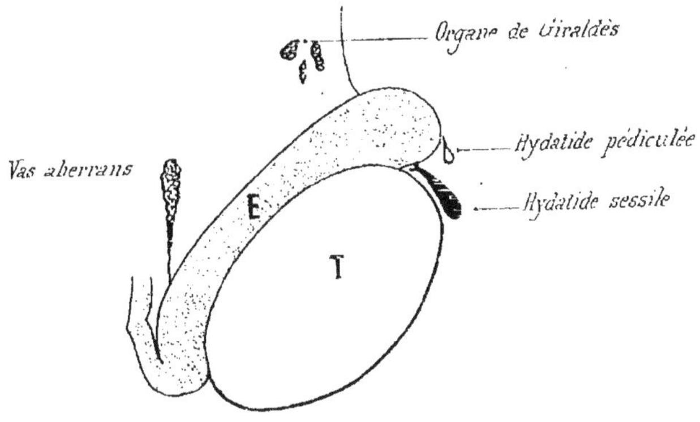

Fig. 66. — Organes embryonnaires du testicule.

mètres de long sur 2 de large. Cet organe n'est rattaché à aucun des organes voisins. Il est formé de vésicules ou de tubes variqueux, ou des deux à la fois, tapissés d'épithélium vibratile et très vascularisés. On le retrouve même dans la vieillesse.

C'est sans doute une formation résiduelle du corps de Wolff. Giraldès s'est assuré que le corps innominé est un des points de départ des kystes du cordon, soit chez l'enfant, soit chez l'adulte.

4° *Vasa aberrantia.* — On peut trouver tout le long du bord postérieur du testicule des vaisseaux aberrants, uniques ou multiples, longs de 2 à 20 millimètres, terminés en cul-de-sac à leur extrémité libre, insérés par l'autre sur le canal épididymaire ou sur le réseau de Haller. Leur épithélium est cylindrique vibratile. Roth en a signalé un assez commun qui chemine sous la séreuse viscérale de la tête de l'épididyme et débouche dans la cavité vaginale par-dessus l'hydatide de Morgagni : il a vu deux fois ce canal fermé en cul-de-sac, formant un kyste spermatique gros comme une cerise et comme un œuf de pigeon. On conçoit que si le canal est ouvert il puisse déverser le sperme dans la cavité vaginale, ce qui, avec la rupture de l'hydatide sessile ou d'autres vaisseaux aberrants, constitue les principales sources des épanchements spermatiques dans la vaginale.

Le plus constant et le plus vaste de ces diverticulums anormaux est le *vas aberrans*, de Haller, qui naît de la queue de l'épididyme ou quelquefois du canal déférent et qui remonte dans le cordon à 5 et 8 centimètres de hauteur. Il est élargi à son extrémité supérieure libre et pelotonné sur lui-même, parfois ramifié ; déroulé, on l'a vu atteindre 35 centimètres. Il peut donc produire des kystes du cordon à une grande hauteur.

Évolution. — Les glandes génitales ne se développent que faiblement pendant l'enfance, tandis qu'à la puberté leur accroissement se fait brusquement et reste stationnaire ensuite pendant presque toute la vie.

Elles diminuent, sans doute, dans la vieillesse, en moyenne d'un quart ou d'un cinquième : mais on trouve à ce sujet de grandes variations. En outre, le testicule garde sa structure intacte, et même dans l'extrême vieillesse, deux fois sur trois, on y trouve des spermatozoïdes. Cette insénescence de la glande mâle est d'autant plus remarquable que l'ovaire a un tout autre sort ; dès la ménopause, il est frappé d'atrophie et perd en grande partie sa structure et sa fonction.

CANAL DÉFÉRENT.

Le canal déférent est un conduit qui s'étend de la queue de l'épididyme à la prostate, en traversant le canal inguinal. — Sa longueur est de 40 à 45 centimètres, son diamètre de 2 à 3 millimètres. Sa forme est régulièrement cylindrique, excepté à ses portions initiale et terminale.

Rapports. — Dans ce long trajet, le canal se trouve en rapport avec des organes et des régions très différents, aussi est-on obligé de le diviser en quatre portions : testiculaire, funiculaire, inguinale et pelvienne.

1° La *portion testiculaire*, de 2 à 3 centimètres, d'abord très mince, va peu à peu s'élargissant, et elle est en même temps flexueuse ; un tissu cellulo-musculaire l'unit au bord postérieur de l'épididyme qu'elle longe.

2° La *portion funiculaire* est renfermée dans le pédicule des bourses, et plus particulièrement dans le cordon spermatique que nous décrirons plus loin ; le canal occupe la partie la plus postérieure du cordon, accolé à la face interne de la tunique fibreuse.

3° La *portion inguinale* occupe la paroi inférieure de ce canal, excavée en gouttière.

4° La *portion pelvienne* se coude à angle droit et plonge verticalement dans le bassin, cheminant tout le temps sous le péritoine ; elle passe transversalement sur les côtés de la vessie, où elle est croisée à angle droit par l'uretère, puis contournant les vésicules séminales descend sur la base de la vessie, presque verticalement, en convergeant avec le canal du côté opposé : de là un V médian dont la pointe est à la prostate.

Cette dernière partie est une des plus importantes, et mériterait d'être décrite à part comme portion rétro-vésicale. Elle est en rapport en avant avec la face postérieure et surtout la base de la vessie, et correspond à son bas-fond ; en arrière avec le rectum dont elle est séparée par le péritoine, excepté en bas où une partie du canal, de 1 à 5 centimètres de hauteur suivant la vacuité ou la réplétion vésicale, est à découvert ; par le toucher rectal on peut donc explorer la terminaison du canal déférent. En dehors est la vésicule ; en dedans le canal déférent opposé, auquel il s'accole, mais sans se fusionner.

Cette portion rétro-vésicale, haute de 5 à 7 centimètres, est encore remarquable par sa forme spéciale qui lui a fait donner le nom d'*ampoule* (Henle). Elle est fusiforme, son diamètre transversal étant au milieu double du diamètre ordinaire ; sa paroi est amincie et son orifice agrandi. Elle est sinueuse et bosselée, comme la vésicule séminale ; ses bosselures sont des diverticulums en cœcums insérés sur le canal même ; souvent, vers la fin du canal, on trouve un diverticulum aussi volumineux que l'ampoule elle-même.

Structure. — Le canal déférent se distingue de tous les autres conduits de l'économie par l'épaisseur de ses parois. La cavité centrale n'a qu'un demi-millimètre de diamètre, alors que le canal entier a 3 millimètres. C'est à cette particularité, et aussi à sa structure musculaire serrée, que le canal déférent est redevable de sa consistance dure qui le fait reconnaître au toucher entre tous les élément du cordon, et qui dans les funiculites rappelle une baguette de fusil, et ensuite de sa résistance. Quand on arrache le cordon, ce sont d'abord les tuniques fibreuse et musculaire des bourses qui se rompent, puis les vaisseaux, et le dernier, le canal déférent, qui se déchire dans le canal inguinal.

La paroi, épaisse de plus de 1 millimètre, comprend trois tuniques :

1° La tunique celluleuse ou adventice, extérieure, parsemée de vaisseaux, de nerfs nombreux et de fibres musculaires lisses.

2° La tunique musculeuse, répartie en trois couches : une longitudinale externe assez forte, une circulaire très puissante, une longitudinale interne grêle, quelquefois à peine reconnaissable. Cette puissante tunique musculaire a pour but de faire progresser le sperme contre la pesanteur. Kœlliker a constaté dans l'ampoule et dans les vésicules séminales des mouvements péristaltiques sur un cadavre de supplicié.

3° La tunique muqueuse, lisse, molle, plissée à l'état vide, privée de glandes, mais très riche en fibres élastiques et pourvue d'un épithélium cylindrique. — Dans l'ampoule, la muqueuse est très différente. Elle prend une surface aréolaire et réticulée, en dehors d'ailleurs des crêtes que produisent les sinuosités extérieures : sa couleur est jaunâtre par l'infiltration d'un pigment brun dans ses cellules épithéliales aplaties. Elle

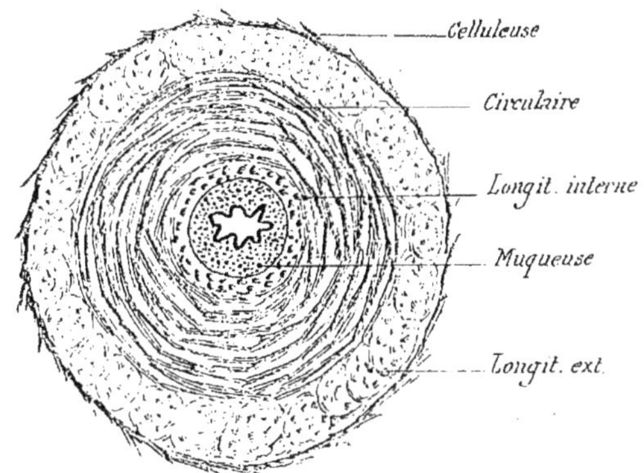

Fig. 67. — Coupe du canal déférent. — Grossie.

est creusée de culs-de-sac, considérés par les uns comme des glandes, par les autres comme de simples invaginations cœcales de dimensions microscopiques.

La cavité du canal déférent renferme du sperme épais, crémeux : celle de l'ampoule, quand elle n'est pas remplie de sperme, contient, comme on l'a vu chez des suppliciés, un liquide gris opalin ou légèrement brunâtre sécrété par sa muqueuse.

VÉSICULES SÉMINALES.

Les vésicules séminales sont deux réservoirs membraneux placés sur le trajet du canal déférent, comme la vésicule biliaire sur le trajet du canal hépatique.

Elles sont situées sur le plancher pelvien, en arrière de la vessie et de la prostate, et de chaque côté du canal déférent.

La forme oblongue et la surface lobulée de cet organe l'ont fait comparer à une grappe de raisin ; la grosse extrémité, *base* ou fond, est dirigée en arrière : la petite se termine par un *col*, qui s'unit à angle aigu avec le conduit déférentiel. Leur direction est doublement oblique : oblique par rapport à la ligne médiane, car elles ne sont point parallèles, mais divergentes : oblique par rapport au plan vertical du corps sur lequel elles sont très inclinées. Presque horizontales chez le nouveau-né, elles se relèvent chez l'adulte à 45° et se renversent de nouveau chez le vieillard par l'accroissement du bas-fond vésical. Leurs dimensions ordinaires sont de 50 millimètres pour la longueur, 18 pour la largeur et 10 pour l'épaisseur. Il y a de grandes variations : on voit des vésicules longues de 8 centimètres, d'autres de 4 seulement : presque toujours la droite est plus longue de 4 à 5 millimètres. La capacité varie entre 1 c. c. 5 et 2 c.c. 5.

Rapports. — La face antérieure plane est appliquée contre la vessie, mais sans lui adhérer, grâce à l'interposition d'une mince couche celluleuse ; elle répond au bas-fond et à une partie du trigone. Si la vessie est vide et contractée, la vésicule peut notablement s'en éloigner en arrière.

La face postérieure convexe est en rapport avec le rectum, qui est mobile sur elle. Elle en est séparée en haut par le péritoine et le cul-de-sac postérieur, en bas par une couche de glissement, dans laquelle Guélliot a trouvé sur un homme de cinquante ans une bourse séreuse incomplètement cloisonnée et contenant 3 à

4 grammes de liquide citrin. On peut donc toucher les vésicules par le rectum au-dessus de la prostate, mais à la condition que la vessie soit pleine pour former un plan résistant. Si les vésicules sont saines le doigt ne les distingue pas, et, s'il les reconnaît, elles sont presque sûrement malades.

Le bord externe est croisé par l'uretère, et au contact de plexus veineux, souvent variqueux chez le vieillard. Le bord interne est longé par le canal déférent, qui contourne aussi la base du réservoir. Le col est entre la face supérieure de la prostate et le trigone vésical.

En regardant par la face postérieure les deux vésicules séminales et les deux canaux déférents, on voit que par leur diver-

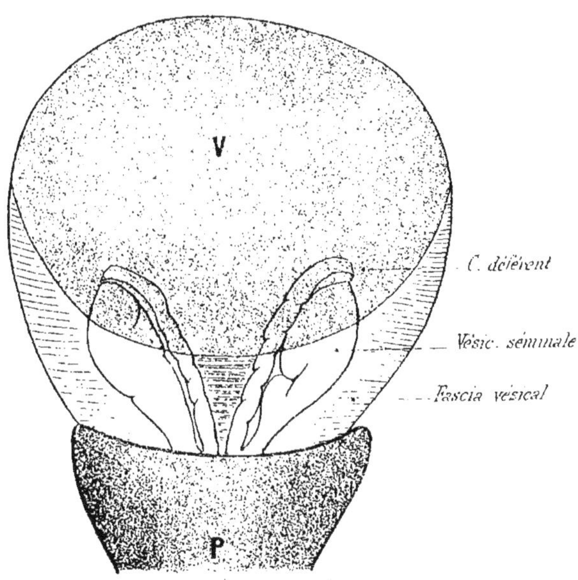

Fig. 68. — Vésicules séminales vues par derrière. — Vessie distendue. — La surface péritonéale ombrée.

gence ils limitent un triangle médian ayant son sommet en bas, à la prostate, et sa base au cul-de-sac du péritoine. Entre les deux côtés, représentés par la terminaison des canaux déférents, est un espace vide, angulaire, où l'on peut directement aborder la vessie : il n'y a là ni conduit ni péritoine, et seulement l'aponévrose prostato-péritonéale. Le péritoine vésical recouvre en haut la base et la face postérieure de la vésicule, fait qui nous explique les péritonites consécutives aux spermatocystites, puis se réfléchit sur le rectum à un niveau qui n'est pas le même sur tous les sujets, mais qui est en moyenne à 15 millimètres seulement ou même moins de la prostate si la vessie est vide, à 40 et plus si la vessie est pleine. Le *triangle interdéférentiel* n'est donc utilisable que si la vessie est pleine ; et si l'on songe qu'en bas les deux canaux sont très rapprochés, et que sur le côté les vésicules séminales peuvent dans certains cas arriver presque au contact en arrière des déférents, on verra que l'espace utilisable pour une ponction ou une incision de la vessie ne dépasse guère 3 centimètres (Guélliot).

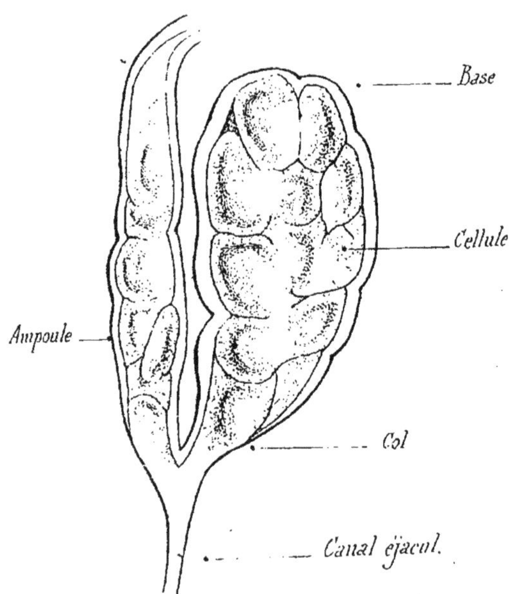

Fig. 69. — Vésicule séminale et canal déférent gauches, ouverts mais non déroulés.

Structure. — La vésicule séminale est bosselée à sa surface extérieure et creusée intérieurement de cellules ou alvéoles correspondant aux lobulations extérieures; aussi les anciens disaient-ils que le sperme y séjournait comme le miel dans son gâteau. Si après l'avoir remplie d'une matière coagulable on a la patience de sectionner toutes les brides cellulo-musculaires qui comblent les sillons, on est surpris de voir que ce réservoir n'est pas une vessie pyriforme, mais un tube ramifié et enroulé sur lui-même, qui a 10 à 15 centimètres de long, mais peut atteindre 30 centimètres. Quelquefois ce tube se divise dès son origine, c'est-à-dire dès le col, en branches parallèles; plus souvent il se replie sur lui-même comme un couteau de poche fermé, et le fond de la vésicule n'est autre chose que le coude de flexion des branches ascendante et descendante. La branche descendante peut être très longue et réfléchie en S. Sur ces deux branches se greffent une dizaine d'appendices cœcaux volumineux, hérissés eux-mêmes de diverticulums plus petits, sessiles ou pédiculés. — On peut voir des vésicules séminales bifides. Hyrtl a donné le moule de deux vésicules accessoires insérées sur le canal déférent.

Les tuniques sont : 1° une tunique fibreuse extérieure; 2° une tunique musculeuse à fibres lisses, comprenant un plan externe mince, longitudinal, et un plan interne circulaire : 3° une tunique muqueuse.

La muqueuse montre les crêtes saillantes des sillons extérieurs, crêtes qui disparaissent par le déroulement du tube. La surface est réticulée, comme celle du canal déférent ou de la vésicule biliaire; le réseau saillant ou plat n'est pas dû à des plis, mais à des reliefs de la muqueuse. Sa teinte est brun foncé à cause des granulations de pigment jaune de ses cellules épithéliales. Elle est revêtue d'un épithélium cylindrique chez l'enfant, aplati et cubique chez l'adulte. Les dépressions nombreuses qu'on voit au microscope sur sa coupe sont considérées par les uns comme de vraies glandes, par les autres comme de simples invaginations muqueuses.

Les vésicules séminales et les canaux déférents à leur terminaison sont plongés dans un tissu membraneux rougeâtre, disposé en feuillets, qui leur sert tout à la fois d'organe de fixation et de muscle expresseur : c'est la *gaine musculaire* des vésicules, gaine très riche en fibres lisses. Elle enveloppe comm dans un mésentère la vésicule et le canal déférent, et form entre les deux canaux une toile triangulaire à base supérieure

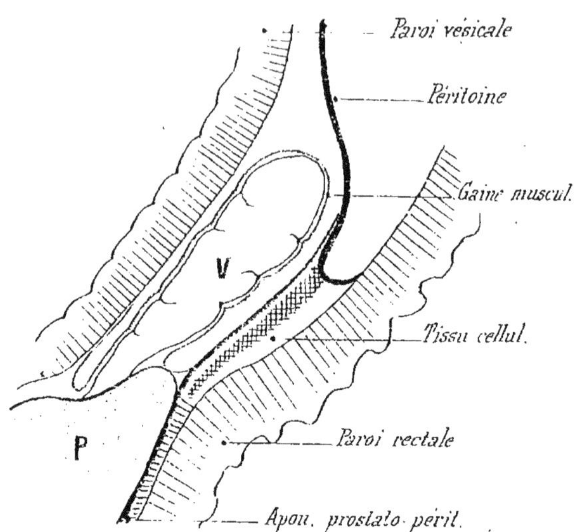

FIG. 70. — La gaine musculaire de la vésicule séminale. — Coupe antéro-postérieure.

En avant, elle se raccorde à une lamelle conjonctive mince, l fascia rétro-vésical qui couvre la base de la vessie, en l'absenc du péritoine; en arrière, elle s'unit également sur le côté une forte aponévrose, l'aponévrose prostato-péritonéale, mai en est distincte et facilement séparable. Au-dessus et au-dessou de ces feuillets, dans le tissu cellulaire interposé, se voient de nerfs nombreux et des ganglions lymphatiques.

La gaine musculaire est déjà reconnaissable autour du cana déférent sur des fœtus de trois mois et demi, au moment où le vésicules apparaissent. Je la considère, non comme une dépen dance des aponévroses prostatiques, mais comme une partie d cette longue gaine qui entoure le canal déférent et les vaisseau sur presque tout leur parcours, que nous retrouverons dans l cordon et dont Henle a décrit la partie funiculaire sous le non de *crémaster interne*. On remarquera que cette couche enve loppante prend tout son développement aux deux extrémités d canal, à sa portion initiale et sinueuse vers le testicule, à sa partie terminale et plus sinueuse encore vers la vessie. On ne

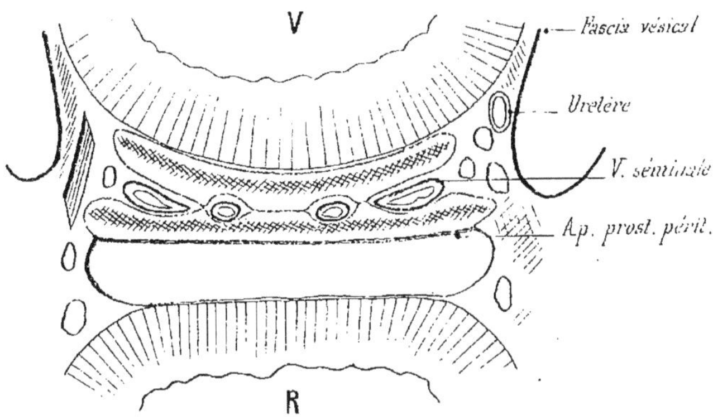

Fig. 71. — Coupe transversale des vésicules au-dessous du péritoine. — La gaine musculaire en rouge.

peut y voir qu'un muscle auxiliaire pour la progression du sperme et peut-être aussi pour la circulation du plexus veineux.

Fonctions. — La vésicule séminale est très petite chez le nouveau-né (10 millimètres), Comme le testicule, elle se développe rapidement à la puberté ; elle s'atrophie par l'atrophie ou l'absence du testicule correspondant ; cependant, on l'a vue grosse et gonflée chez un anorchide. Elle est parfois réduite de volume et sclérosée chez le vieillard ; mais le plus souvent elle est large, flasque, étalée.

Le liquide qu'elle sécrète est inodore ou fade, en tous cas sans odeur spermatique ; il est translucide, gris teinté de jaune, plus dense que l'eau, en gelée, mais non visqueux (Ch. Robin). Il devient trouble et de plus en plus jaune, par desquamation de l'épithélium pigmenté, à mesure qu'on est plus éloigné de l'heure de la mort.

Le rôle de la vésicule séminale est celui de l'ampoule du canal déférent dont elle n'est qu'un diverticulum agrandi et perfectionné. C'est tout à la fois un réservoir qui emmagasine le sperme et un organe de sécrétion qui ajoute son produit a sperme testiculaire. Le rôle de réservoir séminal, de tout temp contesté, est pourtant mis hors de doute par ces faits : qu'o trouve constamment des spermatozoïdes dans son intérieur, o en a vu de vivants quatre-vingts heures après la mort ; qu des chevaux récemment castrés peuvent encore féconder de juments (Curling) ; qu'on la trouve gonflée de sperme à la fin d l'hiver chez les animaux hibernants (Flourens). D'autre part si on pousse une injection par le canal déférent, la vésicul correspondante s'injecte toujours avant que le liquide ne pass par le canal éjaculateur, et ce liquide ne jaillit dans l'urètr qu'une fois la vésicule remplie.

Les Rongeurs et les Insectivores ont d'énormes vésicule séminales ; les Carnassiers n'en ont pas. Leur présence influ vraisemblablement sur l'abondance et sur la rapidité de l'éja culation qui paraît sans elles se faire goutte à goutte ; elle fournissent à peu près, en supposant qu'elles se vident complè tement, la moitié des 8 grammes d'une éjaculation normale mais peut-être aussi ne se vident-elles qu'à la seconde éjacu lation.

Cordon spermatique. — On appelle cordon spermatiqu le pédicule vasculaire du testicule. Il s'étend sur un traje de 10 centimètres environ du canal inguinal au hile de la glande, dans le sac dartoïque, prolongé lui-même en haut pa l'appareil suspenseur des bourses et du pénis.

Le cordon commence donc sur le bord supérieur de l'épidi-dyme et du testicule à mesure que tous les vaisseaux, nerfs et canal déférent, se ramassent en faisceau arrondi pour arriver à l'anneau inguinal externe. Dans le canal inguinal il n'a plus ses enveloppes extérieures que remplace le canal lui-même, et à la sortie de l'anneau interne le canal déférent et les vais-seaux prenant des directions différentes, le cordon cesse d'exister.

La coupe du cordon montre qu'il est constitué : 1° par une enveloppe fibro-musculaire, qui n'est autre que la tunique fibreuse du testicule, contenant sur sa face extérieure les fibres étalées ou ramassées du crémaster ; 2° par un contenu qu'on peut lui-même séparer en deux masses. La masse antérieure renferme le vaste plexus des veines antérieures entourées par les lymphatiques, entourant elles-mêmes l'artère spermatique qu'on trouve souvent tout à fait en arrière ; des nerfs et le filament à peu près introuvable du canal vagino-péritonéal oblitéré. Tous ces organes sont plongés dans une atmosphère graisseuse,

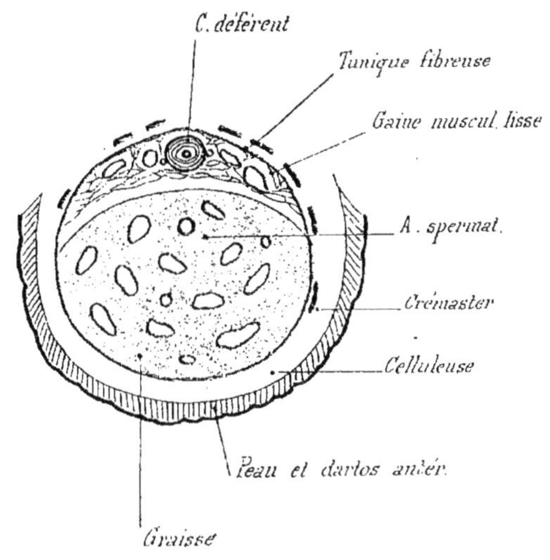

Fig. 72. — Coupe transversale du cordon.

considérable chez les obèses, et qui est le point de départ des lipômes du cordon. Cette nappe graisseuse est contenue à son tour dans une membrane celluleuse : isolée, elle figure un cylindre lobulé en chapelet, s'évasant en bas sur le bord supérieur de l'épididyme. — La masse postérieure, très petite, ne renferme que le canal déférent, côtoyé par les trois ou quatre veines testiculaires postérieures, et appliqué intimement contre la tunique fibreuse par une lame musculaire rougeâtre à fibres lisses que nous avons déjà dit être le crémaster interne de Henle, et dont nous avons décrit les expansions terminales sur le testicule et sur les vésicules séminales. Cette situation constante du canal et sa dureté caractéristique permettent de le distinguer sûrement, par le toucher, des veines concomitantes.

Si, à l'exemple de Kocher, on pousse dans le cordon, sous la tunique fibreuse, une injection à la gélatine, on voit que le cordon se distend régulièrement en boudin, que le canal déférent est collé à sa partie postérieure, que même à la partie supérieure la tunique fibreuse ne se rompt pas et contient la masse,

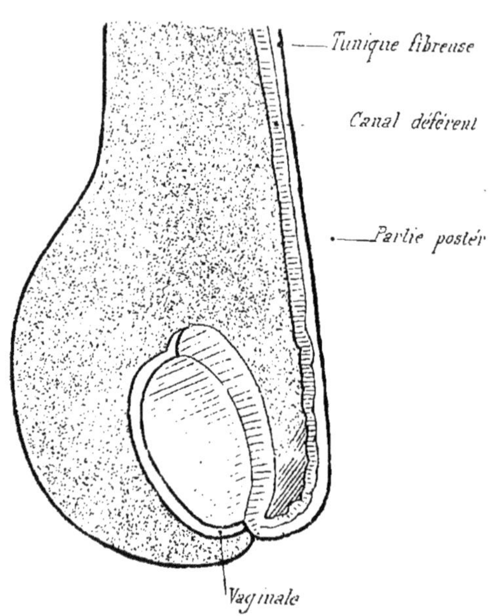

Fig. 73. — Injection de gélatine dans le cordon. — Coupe verticale.

que celle-ci, par une poussée plus forte, passe en haut par le canal inguinal et diffuse sous le péritoine de la fosse iliaque, tandis qu'en bas elle s'infiltre assez difficilement autour de l'épididyme à cause de la gaine musculaire lisse, et se répand plus facilement en avant. On dirait alors une hydrocèle, en raison de la forme de la tumeur et du refoulement du testicule avec sa vaginale en arrière et en bas.

Ces injections expérimentales servent à faire comprendre les caractères extérieurs des hydrocèles diffuses, des hématocèles du cordon et de la funiculite totale.

Vaisseaux et Nerfs. — La circulation et l'innervation des organes que nous venons d'étudier représentent deux systèmes bien distincts : l'un est superficiel, destiné aux enveloppes, l'autre profond, affecté aux viscères.

1° *Circulation et innervation tégumentaire ou superficielle.* — Le tégument est représenté par le scrotum et son dartos. Il reçoit, des honteuses externes et des périnéales, des artères qui circulent dans la celluleuse et s'anastomosent transversalement. — Des veines beaucoup plus nombreuses se jettent dans la honteuse interne et la saphène, et unissent par conséquent la veine fémorale avec l'hypogastrique ; elles communiquent en outre avec les dorsales superficielles de la verge, et surtout elles sont reliées aux veines testiculaires par de gros vaisseaux qui traversent la lame de l'attache scrotale. — Les lymphatiques sont des plus riches parmi les lymphatiques cutanés et sont les plus faciles à injecter : de leur réseau en dentelle les troncs s'incurvant de chaque côté à partir du raphé vont les uns aux ganglions inguinaux, les autres, les plus bas, non moins nombreux, aux ganglions cruraux, d'où il suit qu'une lésion scrotale peut entraîner une adénite crurale, c'est-à-dire des ganglions verticaux du triangle de Scarpa, que l'on suppose à tort exclusivement dévolus au membre inférieur.

Les nerfs viennent du génito-crural et des honteux internes. Sappey dit avoir constaté plusieurs fois des corpuscules de Pacini dans la cloison des dartos.

2° *Circulation et innervation viscérale ou profonde.* — Le testicule étant un organe abdominal émigré reçoit ses vaisseaux de son point d'origine embryonnaire ; en sorte qu'après avoir été très courts et horizontaux, ceux-ci sont devenus extrêmement longs et verticaux.

L'artère spermatique, de source aortique, est la vraie nourricière du testicule et de l'épididyme, comme la déférentielle pour le canal déférent, la funiculaire pour les éléments du cordon ; toutefois, leurs anastomoses au niveau de l'épididyme leur permettent de se suppléer. Sur le hile du testicule la spermatique se partage en deux sortes de branches. Les branches périphériques, sans pénétrer dans le corps d'Highmore, s'irradient en lignes courbes sous et dans l'albuginée ; les plus grosses sont sous l'albuginée, dans la couche de tissu interstitiel dite tunique vasculaire, et c'est de là qu'elles abordent par leur base les lobes testiculaires. Les branches centrales, plus minces, rectilignes, dont on a à tort contesté l'existence, pénètrent dans le corps d'Highmore et, conjointement avec les veines

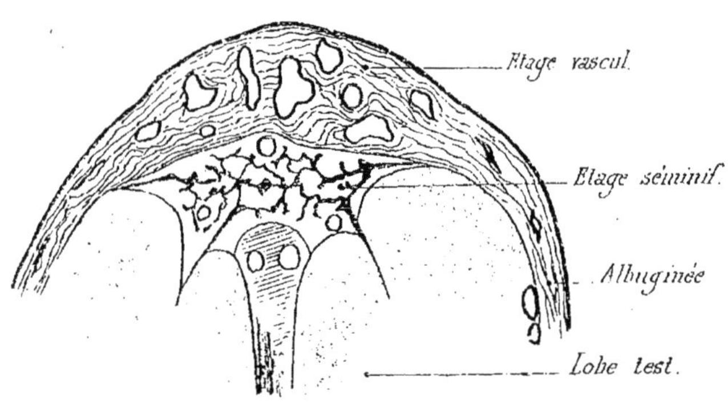

Fig. 74. — Coupe transversale du corps d'Highmore. — Les deux étages du Rete.

y forment un réseau vasculaire superposé au réseau séminifère, lequel occupe l'étage inférieur ; puis perforant le réseau séminifère lui-même, elles abordent les cloisons interlobulaires par leur sommet et vont à la rencontre des artères périphériques. Les réseaux capillaires qui entourent les tubes glandulaires sont d'une grande richesse.

Les veines spermatiques offrent un grand intérêt. Du testicule et de l'épididyme partent deux groupes veineux bien différents à tous les points de vue : le groupe postérieur ou funiculaire, et le groupe antérieur ou spermatique.

Le groupe ou faisceau postérieur naît surtout de la queue de l'épididyme où il communique largement avec le faisceau antérieur et avec les veines scrotales. Il ne comprend que trois ou quatre veines qui montent avec le canal déférent, à la partie postérieure du cordon, et vont, à la sortie du canal inguinal, se jeter dans les veines épigastriques. Ces veines semblent être dans la proportion habituelle des veines par rapport aux artères ; bien que non valvulées, elles sont rarement variqueuses, ce qui est dû peut-être à la gaine musculaire qui les enveloppe en même temps que le canal déférent.

Tout autre est le groupe antérieur. Un énorme paquet veineux partant du hile testiculaire et de l'épididyme monte dans la partie antérieure du cordon, enlaçant l'artère spermatique,

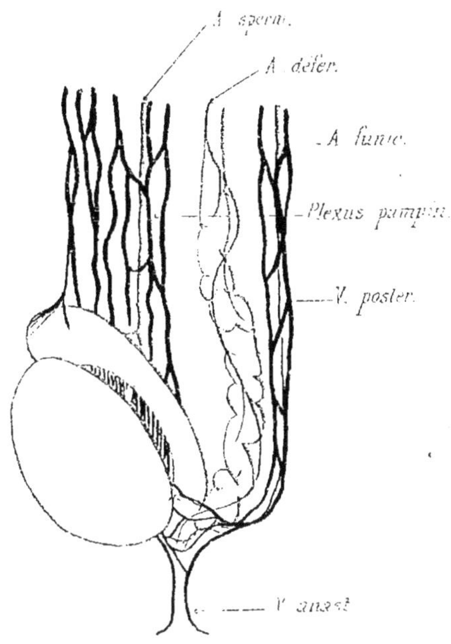

Fig. 75. — Artères et veines testiculaires.

traverse l'anneau inguinal et remonte jusqu'au niveau des reins. Dans le cordon, ces veines sont anastomosées entre elles par des arcades transversales, ou par des branches obliques, ou même par accolement, et constituent ainsi le *plexus pampiniforme ;* au sortir du canal inguinal, elles se réunissent en deux troncs, puis un seul, qui se jette dans la veine rénale à gauche, dans la veine cave à droite. Elles communiquent constamment avec les veines scrotales, les péniennes, les prépubiennes, saphène interne, les épigastriques, les funiculaires, les sou péritonéales. Elles sont valvulées, mais leurs valvules so insuffisantes, et il est bien rare qu'on ne puisse pas les inject à contre courant; cependant on échoue quelquefois.

Ces veines testiculaires antérieures sont fréquemment attei tes de dilatation variqueuse, varicocèle; peut-être même, si o compte les états transitoires de la puberté, le varicocèle est la règle. On a invoqué des causes sans nombre : la dispropo tion énorme des vaisseaux veineux et artériels dont les pr miers surpassent peut-être cinquante fois les seconds dans le surface de section, la force de la pesanteur, la longueur du tr jet, l'insuffisance des valvules, le passage dans des anneau fibreux. Mais il faudrait avant tout expliquer la raison d'êt de ce plexus considérable, sans rapport avec le volume l'activité de la glande qu'il dessert. Peut-être est-il lui-même u état pathologique, un développement aberrant des veines d corps de Wolff, dans une région où nous avons vu persiste tant de parties fœtales; plusieurs détails anatomiques sen blent indiquer dans les veines spermatiques une évolution ano male.

On ne s'est pas moins ingénié à expliquer la plus grand fréquence du varicocèle gauche, fait qui se rencontre égalemen chez les singes (Sutton). Les seules raisons plausibles actuell ment sont que, du côté gauche, la veine spermatique se jett dans la rénale sous une incidence perpendiculaire et que so embouchure est sans valvule, tandis qu'à droite elle aborde l veine cave sous une incidence parallèle et avec une valvule su fisante (Brinton).

Les lymphatiques constituent dans la glande génitale un trame réticulée, entourant les tubes séminifères, et d'où émer gent des troncs périphériques et centraux, suivant la disposi tion des vaisseaux sanguins. Après avoir recueilli les efférent du réseau de l'albuginée et de ceux de l'épididyme, ils mon tent en grand nombre en avant du plexus pampiniforme qu'il recouvrent, et aboutissent, à gauche, aux ganglions qui son sous la veine rénale, à droite, à ceux qui sont au même nivea en avant de la veine cave. C'est pour cela que dans un cancer des bourses il faut chercher les ganglions au pli de l'aine, et dans un cancer testiculaire, à la région lombaire.

Les nerfs viennent du plexus hypogastrique et enlacent l'artère spermatique.

Nous serons brefs sur la circulation du canal déférent et de la vésicule séminale ; elle ne présente aucun intérêt de structure.

Le canal déférent reçoit ses artères de la déférentielle, branche de la vésicale inférieure ; ses veines vont au plexus vésico-prostatique pour la portion ampullaire. Il est entouré d'un riche plexus nerveux, émané du plexus hypogastrique. On ne trouve de lymphatiques abondants que dans les deux portions initiale et terminale.

La vésicule séminale est vascularisée par des branches émanées surtout de la vésicale inférieure et accessoirement de l'hémorroïdale moyenne et de la déférentielle. Ses faces sont couvertes d'un réseau veineux qui se déverse sur le bord externe dans les plexus séminaux, eux-mêmes aboutissant aux plexus de la vessie et de la prostate. La vésicule est comme le col de la vessie, comme la prostate et l'urètre, plongée dans ces grands réservoirs sanguins qui sont tous solidaires entre eux et avec ceux du rectum. Les lymphatiques sont, eux aussi, très développés ; leurs réseaux entourent les lobules et leurs vaisseaux efférents descendent le long des deux bords pour aboutir à des ganglions, placés l'un sur le côté du plancher pelvien, l'autre au-dessus et en arrière de la vésicule. Dans les cas de tuberculose génitale, on a vu de nombreux ganglions ou tout au moins des amas de vaisseaux envahis le long du cul-de-sac péritonéal.

Le plexus séminal, anastomosé avec ceux du déférent, de la vessie et de la prostate, et réparti sur toute la périphérie en filets nombreux, provient du plexus hypogastrique.

CANAUX ÉJACULATEURS

Les canaux éjaculateurs sont les conduits spermatiques étendus des vésicules séminales à l'urètre.

Chacun d'eux naît ordinairement du col de la vésicule prolongé en canal excréteur, assez souvent de la vésicule et du canal déférent séparés l'un de l'autre par un éperon, plus rarement du déférent seul ; de là ils se dirigent obliquement à 45°, en avant et en bas, convergeant d'abord l'un vers l'autre, puis parallèles, et viennent s'ouvrir dans l'urètre prostatique sur les côtés antérieurs du veru-montanum.

Leur longueur est de 15 à 20 millimètres ; leur forme est conique (4 millimètres de diamètre à l'origine, 1 à la terminaison) ; leur lumière de 1 millimètre, puis 0,5.

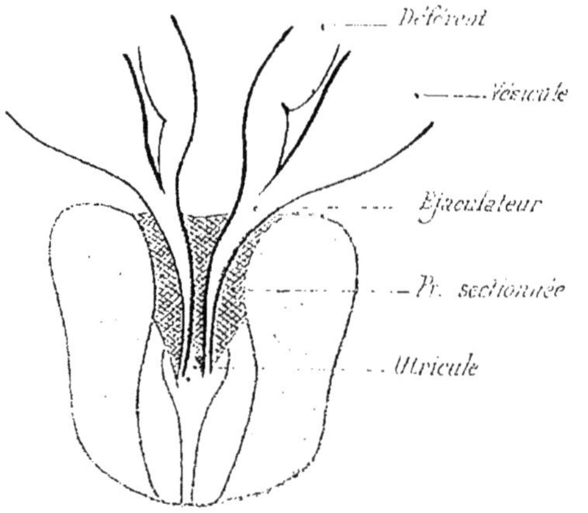

Fig. 76. — Canaux éjaculateurs. — La prostate ouverte par devant.

Dans tout leur trajet, ils sont situés au milieu de la prostate qu'ils traversent obliquement pour se rapprocher de l'urètre sensiblement vertical. Chez l'embryon, la prostate étant formée de deux lobes latéraux isolés, les canaux sont libres entre ces lobes et derrière l'urètre. Bientôt les deux moitiés prostatiques s'unissent entre elles derrière les éjaculateurs, et ceux-ci se trouvent alors emprisonnés dans la glande. Malgré cela, ils restent toujours isolés et indépendants du tissu prostatique, creusé en entonnoir, pour les loger conjointement avec l'utricule; dans cet entonnoir, les trois organes, canaux et utricule, sont plongés dans un tissu caverneux érectile, identique à la gaine érectile de l'urètre et continu avec elle; une couche circulaire de fibres lisses entoure tout ce petit système. Des trabécules musculaires et élastiques anastomosées en réseaux et limitant des aréoles communicantes pleines de sang constituent la gaine érectile des canaux et s'avance jusqu'à sa paroi par des lacunes plus minces et des travées plus fortes.

Structure. — Les canaux éjaculateurs ont, de dedans en dehors : une muqueuse, d'abord jaune, réticulée et aréolaire, avec invaginations cœcales, comme celle de la vésicule et du déférent, puis vers l'urètre, blanche, molle, finement plissée; son épithélium est cylindrique — et une couche musculaire lisse, longitudinale. Le tissu érectile paraît creusé dans la partie extérieure de cette couche longitudinale, comme dans l'urètre de

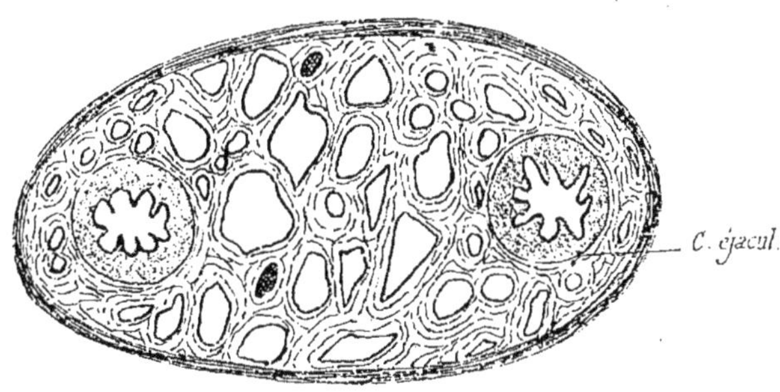

FIG. 77. — Gaine érectile des canaux éjaculateurs dans la prostate.

la femme, mais beaucoup plus dilatée et pénétrée de riches réseaux élastiques; la couche circulaire est représentée par l'anneau commun à tout le système.

Leur fonction est de conduire le sperme de la vésicule et du canal déférent dans l'urètre. La progression se fait par les mouvements vermiculaires des vésicules qui chassent le liquide et par le tissu musculaire qui les entoure. Le rôle de la gaine érectile est, suivant Henle, de se vider de sang pendant le passage du liquide séminal et d'assurer par là la distension facile du canal; c'est ce qu'il appelle les tissus vasculaires compressibles. Mais on comprend difficilement que ce système caverneux soit vide pendant l'érection, et l'on doit présumer qu'il se comporte comme le corps spongieux lui-même autour de l'urètre, c'est-à-dire qu'il fournit aux conduits un coussinet élastique pour empêcher à la contraction prostatique de fermer leur lumière.

PROSTATE.

La prostate est un amas glandulaire qui entoure la portion initiale de l'urètre, c'est-à-dire le sinus uro-génital agrandi.

Elle est située au-dessous de la vessie, au-dessus de l'urètre membraneux, en avant du rectum, en arrière de la symphyse pubienne. Les aponévroses qui l'enveloppent de toutes parts la fixent indirectement à la paroi pelvienne et ne lui permettent qu'une assez faible mobilité, plus marquée dans le sens latéral.

Sa forme est difficile à préciser, en raison de la variabilité du tissu glandulaire en avant. Prise en bloc avec son tissu musculaire et glandulaire, la prostate est conoïde, à base supérieure obliquement tronquée; dépouillée de sa couche musculaire antérieure, elle ressemble au cartilage cricoïde, encore l'anneau antérieur est-il souvent fendu sur le milieu.

Dimensions. — La prostate de l'adulte a été comparée, pour le volume, à une châtaigne ou à une grosse noix. Elle pèse environ 20 grammes; son poids spécifique est de 1,045.

Les dimensions sont : le vertical en arrière, 30 millimètres, en avant 25; le transversal maximum 40, l'antéro-postérieur 25 (Sappey). Ils peuvent être augmentés de 5 millimètres, sans qu'il y ait pour cela hypertrophie.

Sur la coupe transversale, l'urètre occupe la partie antérieure. Les rayons qu'on en mène ont : le médian postérieur 15, le transverse 15 à 20, l'oblique 25. L'intérêt de ces chiffres consiste dans l'étendue et l'innocuité des sections prostatiques pour extraire un calcul par la taille périnéale. L'incision médiane postérieure ne donne que peu de jour et expose à blesser les canaux éjaculateurs placés côte à côte derrière l'urètre; seule l'incision latérale oblique crée un espace suffisant et reste éloignée des conduits spermatiques; elle n'a que le tort, pour peu qu'il faille dépasser les limites du tissu glandulaire, d'ouvrir les sinus veineux de la prostate.

Rapports. — On distingue une face postérieure, une antérieure, deux latérales, une base et un sommet.

La *face postérieure* est inclinée à 45° environ; la face anté-

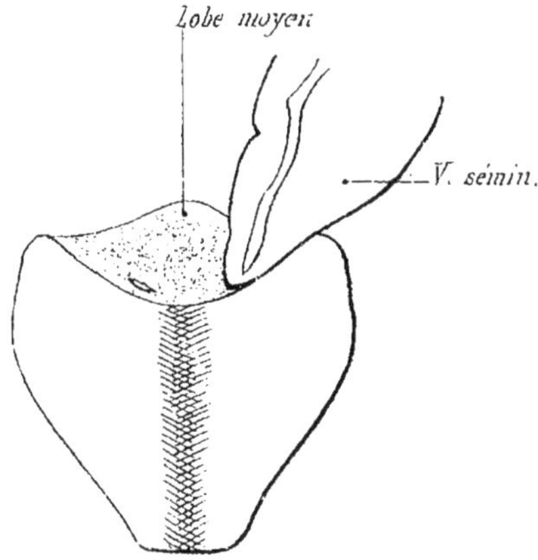

FIG. 78. — Face postérieure de la prostate. — A gauche, la vésicule et le déférent.

rieure étant verticale, il en résulte que l'axe de la glande fait avec la verticale un angle de 20 à 25° ouvert en haut.

Cette face postérieure échancrée sur son bord supérieur, renflée transversalement, ressemble à un as de cœur; un sillon médian la partage en deux lobes et peut être assez profond pour qu'on sente assez facilement un cathéter engagé dans l'urètre. Elle est couverte par l'aponévrose prostato-péritonéale, et par elle elle adhère à la face antérieure du rectum. Le rectum est en effet au contact de la prostate et permet aisément l'examen de toute la face postérieure de la glande; il n'y a jamais ni graisse ni sérosité interposées entre eux, l'espace celluleux étant, comme nous l'avons vu, situé plus haut, entre le rectum et les vésicules séminales.

La *face antérieure* courte, verticale, répond à la symphyse ; mais elle en est séparée d'abord par les fibres musculaires antérieures de la vessie et leurs tendons pubiens, puis derrière eux par les grosses veines vésicales antérieures et par le sommet du plexus de Santorini, enfin par le sphincter urétral. Tous ces organes sont intimement fixés entre eux et rendent très difficile la dissection de cette face antérieure.

Les *faces latérales*, côtoyées par les plexus veineux de la prostate, sont revêtues d'une aponévrose, dite latérale, placée de champ, qui sépare la glande du releveur de l'anus.

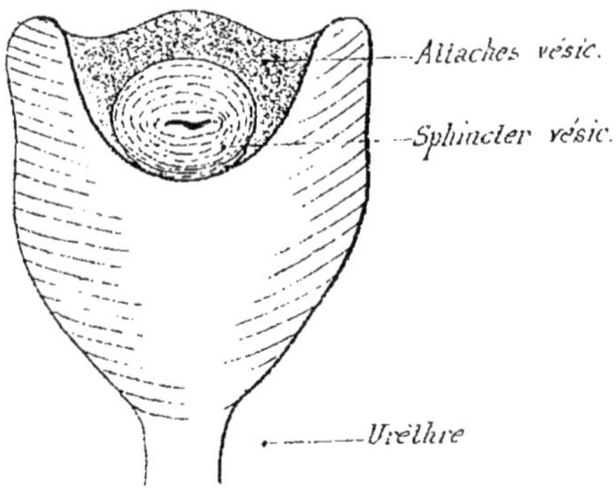

Fig. 79. — Prostate vue par devant; la base ombrée.

Le *sommet*, pointe ou bec de la prostate, est perforé par l'urètre et entouré par le sphincter strié; il est à 15 millimètres de la symphyse et sur l'horizontale sous-symphysaire (sujet debout), sur la verticale (sujet couché). Une distance de 3 à 4 centimètres le sépare de l'anus; le dernier coude du rectum et la fin de l'ampoule correspondent à son niveau.

La *base*, taillée très obliquement, est une surface irrégulière. Une saillie médiane, oblongue, transversale, la divise en deux versants : un versant postérieur, excavé en facettes pour recevoir les vésicules séminales et les canaux déférents qui lui adhèrent, et perforé vers le centre, au fond de la dépression, par les canaux éjaculateurs ; un versant antérieur sous-jacent au trigone, qui reçoit l'insertion des fibres longitudinales postérieures de la vessie ; il est traversé par l'urètre et recouvert par le sphincter vésical qui lui est intimement attaché. La crête de séparation représente le sommet du lobe médian de la prostate et se trouve sur le niveau du bourrelet inter-urétéral.

Structure. — La prostate a une couleur rougeâtre, tournant au gris dans les parties musculaires, au jaune dans les parties glandulaires. La surface de section est, suivant la structure, fibrillaire ou poreuse. Sa consistance est ferme, et permet, par le toucher rectal, de la distinguer de tous les organes environnants.

Elle est composée de deux éléments, un stroma et des glandes.

Le stroma est un mélange de tissu musculaire lisse et de tissu conjonctif. Le tissu musculaire prédominant représente un ou même deux tiers de la prostate entière. Ce stroma forme d'abord à la périphérie une *capsule* épaisse, à couches concentriques, inséparable du parenchyme, puis il envoie dans la glande de grandes travées qui la subdivisent en lobes et lobules.

La division en lobes par des sillons profonds et de larges bandes de tissu musculaire n'est reconnaissable ordinairement que chez l'enfant. On distingue d'abord deux *lobes latéraux* ; leur séparation en arrière est indiquée par le sillon vertical de la face rectale ; en avant, la distinction est encore plus tranchée. On discute encore pour savoir si les lobes latéraux se rejoignent à la partie antérieure et si la prostate est un anneau complet péri-urétral ou simplement une gouttière. Si par prostate on entend la partie glandulaire, il est certain qu'elle manque souvent en avant de l'urètre, et qu'à l'état habituel elle ne constitue qu'un isthme étroit comparable à l'isthme thyroïdien ; mais si on tient compte du stroma musculaire, la prostate est toujours fermée sur toute sa hauteur en avant par des bandes de fibres lisses, renforcées du sphincter strié de l'urètre dont les fibres font corps avec la prostate. En tous cas, l'hypertrophie pathologique de la partie antérieure est rare et ne peut guère s'observer que dans les hypertrophies générales en collier.

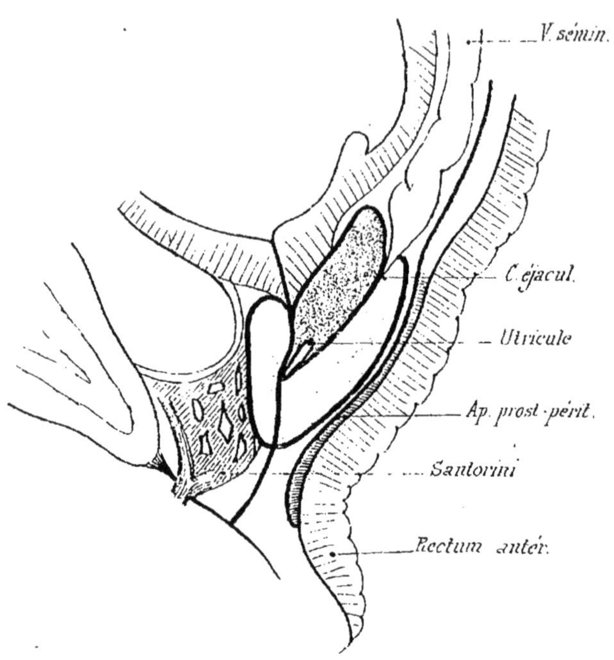

Fig. 80. — Prostate. — Coupe antéro-postérieure ; le lobe moyen très ombré.

Outre les lobes latéraux il existe un *lobe moyen* ou médian, signalé par Home, et qui est depuis longtemps un objet de contestation entre anatomistes. Les uns nient formellement son existence, d'autres l'admettent à titre sénile ou pathologique, d'autres enfin comme normal, constant ou non. Si on appelle lobe moyen la partie comprise entre les canaux éjaculateurs et l'urètre, son existence n'est pas contestable, quelque rudimentaire qu'il puisse être, comme dans un cas où je l'ai vu de 4 millimètres seulement d'épaisseur. Sappey le dit constant ; je l'ai toujours trouvé, et j'ajoute qu'il est glandulaire et non exclusivement musculaire, comme le dit Henle. La coupe le montre conformé en coin enfoncé entre l'urètre et les conduits éjaculateurs, débordant en arrière sur la base de la prostate où il forme une saillie, tantôt amincie en crête, tantôt renflée en boule volumineuse, plus grosse même que les lobes latéraux : elle donne insertion aux fibres vésicales en avant, aux vésicules séminales en arrière. Le lobe moyen correspond au trigone de Lieutaud ; son hypertrophie, qui est aussi fréquente que celle des lobes latéraux, le fait se projeter dans la cavité vésicale, d'où le barrage de l'orifice urétral et en même temps l'agrandissement en poche de la fosse prostatique du canal.

Les grandes travées de séparation interlobaires sont rarement visibles chez l'adulte ; elles sont comblées par des formations

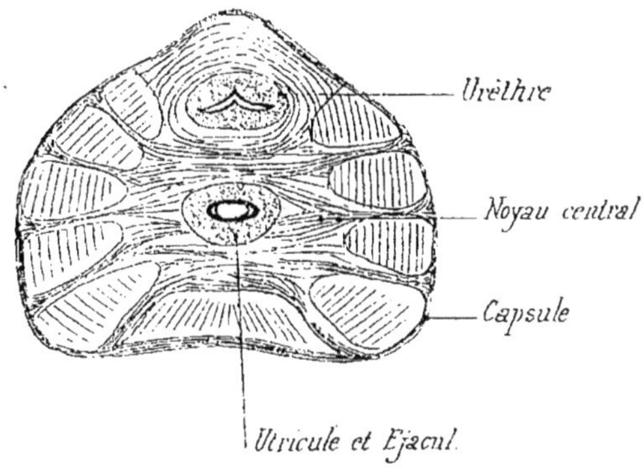

Fig. 81. — Prostate : coupe transversale. — Le stroma rouge.

glandulaires ultérieures. Il en résulte que le stroma de la glande se compose alors de trois parties : la capsule, le noyau central et les cloisons interlobulaires. Le noyau central entoure l'urètre et se fond avec ses tuniques ; c'est surtout derrière le canal qu'il forme une masse épaisse, plexiforme, traversée par le système de l'utricule et des éjaculateurs, et par les canaux excréteurs de la prostate. Le noyau et la capsule sont reliés par les cloisons interlobulaires tendues en direction radiée (Toldt).

L'élément glandulaire est représenté par un grand nombre de glandes dont l'ensemble est disposé en cercle ou en croissant autour du canal, et dont chacune a son axe sur un rayon de l'urètre.

Ce sont des glandes en grappe, irrégulières, à acini petits et peu nombreux, revêtues d'un épithélium cubique et incrustées dans le stroma; elles ressemblent aux glandes mammaires de la jeune fille (Toldt).

Celles de la partie anté-urétrale sont très petites; de même aussi le groupe qui occupe le veru-montanum.

Leurs conduits excréteurs, enlités eux aussi dans la charpente musculaire, traversent le noyau central, où ils se fusionnent en partie, et viennent s'ouvrir dans l'urètre prostatique par des orifices dont le diamètre est proportionnel à la glande. Il n'y a qu'à comprimer la prostate pour distinguer les pores au liquide qui s'écoule. On voit alors de fins pertuis sur le veru et sur la paroi antérieure, puis une quarantaine d'orifices plus larges, les uns alignés en séries ou réunis en fossettes dans les gouttières qui longent le veru-montanum, les autres groupés dans la fosse prostatique et correspondant au lobe moyen. Parmi ceux-ci il en est deux constants et volumineux, appelés canaux principaux de la prostate, qui viennent de la base et s'ouvrent sur la face postérieure de l'éminence séminale.

La prostate sécrète un liquide laiteux, blanc ou blanc jaunâtre, assez coulant et sans odeur. L'excrétion se fait par la force compressive du stroma musculaire, qui entre en jeu dans l'orgasme vénérien et se propage circulairement de haut en bas. L'étude du développement de la prostate montre qu'elle est au fond une formation intensive et locale des glandes urétrales ordinaires; le stroma musculaire dans lequel sont enfouies ces glandes est simplement la couche circulaire lisse de l'urètre énormément dilatée, pour vider rapidement et complètement les glandes remplies de leur sécrétion. Les animaux, comme le chien, qui ont le stroma musculaire très peu développé, ont l'éjaculation lente.

Évolution. — L'évolution de la prostate lui assigne le caractère de glande génitale; son produit de sécrétion est un des éléments du mélange complexe qui constitue le sperme éjaculé.

Dès le deuxième mois embryonnaire, les lobes latéraux se dessinent comme des évaginations postérieures de la muqueuse urétrale. D'abord complètement séparés, ils se fusionnent en arrière vers le quatrième ou cinquième mois. Chez beaucoup d'animaux et même de singes, les lobes restent distincts toute la vie ; il y a deux prostates. De là l'erreur des anatomistes anciens, qui, croyant à un même état chez l'homme, disaient : « Les prostates », erreur qui a persisté jusqu'au dix-huitième siècle.

A la naissance, la prostate a 8 millimètres de diamètre et la bifidité est encore bien accusée ; à quatorze ans, elle a 17 millimètres de hauteur sur 23 de large.

La puberté marque une période d'accroissement subit, comme pour les testicules et tout l'appareil génital.

Dans plusieurs autopsies de castrats, on les a trouvées à l'état infantile. Sur un homme de vingt-cinq ans à atrophie génitale, j'ai vu la prostate ne peser que 6 grammes et son diamètre transverse réduit à 25 millimètres ; chaque testicule pesait seulement 7 grammes. Il en est de même chez les animaux châtrés : la glande devient petite, dure, anguleuse ; le tissu glandulaire et le tissu musculaire disparaissent, remplacés par du tissu fibreux. Chez les animaux comme la taupe, le hérisson, qui ont une période d'inactivité génitale bien marquée, la prostate, examinée pendant l'hiver, se montre exsangue, sèche et si réduite qu'elle est méconnaissable ; au printemps, elle redevient énorme, vasculaire, gonflée de liquide (Hunter, Griffiths).

Comme l'utérus, et plus que lui peut-être, la prostate est sujette à deux altérations, de cause inconnue, probablement parasitaire. La première consiste dans la formation de calculs brunâtres, atteignant jusqu'à cinq dixièmes de millimètre, visibles en partie à l'œil nu sous forme de grains de tabac ; ces calculs à couches concentriques, dits corps amyloïdes, formés d'une matière azotée et constitués peut-être par des globes épidermiques, infiltrent non seulement les glandes de la prostate, mais celles du trigone, de l'utricule prostatique, de la muqueuse urétrale de l'homme et de la femme. Leur apparition est précoce et commence dès l'âge adulte. La seconde est l'hypertrophie générale ou bien partielle, et alors très analogue aux corps fibreux de l'utérus ; elle existe chez le tiers des sujets au delà de soixante ans et trouble l'excrétion urinaire par les déforma-tions qu'elle produit sur la vessie et sur l'urètre.

Veru-montanum. — Le veru-montanum (caput gallina-ginis, tête de bécasse, colliculus seminalis) est un renflemen de la paroi urétrale prostatique.

Il s'élève en saillie oblongue, de 12 à 14 millimètres de lon sur 3 de large, au milieu de la paroi postérieure du canal, a centre de la portion prostatique; en arrière, cette saillie se con-tinue ordinairement par un ou plusieurs *freins* avec la luett du trigone et les bords de l'orifice vésical, et en avant par u pli, ou *crête urétrale,* étendu jusqu'à la région membraneuse où il finit en se bifurquant.

Sur le versant postérieur du veru, supérieur en réalité, c'est à-dire vers la vessie, on remarque de petits orifices, ceux de canaux principaux de la prostate, et sur le versant antérieu trois orifices plus grands, l'un à côté de l'autre, ceux de canaux éjaculateurs et de l'utricule prostatique.

Les orifices des éjaculateurs sont creusés sur les côtés ou à l'extrémité des lèvres minces de l'utricule, au-dessous et en avant du sommet du veru; très rarement on les a vus s'ouvri dans l'utricule même, comme cela est normal chez les rongeurs Un repli de la muqueuse couvre la fente oblique de l'orifice longue de 1 millimètre, et lui sert de valvule; cette disposition analogue à celle des uretères et d'un grand nombre d'autres conduits, empêche mécaniquement le reflux des liquides de l'urètre dans les canaux éjaculateurs.

Le veru-montanum a pour squelette une colonne élastique qui repose par son pied sur le noyau central de la prostate, et par son chapiteau arrondi arrive sous la muqueuse urétrale ses réseaux élastiques serrés sont traversés par des fibres mus-culaires longitudinales. Cette colonne supporte une muqueuse finement plissée à l'état de vacuité sanguine; entre la muqueuse et la colonne s'étale, surtout sur les côtés, la gaine érectile de l'urètre. Des glandules prostatiques se voient çà et là à travers les deux tissus et s'ouvrent sur les flancs de l'éminence. Cette structure est celle du sommet et du versant vésical. Sur le versant antérieur, la colonne disparaît pour laisser passer l'utricule et les éjaculateurs; le tissu érectile persiste seul et englobe ces canaux, sur lesquels nous l'avons vu se plonger à travers la prostate. Enfin, à l'extrémité antérieure, les réseaux élastiques dissociés se reconstituent pour former la crête urétrale.

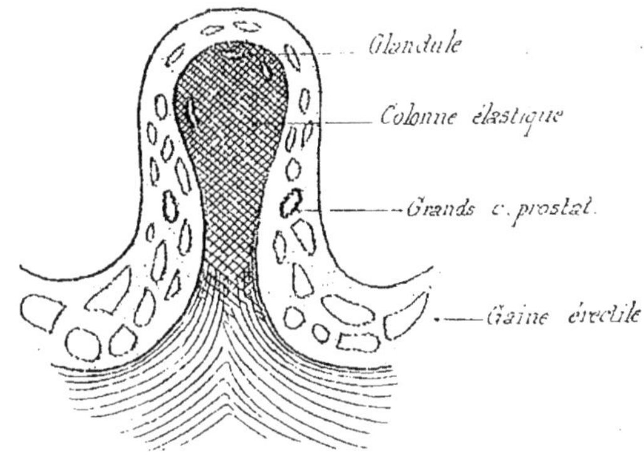

Fig. 82. — Coupe du veru-montanum; versant postérieur.

Le veru-montanum est évidemment érectile. Ici, comme dans la prostate, on doit présumer que cette érectilité a pour but d'assurer la béance des éjaculateurs, qui cheminent sur la pente comme deux aqueducs. Est-ce en même temps un obturateur mécanique empêchant l'urine de passer pendant l'éjaculation? C'est invraisemblable, car la faible saillie du veru, même injectée, ne pourrait en rien s'opposer au passage de l'urine chassée par le muscle vésical, et d'ailleurs les principaux conduits prostatiques, dont le liquide doit se mêler au sperme, sont situés en arrière de l'éminence séminale.

Dans les deux sexes, le non écoulement de l'urine est assuré par l'inactivité des forces expulsives (muscle vésical), et au contraire la contraction spasmodique des forces rétentrices (sphincter visical); il est probable aussi qu'au moment de l'éjaculation un mouvement péristaltique répété traverse de haut en bas la prostate comme le canal déférent et les vésicules, et vide par expression les glandes et les canaux éjaculateurs en poussant les liquides vers la région membraneuse.

Utricule prostatique. — L'utricule prostatique (sinu pocularis ou de Morgagni, utérus mâle) est une poche membra neuse qui accompagne dans la prostate et le veru-montanum les canaux éjaculateurs, auxquels elle est superposée.

Du veru où se trouve son orifice, circulaire ou vertical en fente de 3 à 4 millimètres de long, tantôt très étroit, tantô assez large pour laisser pénétrer une fine bougie, l'utricule se prolonge en haut et en arrière, sur une longueur de 1 centi mètre ; assez souvent, elle dépasse la prostate en arrière et fai saillie entre les déférents ; on l'a vue de 8 et 10 centimètres de long. Sa forme est ovoïde ; elle peut s'allonger en bouteille e présenter un col et un fond. Dans la cavité est un liquide grisâtre.

Outre la gaine érectile dans laquelle elle est plongée comme les canaux voisins, l'utricule possède une couche circulaire de fibres lisses, et une muqueuse plissée, dont l'épithélium est cylindrique comme sur l'urètre. De nombreuses invaginations simples ou ramifiées, considérées par les uns comme des glandes vraies, par d'autres comme de simples dépressions sont creusées dans la muqueuse ; elles s'infiltrent de concrétions azotées, comme les glandes prostatiques. — Mentionnons encore un faisceau arrondi de fibres lisses qui s'étend du fond de l'utricule au bord interne des vésicules séminales.

L'utricule est immense chez certains animaux. Chez l'homme ses dimensions sont très variables ; elle est souvent chez l'enfant aussi vaste et aussi pleine de liquide crémeux que chez l'adulte ; elle manque une fois sur cinq.

L'embryologie et la tératologie ont établi que l'utricule est l'extrémité inférieure du canal génital de Müller ; elle représente, non l'utérus, mais la portion terminale du vagin. On a vu des hermaphrodites chez lesquels l'utérus placé derrière la vessie se continuait par un vagin traversant la prostate et s'ouvrant dans l'utricule. L'hymen de la femme a pour analogue, non pas le veru-montanum, organe à structure érectile adapté aux éjaculateurs, mais les replis muqueux qui entourent l'orifice de l'utricule.

Vaisseaux et nerfs. — Les artères de la prostate viennent des vésicales inférieures et de l'hémorroïdale moyenne.

Les veines nombreuses, disposées en grosses trainées, ainsi que les émissaires du tissu érectile de l'urètre, du veru-montanum et des éjaculateurs, aboutissent aux plexus de Santorini en avant, aux plexus prostatiques sur le côté et en arrière.

Les plexus prostatiques représentent un système caverneux à larges aréoles creusé dans un tissu en partie musculaire, en partie fibreux; ils occupent les côtés de la glande, limités en dehors par l'aponévrose latérale, en dedans par un mince feuillet qu'on peut isoler de la capsule prostatique. Ils communiquent en avant avec le plexus de Santorini, en arrière avec les plexus séminaux et les veines hémorroïdales; leurs

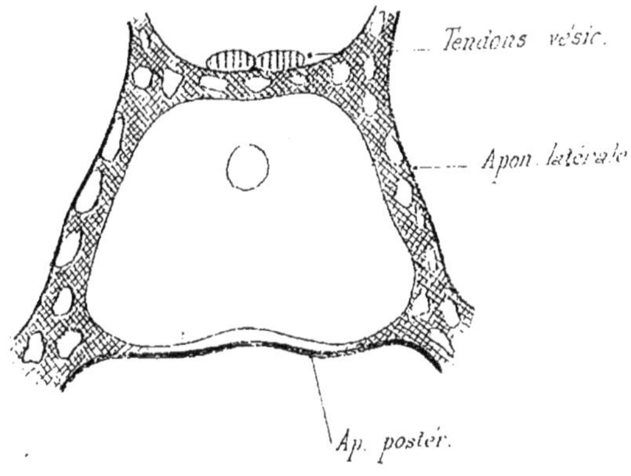

Fig. 83. — Prostate. — Les aponévroses et les sinus en coupe transversale.

vaisseaux afférents sont non seulement les veines prostatiques, mais presque toutes les grosses veines de la vessie et celles des vésicules séminales: ils se déversent dans l'hypogastrique.

Ces grands réservoirs veineux, collecteurs de tout le sang de la vessie, de la prostate, des voies spermatiques et de la plus grande partie de la verge, sont de véritables sinus rappelant ceux de la dure-mère autour du cerveau. Ils sont béants sur la coupe, car leur système caverneux est tendu et attaché au parois du bassin par l'intermédiaire des aponévroses, et cet béance a les mêmes conséquences en cas de section que pou les sinus crâniens; elle favorise les hémorragies, la pénétratio du pus dans les veines. Leur congestion chronique, associé ordinairement à celles des intestins par les anastomoses hémo roïdales, joue un grand rôle soit dans les affections locales de viscères pelviens, soit dans certaines dyscrasies générales.

Les lymphatiques forment autour des glandes des réseau dont les vaisseaux efférents se rendent à la périphérie et s réunissent surtout à la face postérieure ou rectale; les gro troncs collecteurs aboutissent aux ganglions latéraux du bassi sous l'artère iliaque externe. Nous avons signalé aussi le résea qui de l'urètre accompagne les éjaculateurs et s'unit aux lym phatiques de la vésicule séminale.

Les nerfs sont fournis en grande partie par le plexus hypo gastrique, avec des filets du quatrième et du cinquième nerf sacrés. Dans le plexus qui entoure la prostate, à travers le laci veineux, on a constaté des ganglions nerveux et des corpus cules de Pacini.

GLANDES DE COWPER

Ces petites glandes étaient connues chez les animaux lorsque à la fin du dix-septième siècle, Méry les découvrit chez l'homme L'usage a fait prévaloir le nom de glandes de Cowper, bien qu l'anatomiste anglais se soit borné à en donner une descriptio plus complète, vingt ans après Méry.

Au nombre de deux, elles sont situées entre le bulbe et l'urè tre membraneux, d'où le nom de bulbo-urétrales proposé pa Gubler. Elles occupent la région membraneuse au-dessus du bulbe, qui porte quelquefois leur empreinte, mais séparées de lui par l'aponévrose moyenne du périnée et englobées dans les fibres excentriques du sphincter urétral. Elles peuvent être presque au contact l'une de l'autre ou à 2 centimètres de dis- tance, en moyenne à 1 centimètre.

Les glandes de Cowper se présentent comme une petite masse arrondie, en noyau de cerise ; leur volume est très variable, d'une lentille à une noisette ; quelquefois on ne voit que des granulations éparses, ou au contraire à la masse principale s'adjoignent en arrière des lobules aberrants. On les reconnaît dans le muscle à leur couleur blanc jaunâtre et à leur consistance.

Leur structure est celle des glandes en grappe; l'épithélium est cylindrique. Les canalicules excréteurs ont ceci de particulier qu'ils sont dilatés en sinus plus larges que le conduit

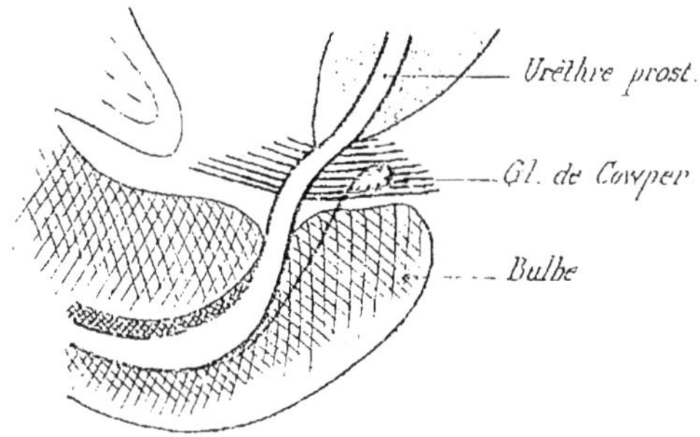

Fig. 84. — Glande de Cowper dans le sphincter urétral.

principal et se réunissent au centre de la glande pour former le conduit principal. Il en résulte une sorte de hile donnant l'aspect d'une cavité aréolaire. De ces réservoirs centraux part le canal excréteur unique qui émerge à la partie antérieure et se dirige en avant en se rapprochant du canal opposé ; il traverse le muscle sphincter et pénètre, accompagné ou non de lobules erratiques, dans le tissu érectile du bulbe, dont il a perforé l'albuginée, puis rampe sous la muqueuse urétrale dans le cul-de-sac du bulbe, et enfin débouche dans l'urètre après un long trajet de 3 à 4 centimètres, souvent davantage, et jusqu'à 8 dans un cas cité par Cruveilhier. Dans tout ce trajet, les conduits ont, comme les canalicules, une muqueuse à épithélium de cellules cubiques sur plusieurs rangées et à derme élastique, une double couche musculaire longitudinale et circulaire.

Les deux orifices sont entre le collet du bulbe et l'angle pénien, près de la ligne médiane, et l'un à côté de l'autre; on les a vus confondus en un seul et inversement à 12 millimètres l'un en avant de l'autre. Ils sont tellement petits qu'on ne les distingue pas s'il n'y a pas un accident de terrain, pli ou fossette qui les indique, et souvent on ne les reconnaît qu'après avoir injecté la glande au mercure.

Leur sécrétion est transparente, très filante, de nature albuminoïde, semblable à du mucus, mais non muqueux. Ce sont sûrement des glandes génitales (Griffiths) qui ajoutent leur produit au sperme éjaculé, car elles suivent en tous points l'évolution de la prostate. Elles se développent à la puberté, s'atrophient pendant l'hiver chez les animaux hibernants pour se développer au moment du rut, et deviennent petites et scléreuses chez les animaux émasculés. Chez le hérisson, leur sécrétion a une odeur forte et désagréable. Elles sont sujettes à certaines affections, l'inflammation blennorragique, la tuberculose, les abcès pyohémiques; dans certaines irritations consécutives à des urétrites légères, elles sécrètent une quantité abondante de liquide gommeux qui sort par l'urètre, surtout après la miction.

VERGE.

La verge ou pénis est le membre copulateur.

Elle est placée entre le pubis et les bourses. Sa forme, à l'état de flaccidité, est celle d'un cylindre aplati et pendant, présentant une face antérieure ou dos, une face postérieure qui repose sur la gouttière des bourses; à l'état d'érection, c'est un prisme triangulaire à bords mousses, redressé, dont le dos est devenu face postérieure et dont l'arête arrondie contient le canal de l'urètre.

La verge n'est pas limitée à la portion visible à l'extérieur; sauf la peau, toutes ses parties constituantes se continuent dans le périnée et y prennent leur attache. Cette seconde moitié ou périnéale, plus longue que la première, commence à l'angle pénien et arrive jusqu'auprès de l'anus.

Les dimensions de la verge inerte, prises dans sa partie extérieure, sont en moyenne de 10 centimètres, assez souvent 11 et même 12 de longueur, mesurée sur la face dorsale, de sa racine à son extrémité, et de 9 centimètres en circonférence. Mais il y a des variations nombreuses, dont les causes sont avant tout la taille du sujet (8 centimètres sur un nain bien conformé de 141 de taille); puis l'âge, le pénis est plus long de 2 centimètres en moyenne chez le vieillard à cause de la diminution de l'élasticité et de la tonicité musculaire; des conditions individuelles complexes, et enfin certaines constitutions anormales. Parmi celles où se rencontre la petitesse de l'organe viril (depuis 8 centimètres jusqu'à 5 centimètres et même moins en longueur), il faut citer le type eunuchoïde qui peut coïncider avec une apparence générale vigoureuse, les dégénérés, les sujets à type féminin ou infantile. Dans ces cas d'atrophie génitale, on trouve généralement la petitesse et l'incapacité fonctionnelle du pénis associé à la microrchidie. Lorain a montré la fréquence de ces arrêts de développement chez les tuberculeux héréditaires; ils coïncident avec ce même type osseux dont j'ai signalé le caractère atrophique invasculaire et la forte densité. La croyance populaire que les bossus sont bien doués est peut-être justifiée : j'ai été frappé souvent du développement de leurs organes génitaux, et j'ai noté des verges de 10, 11 et 15 centimètres pour des tailles de 148, 132 et 154.

A l'état de réplétion, la verge a 15 à 16 centimètres de longueur ; on peut voir dans les moulages des musées ou dans les observations médicales des organes monstrueux atteignant 27, 30 et 35 centimètres en longueur, et de 17 à 20 centimètres en circonférence ; leur turgescence est d'ailleurs presque toujours imparfaite.

Nous étudierons successivement les enveloppes et les corps érectiles.

Enveloppes de la verge. — Il y en a trois : la peau, le

dartos et la celluleuse; chez les animaux, elles constituent le fourreau.

1° La *peau* présente les caractères de celles des bourses. Elle est pigmentée en brun, lisse, mince, très mobile; elle contient

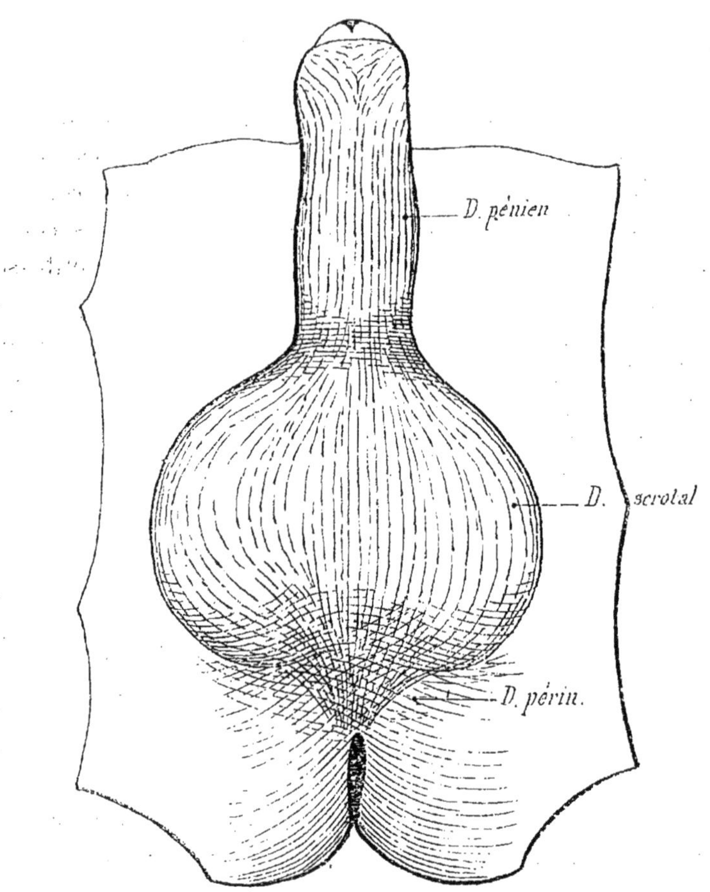

Fig. 85. — Le dartos génital.

des poils ténus et des glandes sébacées volumineuses. Sur le milieu de sa face inférieure est un raphé saillant, continu avec le raphé scrotal ; à ce niveau, la peau adhère aux enveloppes sous-jacentes.

2° Le *dartos pénien* est une partie du muscle lisse qui

couvre les bourses et le périnée, et dont l'ensemble constitue le dartos génital ; il est assez uni à la peau pour ne pas former une couche séparable et n'être qu'une doublure tégumentaire. Sappey le décrit comme muscle péripénien et attribue à ses fibres une direction circulaire. Mais on ne voit que des fibres longitudinales, nombreuses et fortes, prolongeant la direction des fibres scrotales ; vers le tiers antérieur seulement elles se coupent et s'étalent sous des incidences obliques et prennent un aspect plexiforme.

Le dartos pénien agit comme celui du scrotum, c'est-à-dire comme muscle défenseur et comme muscle génital. Contracté par le froid et certaines émotions, il rétracte de plusieurs centimètres la verge vidée de son sang ; dans l'orgasme vénérien, il a sans doute pour fonction de découvrir le gland.

3° Au-dessous du tégument est une *couche celluleuse* renfermant un tissu conjonctif fin, dépourvu de graisse visible, contenant les nerfs et vaisseaux tégumentaires et servant au glissement de la peau sur les corps érectiles. Elle communique en arrière difficilement avec le tissu sous-cutané du mont de Vénus que remplit une masse dense de faisceaux élastiques et de graisse, mais librement avec la celluleuse des bourses sur les côtés de la verge et près de la ligne médiane. L'œdème, les ecchymoses ont leur siège dans ce plan sous-cutané.

Cavité préputiale. — A la partie antérieure, le tégument se replie sur lui-même pour entourer le gland d'un manchon ; cette partie glandaire est le *prépuce*.

Le prépuce chez l'enfant et jusqu'à la puberté recouvre totalement le sommet de la verge et le dépasse en formant une cavité antérieure, une sorte de vestibule ; c'est un état de phimosis naturel adapté au canal urinaire. Quand le canal devient génital, la croissance du gland et la tonicité du dartos font peu à peu retirer le prépuce dont le bord antérieur vient affleurer le sommet du gland. De nombreuses variétés, les unes individuelles, les autres ethniques, montrent chez l'adulte tantôt une longueur exagérée, persistance du type infantile, constituant un phimosis ou une tendance au phimosis, avec resserrement de l'orifice antérieur, tantôt un repli trop court, laissant gland à découvert et tendant au paraphimosis.

Pour former le prépuce, toutes les couches tégumentair sont repliées sur elles-mêmes : il en résulte théoriquement s couches superposées, mais elles sont rassemblées en de feuillets, cutané et muqueux. Le feuillet cutané ou exter comprend la peau, qui n'a plus que de petites glandes sébacée mais possède des papilles bien développées, et la couche cell leuse qui s'unit à la peau par un tissu conjonctif ferme, riche e fibres élastiques ; le feuillet muqueux ou interne, lisse, sa poils ni glandes sudoripares, est composé d'une muqueuse type dermo-papillaire et de la celluleuse réfléchie. Il y a do deux lames cellulaires au contact, glissant l'une sur l'autre da les mouvements d'allongement ou de rétraction du prépuc Sappey a décrit un prolongement du muscle péripénien vena former un sphincter circulaire à l'orifice ; mais sur plusieu phimosis d'adulte je n'ai trouvé sous la peau du prépu que l'épanouissement du dartos se fixant par des fibres dive gentes et aucun sphincter. Les réseaux élastiques circulair sont très forts, ce sont eux qui servent à l'occlusion de cavité.

Entre le prépuce et le gland est la cavité préputiale, sorte d manchon conique moulé sur la forme de l'organe. Chez les e fants, il y a en avant du gland un vestibule qui peut être plu long que la partie balanique. L'orifice est circulaire ; il est ord nairement trop étroit chez les phimosiques. Le fond est un rainure, appelée col du gland ou *sillon balano — préputial*, a niveau de laquelle le feuillet muqueux se continue directemen avec celui du gland, en même temps qu'à sa face profond s'insère le fascia pénis.

Sur le milieu et en dessous, le prépuce, par son feuillet mu queux, s'attache au sillon médian du gland. Cette fixation s fait par un repli antéro-postérieur, triangulaire, terminaison d raphé médian, appelé le *frein* ou *filet*, dont la pointe arrive 8 ou 10 millimètres de l'orifice urétral ; il n'est pas rare de vo ce frein, trop court ou trop près du méat, gêner le retrait pr putial. De chaque côté sont deux dépressions, les fossettes lat rales du frein ; elles sont côtoyées le long du filet par deux artérioles assez superficielles.

La cavité est lubrifiée par une masse onctueuse, jaunâtre, odorante, le smegma préputial. Il est un mélange de desquamation épithéliale et de sécrétion glandulaire huileuse. Cette sécrétion est due aux *glandes de Tyson*, glandes sébacées rudimentaires, dont le siège d'élection est dans le sillon balano-préputial, mais qui occupent aussi ordinairement la couronne du gland et le feuillet interne du prépuce près du col, en un mot, le fond de la cavité et surtout vers le frein ; plus rarement elles s'avancent sur le gland vers l'urètre, ou sur le prépuce, vers la peau ; on en a vu cependant une couronne à l'orifice préputial. Assez souvent, une grosse glande de 3 millimètres de diamètre se fait remarquer dans la fossette latérale. (Hyrtl.)

Elles sont quelquefois le siège d'inflammation ou d'athérome sébacé. Leur sécrétion a pour but de favoriser, comme le fait la synovie, le glissement du prépuce sur le gland ; mais l'anatomie comparée montre qu'elle appartient aussi aux produits odorants génésiques.

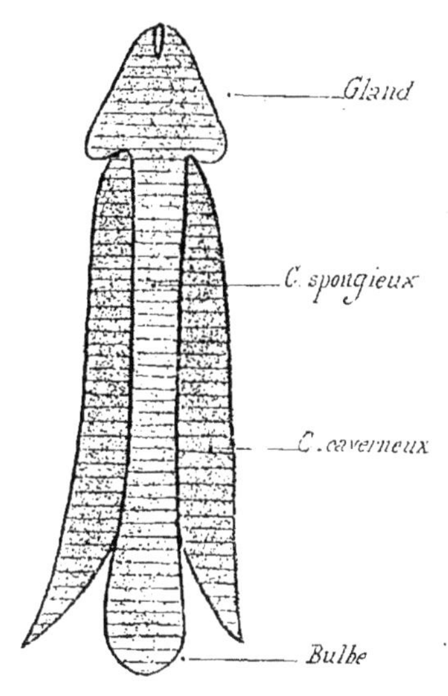

Fig. 86. — Les corps érectiles, vus en dessous.

Corps érectiles. — Les corps érectiles sont au nombre de trois : les deux corps caverneux et le corps spongieux.

1° *Corps caverneux*. — Les deux corps caverneux occupent la partie dorsale et constituent la plus grande partie de la verge.

Leur longueur est d'environ 15 centimètres (20 dans l'érection) et leur diamètre transversal pour tous deux de 2 à 3 centimètres. Chacun d'eux commence par une extrémité effilée ou *racine* de

5 centimètres de long, puis s'unit au corps opposé, auquel s'adosse en canon de fusil double, et se termine avec lui en u extrémité unique et conique, *pointe* du corps caverneux. Pr ensemble, ils représentent un cylindre bifurqué en arrière deux queues divergentes et appointi en avant; un sillon média destiné aux vaisseaux, parcourt la face dorsale; une gouttiè profonde est creusée sur la face inférieure et reçoit le cor spongieux; vers la bifurcation, l'insertion tendineuse du mu cle bulbo-caverneux est marquée par une facette déprimée. I racine du corps caverneux est fixée par son bord supérieur à branche ischio-pubienne; hormis cette crête, tout le reste e libre dans le périnée et peut se distendre sphériquement. L pointe antérieure s'engage dans la cavité du gland et s'y fix solidement.

La structure des corps caverneux nous offre à considérer u enveloppe, une cloison, des trabécules et des aréoles.

L'enveloppe ou *albuginée* est une membrane blanche, es sentiellement fibreuse, épaisse de 2 millimètres, réduite à 1/2 mi limètre et moins dans la réplétion complète. Sa résistance à traction est considérable; elle permet de soulever un cadavr par la verge.

La *cloison* résulte de l'adossement de la partie verticale interne des deux albuginées distinctes sur les racines. Elle un aspect tendineux; ses fibres sont verticales. Complète e arrière, elle ne tarde pas à présenter des lacunes, qui vont tou jours en augmentant et lui donnent un aspect pectiné; par elle les deux corps caverneux communiquent largement et ne fo qu'un seul organe. Chez certains animaux, les rongeurs, le carnassiers, une lamelle osseuse ou cartilagineuse (os pénier renforce la cloison. En avant, la cloison confondue avec l'albu ginée forme une lamelle tendiniforme, noyau du gland, qu s'épanouit dans la cupule terminale du corps spongieux; cett pointe peut être très épaisse, on y aurait même vu du cartilag vrai chez quelques sujets et notamment chez des nègres. D l'albuginée et de la cloison rayonnent, sous forme de cordons e de lamelles, des *trabécules* anastomosées, dessinant un résea à mailles variées, dont les plus petites sont à la périphérie. Le plus délicats de ces cordages sont uniquement conjonctifs ; les plus gros sont conjonctifs à la périphérie et musculaires au centre. Le tissu musculaire lisse, outre ces faisceaux des travées, fournit encore des gaines aux artères ; enfin, il s'y mêle quelques faisceaux élastiques.

Les *aréoles* circonscrites par les trabécules sont des lacunes rondes ou polygonales communiquant ensemble et tapissées par un endothélium. Elles représentent les capillaires sanguins énormément dilatés, devenus caverneux ; les artères débouchent à leur surface. Sur le cadavre, elles sont pleines d'un sang rouge sombre en gelée.

Les corps caverneux sont le vrai squelette de la verge ; eux seuls dans l'érection deviennent non seulement turgides, mais parfaitement rigides, et servent d'attelle inflexible à l'urètre pour porter le sperme au fond de la poche copulatrice.

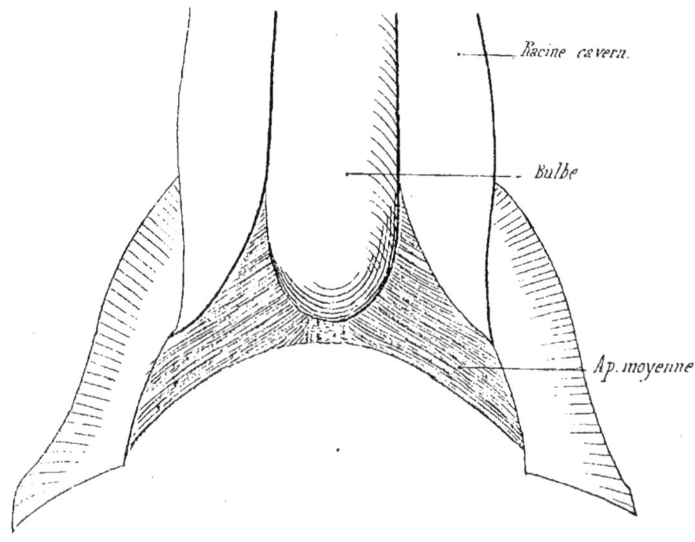

Fig. 87. — Les racines de la verge.

2° *Corps spongieux*. — Le corps spongieux unique, bien qu'issu de deux moitiés latérales, est médian et inférieur. Il est formé d'un corps aminci et de deux extrémités renflées, bulb et gland, ce qui lui donne une disposition inverse de celle d corps caverneux, qu'il dépasse en avant et en arrière. Le can de l'urètre le traverse obliquement, à peu près dans toute s longueur.

Le *corps* qui comprend la plus grande partie de l'organe es un cylindre arrondi dont l'urètre est l'axe ; il a 15 à 20 millimè tres de diamètre ; injecté, la grosseur du petit doigt. La demi circonférence supérieure est logée dans la gouttière caverneuse

Le *bulbe* est le renflement postérieur qu'on sent dans le péri née pendant l'érection. Sa forme, comme le nom l'indique, es celle d'un ovoïde allongé, dont le gros bout ou tête est à 12 o 15 millimètres de l'anus, et dont le sommet correspond à l'an gle pénien. Il est dirigé obliquement en arrière et en haut (su jet debout) et mesure 3 centimètres de longueur. Sa face infé rieure et ses faces latérales sont recouvertes par le muscl bulbo-caverneux. Sa face supérieure est intimement soudée à l'aponévrose moyenne par un large raphé médian ; vers le mi lieu de son trajet, elle est obliquement enfilée par l'urètre qu passe à travers un orifice fibreux, de forme elliptique, creus dans l'albuginée. A travers l'aponévrose moyenne, elle est e rapport avec l'urètre membraneux, les glandes de Cowper e les muscles de cet étage. Ces rapports postérieurs sont beaucou plus étendus chez le vieillard, le bulbe peut toucher le rectum

Sur la tête du bulbe et sur sa face supérieure se remarqu un sillon médian qui le divise en deux hémisphères et lui donn un aspect bilobé, assez net dans l'état de réplétion. Cette con formation, qui résulte de la fusion imparfaite des deux moitié primitives de l'organe, est portée très loin chez quelques ani maux ; assez souvent on observe même un troisième lobe mé dian et dorsal.

Le *gland* est le renflement antérieur, conoïde, non plu contracté en boule, mais évasé, comme un chapeau de champi gnon qui se fixerait sur la tige près du bord.

Il est très obliquement taillé et s'étale surtout par sa fac dorsale. Un peu au-dessous de son sommet est percé le méa urinaire, derrière lequel s'attache le frein du prépuce ; sa bas forme un relief circulaire, large de 4 à 5 millimètres, appelée la *couronne,* bordée en arrière par le sillon balano-préputial, *col* du gland ou du pénis.

Pour constituer le gland, le corps spongieux jusque-là unique, se partage en deux faisceaux latéraux qui se prolongent le long de l'urètre, puis vers le méat, se réfléchissent en arrière et en haut, et s'étalent en deux demi-coques terminées par le

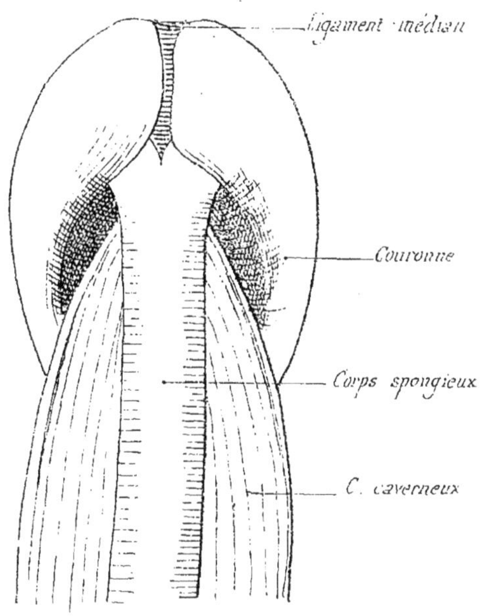

FIG. 88. — Les corps érectiles du gland, vus par dessous.

rebord saillant de la couronne. Le gland est donc formé de deux moitiés. Elles sont solidement unies par un trousseau fibreux ou ligament médian, et la suture recouverte par une muqueuse épaisse est invisible à l'extérieur excepté au-dessous du méat. Dans la cavité de la cupule spongieuse pénètre en forme de soc la pointe tendineuse des corps caverneux, superposée à l'urètre; elle se fixe à la face profonde non seulement par son extrémité directe, mais par de nombreuses lames arborescentes qui s'irradient sur toute la partie centrale. Ce noyau fibreux est le squelette du gland. Nous avons dé exposé plus haut comment le méat entouré par ces tiss fibreux, en bas par le ligament médian, en haut par le prolo gement des corps caverneux, représente un détroit presq inextensible dans le sens vertical, et faiblement dilatable da le sens transversal.

La structure du corps spongieux a le type érectile comn celle des corps caverneux, mais à un degré moins parfait; c'e au fond un organe accessoire de perfectionnement, qui devie

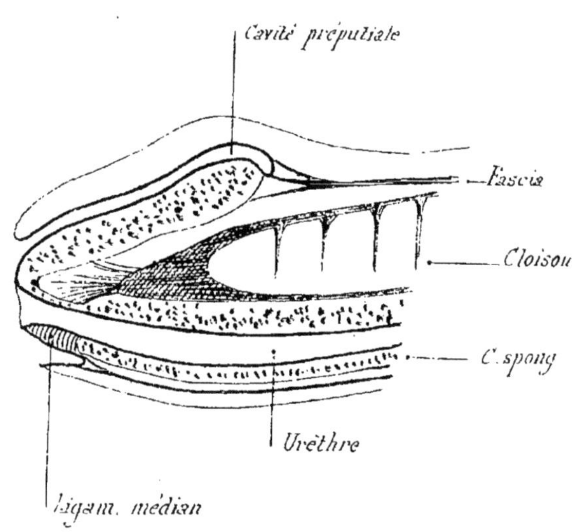

Fig. 89. — Coupe antéro-postérieure du gland.

plutôt turgide que rigide, et qui sert surtout de gaine prote trice à l'urètre. Le gland lui-même est avant tout une surfa sensitive. Beaucoup de sujets à pénis volumineux ont le glar petit et pointu, c'est en particulier le cas des phimosiques; peut même manquer complètement, ainsi que Jarjavay en figuré un exemple.

L'albuginée du corps spongieux est très mince, $0^{mm}2$; (même aussi ses trabécules, et les aréoles sanguines sont plu petites. Le bulbe seul a de larges lacunes où débouchent dire tement des artères importantes, et de plus une cloison média imparfaite, qui se perd vers l'angle pénien. Nous avons vu comment ce défaut de fermeté du tissu entraînait la formation d'un cul-de-sac urétral et favorisait les fausses routes du cathétérisme. Peut-être la mollesse relative du tissu érectile spongieux a-t-elle pour but de permettre la distension du canal et le passage du liquide spermatique.

Plus on s'éloigne du bulbe, plus le type érectile vrai disparaît pour faire place dans le gland au type veineux plexiforme. Dans ce dernier, les travées sont épaisses et très élastiques, parcourues par des branches artérielles nombreuses, non hélicines, qui passent par des réseaux capillaires avant de pénétrer dans les espaces sanguins ; d'énormes plexus veineux émanent de la concavité de la cupule. L'albuginée, sur la face dorsale extérieure, est recouverte par une muqueuse dense, rouge, humide, qui fait corps avec elle. Cette muqueuse, dont l'épithélium est pavimenteux stratifié, est mate, finement plissée à l'état d'inertie, luisante et polie dans la turgescence ; elle renferme des glandes de Tyson sur la couronne, plus rarement en avant, et des papilles. Les papilles sont disposées en séries linéaires convergeant vers le méat ; une ou plusieurs rangées de grosses papilles, visibles sous forme granuleuse, font saillie sur la couronne. Henle en a vu d'aspect caliciforme sur les côtés du frein. Elles sont vasculaires et nerveuses ; Krause y a décrit des corpuscules terminaux spéciaux.

Fascia pénis et ligament suspenseur. — Les corps érectiles sont entourés d'une gaine commune, appelée enveloppe fibreuse de la verge ou fascia pénis.

Ce fascia est un étui qui se moule sur le cylindre pénien, appliquant à sa surface la veine dorsale profonde, les artères et les nerfs ; il s'épaissit dans l'angle qui sépare les corps caverneux du corps spongieux et adhère à ces organes par de nombreux tractus ; on l'isole pourtant avec quelques précautions.

Le long du raphé inférieur, il est attaché à la fois à la peau et au corps spongieux ; il en résulte une cloison verticale, ébauche de la cloison dartoïque, qui sépare en deux moitiés la cavité celluleuse et fait songer au pénis double de certains vertébrés.

En avant, il s'insère circulairement à la couronne et à l réflexion du prépuce sur le gland, de sorte qu'il fixe le feuille préputial et l'empêche d'être entraîné en avant. On a vu dan des traumatismes graves, par traction ou par foulée, le prépuc séparé de ses attaches au gland et au fascia, et la verge rentran dans son fourreau aller se loger sous la peau de l'hypogastr ou du scrotum (luxation du pénis). — En arrière, le fascia s trifurque comme les corps érectiles pour envelopper chacun des racines avec le muscle qui lui est annexé et auquel il ser d'aponévrose de contention.

Le fascia est éminemment élastique. Son épaisseur et so élasticité sont très developpées chez les enfants, et au contrair

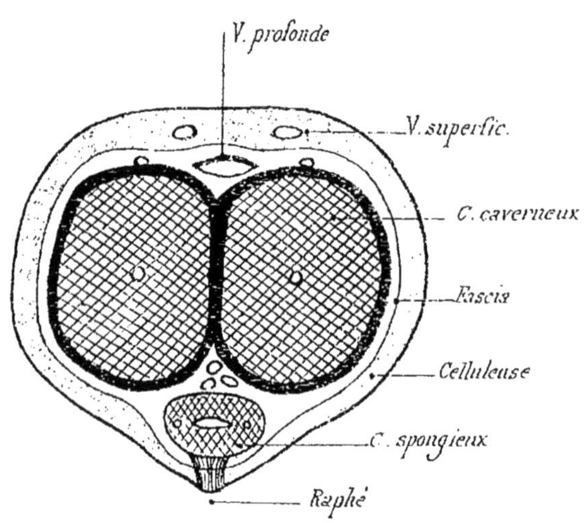

FIG. 90. — Coupe transversale de la verge. — Partie moyenne.

singulièrement affaiblies chez les vieillards. C'est une gaine d renforcement qui sert tout à la fois à contenir l'expansion de corps érectiles et à assurer leur retrait après l'érection. So adhérence forte en arrière avec les tendons des ischio et bulbo caverneux fait qu'il est tendu pendant la contraction de ce muscles.

Le *ligament suspenseur* du pénis est une bandelette jau

nâtre, triangulaire, très épaisse, attachée par son sommet à la partie supérieure de la symphyse pubienne, sur la ligne médiane, et par sa base à la verge. Arrivé sur le dos de la verge, le ligament se divise en deux moitiés qui embrassent le pénis dans leur écartement, le contournent, et, se rejoignant en dessous, lui forment une sorte de sangle. Il en résulte un anneau large de 2 à 3 centimètres dont les faisceaux tranchent par leur grosseur et leur direction verticale sur le fascia pénis qu'ils croisent et qu'ils renforcent en s'unissant à lui.

Cette sangle élastique sert à supporter la verge à l'état d'inactivité; elle produit et maintient l'angle pénien. Quand la verge

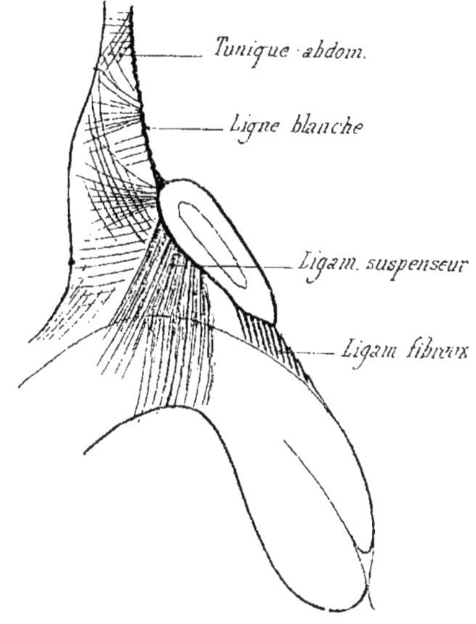

Fig. 91. — Ligament suspenseur du pénis.

est redressée par l'érection, le ligament détendu et relâche n'oppose aucun obstacle à la circulation suractivée des veines et des artères qui le traversent.

Le fascia pénis n'est qu'une portion d'un appareil élastique plus vaste qui, sous le nom de *tunique abdominale*, sert chez les grands animaux à contenir comme une ceinture la masse abdominale, et qui fournit par sa face externe des émanation au pénis (fourreau et ligament suspenseur) et aux mamelle inguinales (capsules élastiques). Chez l'homme, à station verti cale et à petit intestin, la tunique abdominale très réduite form dans la région iliaque et hypogastrique une lame lacérée, infil trée de graisse, attachée à la ligne blanche de l'ombilic au pubi et à l'arcade crurale : c'est le fascia profond, feuillet profond du fascia superficialis, ventrier. Elle ne s'est bien conservée qu'à la région génitale; là, par sa partie médiane, elle constitue le ligament suspenseur de la verge, et par ses parties latérales qu se fixent à la peau du cordon, au niveau de la racine du pénis l'appareil suspenseur des bourses.

Outre ce ligament élastique la verge est encore fixée au pubis par un épais trousseau fibreux que Luschka appelle le *ligament fibreux* du pénis, et qui est placé derrière le ligament élastique. Ce trousseau est constitué d'abord latéralement par l'insertion même du fascia pénis sur la lèvre pubienne de l'arcade, conjointement avec la racine du corps caverneux, puis au milieu par les adhérences solides de l'urètre et du tendon du bulbo-caverneux avec l'aponévrose moyenne et la partie inférieure de la symphyse (raphé sus-urétral de Broca).

Muscles des corps érectiles. — A l'appareil érectile sont annexés des muscles striés, tous engainés par le fascia, et situés autour des racines de la verge, en forme de muscle creux, ce qui leur a fait donner par Kobelt le nom de cœurs génitaux.

1° *Ischio-caverneux.* — Il y en a deux, un pour chaque racine caverneuse. Chacun d'eux, né de la face interne de la branche ischiatique, engaine en cornet la racine dans toute la partie libre de celle-ci, et montant jusqu'à l'angle pénien s'insère en partie par de courts tendons, en partie par une belle aponévrose sur l'albuginée des corps caverneux. L'insertion se fait latéralement et sur le dos jusqu'au ligament suspenseur. Quelques faisceaux se prolongent même en avant de ce ligament et vont se croiser sur la ligne médiane.

2° *Bulbo-caverneux.* — Les deux bulbo-caverneux, si rapprochés qu'ils constituent presque un organe impair comme le bulbe qu'ils desservent, se fixent en arrière sur le raphé fibreux ou lame fibreuse médiane du périnée, et en avant sur tout le raphé inférieur du bulbe. De cette ligne médiane d'insertion partent des fibres penniformes qui vont, les postérieures tout autour du bulbe qu'elles embrassent presque complètement de leurs anneaux, les moyennes à la gouttière qui sépare le corps spongieux des corps caverneux, les antérieures aux faces latérales de ces derniers et au raphé sus-urétral. Plus rarement

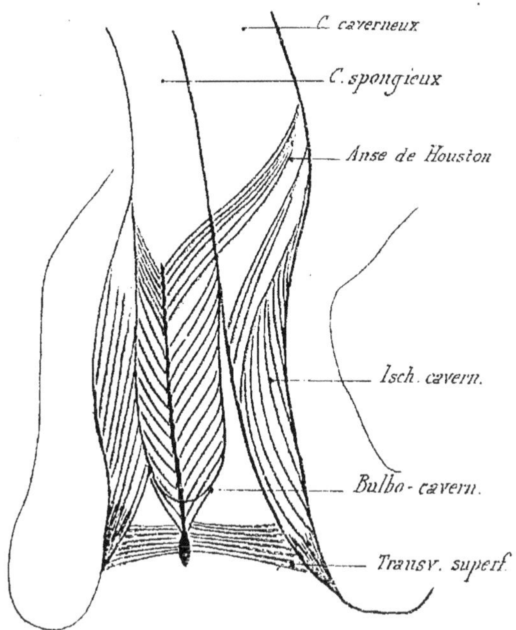

Fig. 92. — Les muscles génitaux. — Vue de trois-quarts.

que les ischio-caverneux, le bulbo-caverneux fournit des faisceaux en anse qui embrassent le dos de la verge par-dessus la veine profonde. Ces faisceaux annulaires supérieurs, quelle que soit leur provenance, portent le nom de *muscle de Houston*.

3° *Transverse superficiel*. — Ce muscle, très variable suivant les sujets et d'un côté à l'autre, quelquefois rudimentaire, d'autres fois volumineux, est conformé en triangle tendu transversalement à 2 centimètres au-devant de l'anus. Par sa base, il s'insère à la face interne de l'ischion et par son sommet au raphé fibreux du périnée; des fibres excentriques vont souvent se mêler au sphincter de l'anus et au bulbo-caverneux.

L'action des bulbo et ischio-caverneux n'est pas bien nettement définie. Il faut d'abord mettre de côté le redressement qu'ils opèrent sur la verge, qui ne dépasse guère 20°, et la compression des veines dorsales par des faisceaux anormaux. Sont-ce des cœurs génitaux, ayant pour fonction d'expulser le sang du bulbe et des racines caverneuses et de le refouler en avant vers le gland? Cette action, très probable pour le bulbo-caverneux, est bien douteuse pour les ischio-caverneux et paraît en contradiction avec la direction des fibres. Il est pour le moment plus vraisemblable de croire que ces muscles n'entrent en contraction qu'au second temps de l'érection, que les ischio-caverneux maintiennent en position l'attelle rigide des corps caverneux redressée mécaniquement et sans eux, et que les bulbo-caverneux sont tout à la fois expresseurs du sang bulbaire et du sperme urétral. Ils portent ainsi à son maximum la dilatation du gland par le sang qu'ils y refoulent et donnent à l'éjaculation le caractère de la secousse.

Quant au transverse superficiel, c'est un simple tenseur aponévrotique. Il fixe le raphé périnéal, où s'insèrent le sphincter et le bulbo-caverneux, et permet à ces muscles d'avoir un point d'appui stable, de même que le transverse profond est le fixateur du raphé prérectal, appui mobile du sphincter urétral.

Vaisseaux et nerfs. — Comme pour le testicule, il y a ici deux systèmes très distincts, l'un superficiel affecté à l'enveloppe tégumentaire, et l'autre profond destiné aux corps érectiles.

1° *Système superficiel.* — Des artères émanées de la honteuse externe ou de la périnéale inférieure; une ou deux veines dorsales superficielles souvent variqueuses aboutissant à la saphène interne, et des veines scrotales, circulent dans la couche celluleuse et fournissent à la peau et à son dartos. Les nerfs sensitifs pour la peau, moteurs pour le dartos, sont des rameaux du génito-crural et du honteux interne.

Les lymphatiques superficiels ont pour origines le raphé, le frein, le prépuce; des réseaux préputiaux part un tronc collecteur qui recueille sur son chemin quatre ou cinq troncs venus du raphé, et arrivé à la racine de la verge, se bifurque pour se jeter dans les ganglions inguinaux internes de chaque côté.

Il n'est pas rare que le tronc collecteur soit double sur le dos du pénis, et même ces deux vaisseaux peuvent se croiser et aller, celui de droite aux ganglions du côté gauche, et celui de gauche inversement. Ces dispositions variables des lymphatiques expliquent les anomalies apparentes des infections ganglionnaires de l'aine à la suite de chancres du prépuce.

On a signalé par places une disposition hélicine et un enroulement en peloton des lymphatiques qui leur permettent de s'adapter aux variations de volume de l'organe.

2° *Système profond.* — Il est situé sous le fascia pénis qui forme la limite entre les deux plans.

La honteuse interne fournit toutes les artères. Le corps spongieux reçoit la transverse du périnée pour le bulbe, la bulbo-urétrale pour son corps, la terminaison des artères dorsales pour le gland; les corps caverneux reçoivent les artères caverneuses. Dans les cylindres érectiles, les artères cheminent dans l'axe au milieu des trabécules musculaires et émettent sur leur trajet des branches qui se répandent dans les cloisons inter-aréolaires et s'ouvrent à la surface des lacunes d'une façon encore peu connue. Parmi ces artères, il est un type qui se rencontre dans la partie postérieure du corps caverneux, c'est celui des artères *hélicines*. Ces artères terminales sont caractérisées par leur riche musculature, qui leur permet de rapporter sans se rompre dix fois la pression du sang, par leur gaine conjonctive plus épaisse, et surtout par l'enroulement en vrille ou en hélice de leurs rameaux terminaux. Isolées ou en bouquet, saillantes dans la cavité ou engagées dans la paroi, longues de 1 millimètre au plus, elles sont évidemment adaptées pour supporter la violence de l'ondée sanguine au moment de la turgescence génitale et transformer cette onde en une nappe qui se déverse dans le réservoir lacunaire; mais elles ne sont pas spéciales à l'appareil génital et dans celui-ci elles n'occupent qu'une région restreinte. En dehors d'ailleurs des artères fonctionnelles à débouché infra-aréolaire, on trouve des vaisseaux purement nutritifs, c'est-à-dire des artères ordinaires, droites et peu musclées, se continuant avec les veines par des réseaux capillaires; ces vaisseaux servent à nourrir les trabécules et l'albuginée.

Des aréoles qui représentent les capillaires dans le tissu érectile partent des veines nombreuses chargées de décharger ce vaste système. Celles des racines de la verge vont en arrière aux honteuses internes, celles du gland sortent en plexus serrés qui remplissent en partie la coque de cet organe et convergent au niveau du col en un seul tronc, qui est la veine *dorsale profonde*. Celle-ci presque toujours unique, après avoir recueilli tout le sang des réseaux du gland, chemine sous le fascia, dans le sillon supérieur de séparation des corps caverneux, reçoit les veines émissaires directes qui perforent l'albuginée et les veines circonflexes qui viennent en trajet curviligne des corps caverneux et spongieux sous-jacents, puis traverse le ligament suspenseur élastique, l'aponévrose périnéale moyenne à 1 centimètre au-dessous de la symphyse, et se jette dans le plexus de Santorini, ordinairement par deux branches. Elle a 2 à 3 valvules suffisantes.

Il y a donc deux veines dorsales superposées et séparées par le fascia pénis : une superficielle, tégumentaire, tributaire de la fémorale; une profonde viscérale, tributaire des plexus pelviens. Toutes deux peuvent être le siège de phlébites.

Le plexus de Santorini (sous-pubien, pudendalis) est, comme nous l'avons déjà vu, un système lacunaire creusé dans un tissu conjonctif et musculaire attaché à la partie postérieure de la symphyse. Il est placé entre le pubis en avant, l'urètre membraneux en arrière, et se prolonge au-devant de la prostate jusqu'auprès du col vésical. Ses afférents sont la veine dorsale de la verge, qui représente la plus grosse part de la circulation pénienne, et une partie de la vessie par les vésicales antérieures. Il se déverse dans les plexus prostatiques et les honteuses internes, et par ces voies dans la veine hypogastrique.

Mentionnons, en terminant, que de nombreuses anastomoses

unissent tous ces réservoirs veineux. Le système tégumentaire communique avec le système profond, surtout par les veines préputiales ; les trois corps érectiles sont unis par les réseaux profonds placés à leur jonction dans la gouttière caverneuse inférieure ; les veines pelviennes sont reliées aux veines scrotales, aux plexus pampinniformes par les arcades prépubiennes, aux abdominales et aux veines de la paroi du bassin.

Les *vaisseaux lymphatiques* profonds ne sont connus que pour le gland. La muqueuse du gland injectée au mercure dessine des réseaux superposés si serrés qu'on croirait voir une surface argentée uniforme. Les vaisseaux efférents se rassemblent sur les côtés du frein, puis contournent le col du pénis et se rejoignent en un seul tronc collecteur ; ils lui apportent la lymphe non seulement de la muqueuse balanique, mais encore de toute la partie antérieure de l'urètre par les anastomoses du méat et les vaisseaux perforants de la base du gland, et peut-être aussi celle du feuillet interne du prépuce. Le tronc lymphatique profond, ordinairement unique, assez souvent pourtant en deux ou même plusieurs branches parallèles, côtoie la veine dorsale sous le fascia et arrive à la racine de la verge ; mais là, tandis que la veine perfore le ligament élastique pour pénétrer dans le bassin, le vaisseau lymphatique se bifurque et chaque branche se recourbe en dehors au-devant du ligament suspenseur pour aboutir aux ganglions inguinaux, comme les vaisseaux tégumentaires (Sappey). On voit par là qu'il est bifide en avant et en arrière. Quand il y en a deux, ils peuvent s'anastomoser en X ou se croiser complètement, comme pour les vaisseaux superficiels.

Les nerfs proviennent de deux sources : de la moelle par le honteux interne et du sympathique par le plexus hypogastrique.

Le nerf honteux interne, par la branche périnéale inférieure dont le rameau profond suit tout le corps spongieux, et par les nerfs dorsaux qu'on voit, sous le fascia en dehors des artères, émettre des branches latérales destinées aux corps érectiles et plonger en avant dans la cavité du gland, est un nerf à fonctions complexes. Il donne la sensibilité à la muqueuse urétrale, au gland et au tissu érectile, la motricité aux muscles génitaux des racines de la verge, à la tunique musculeuse de l'urètre, aux trabécules musculaires des aréoles, et probablement aussi il apporte aux artères des filets vaso-constricteurs. L'épanouissement des nerfs dorsaux dans la partie centrale du gland est remarquable par sa richesse chez tous les animaux, sa disposition en plexus serrés en avant des plexus veineux, et sa terminaison dans les corpuscules nerveux de la muqueuse. On a trouvé des corpuscules de Pacini dans l'albuginée et dans l'intérieur du corps caverneux.

Le plexus hypogastrique émet les plexus caverneux. Ceux-ci, longeant la prostate, traversent l'aponévrose moyenne et se jettent sur les artères caverneuses et spongieuses qu'ils enlacent de leurs réseaux ; ils contiennent des ganglions nerveux. Ce sont les nerfs vaso-dilatateurs ou nerfs érecteurs.

APPAREIL GÉNITAL DE LA FEMME

L'appareil génital de la femme se compose : 1° de deux glandes ovigènes, les *ovaires ;* 2° de deux conduits que parcourent les ovules, les *trompes ;* 3° d'une chambre à incubation pour l'œuf

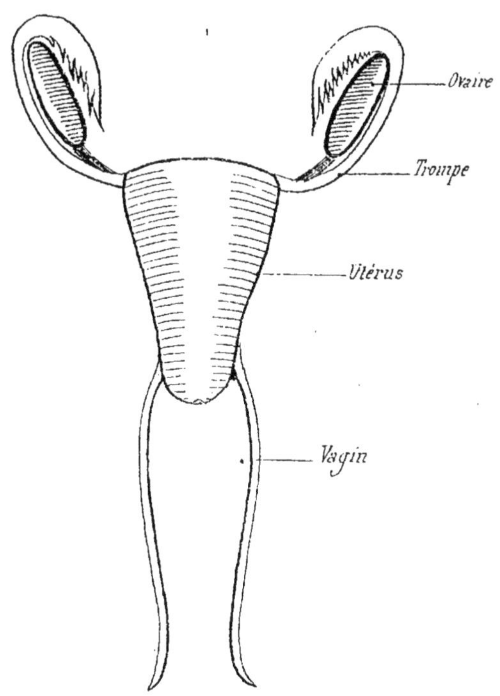

Fig. 93. — Les voies génitales de la femme.

fécondé, l'*utérus* ou matrice ; 4° d'une poche copulatrice, le *vagin ;* 5° d'un appareil de sensibilité génésique, la *vulve*,

A l'exception des organes érectiles et tactiles, qui se développent extérieurement comme chez l'homme, tous les autres sont cachés dans l'excavation pelvienne, interposés entre les organes urinaires et intestinaux. Malgré cela, le petit bassin n'est pas plus étendu dans le sens antéro-postérieur ou à peine; car le col de l'utérus n'est pas plus gros que la prostate, et le corps pour se loger n'a qu'à déplacer de quelques centimètres la masse intestinale. Il n'y a de changé que la largeur, accrue surtout en bas pour le passage de l'enfant; aussi, même en dehors de ce moment physiologique, les organes viscéraux tendent-ils à prendre le type transversal.

OVAIRES.

Les ovaires sont les glandes formatrices des œufs ou ovules. Ils sont situés de chaque côté de l'utérus, attachés à l'aileron postérieur du ligament large et appliqués sur les parois latérales du petit bassin.

Il y a deux ovaires. On connaît un cas d'ovaire triple; il y avait deux glandes à gauche, mais petites; les cicatrices prouvaient qu'elles avaient fonctionné toutes trois. Quelquefois l'ovaire du nouveau-né ou de l'adulte est coupé d'encoches profondes, indiquant un travail de scission qui arrive même à la forme bilobée. Par ces fentes ou bien par des formations aberrantes, des ovaires accessoires peuvent se développer sur le bord de l'insertion au ligament large. Ces ovaires surnuméraires sont ordinairement très petits, plus ou moins pédiculés; le microscope seul permet de reconnaître leur nature. Beigel dit les avoir trouvés vingt-cinq fois sur cinq cents autopsies, chiffre qui paraît énorme. Il est probable que, comme tout organe embryonnaire persistant, ils sont un siège d'élection pour les tumeurs; ils expliquent peut-être aussi les récidives de certains kystes ovariens.

Les deux ovaires peuvent manquer. Cette anomalie s'accompagne presque toujours de malformations génitales graves. Dans l'absence unilatérale, c'est-à-dire d'un seul ovaire, dont Puech a rassemblé vingt observations, la trompe et la corne utérine correspondantes subissent elles aussi un arrêt de développement; mais les fonctions génitales ne sont pas troublées, et bien que l'ovaire restant ne soit pas hypertrophié, le nombre des grossesses est le même.

Poids et dimensions. — L'ovaire d'une femme adulte, pris dans un espace intermenstruel, pèse 9gr5 (Puech, moyenne de quarante-quatre observations choisies) avec variations de 5 à 10 grammes. Le poids spécifique est de 1,051. Sa longueur ou diamètre transversal est de 40 millimètres (25 à 50) ; sa hauteur ou longueur de 17 (12 à 25) ; son épaisseur de 13 (8 à 19). Il est bon de remarquer que la forme de l'organe influe beaucoup sur ces proportions, et que seul le poids est décisif. On connait des cas d'hypertrophie physiologique où la longueur atteignait 60, 70 et jusqu'à 108, et la hauteur 50 et 54 : tous se sont rencontrés chez des femmes à passions génésiques fortement développées.

L'ovaire gauche est presque toujours plus petit ; ce fait est à rapprocher de ce que j'ai dit pour le testicule. Puech n'indique qu'une différence de 2 millimètres par diamètre ; mais j'ai vu plusieurs fois des différences d'un quart ou d'un cinquième, très frappantes au premier coup d'œil.

Forme et rapports. — La glande ovarienne a le plus souvent une forme ovoïde, en amande ; puis viennent, par ordre de fréquence, les formes en triangle, en fuseau, en croissant et en disque.

Comme on la suppose horizontale, on lui reconnaît une face antérieure et une face postérieure bombées ; un bord supérieur libre et convexe ; un bord inférieur rectiligne et adhérent au ligament large ; une extrémité externe, arrondie, épaisse, unie à la trompe par une frange ; une extrémité interne, rattachée à l'utérus par le ligament ovarien.

Hormis son bord inférieur qui lui sert de hile et d'attache, toute la surface de l'ovaire est libre dans la cavité abdominale derrière le ligament large. Le péritoine s'arrête au niveau d bord adhérent; une ligne dentelée ou festonnée marque cett limite, et tandis que la séreuse du ligament large est blan opalin, unie et luisante, l'ovaire est mat, chagriné, et d'un blan rosé. Sa surface est, en outre, sillonnée de cicatrices en étoile irrégulières ou en entailles rameuses qui commencent à s montrer à partir de la première menstruation. Elles sont pe

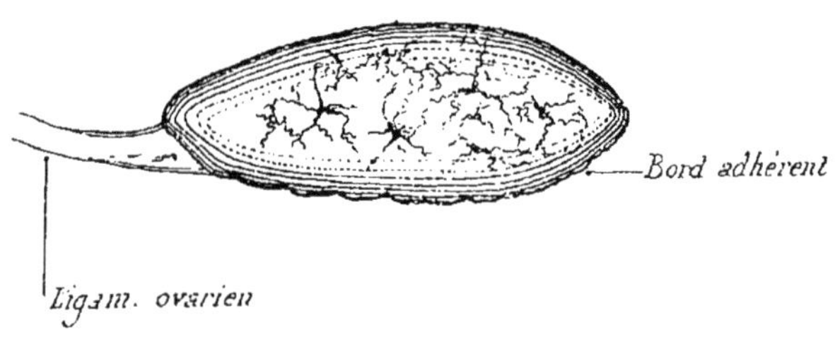

Fig. 94. — L'ovaire gauche.

nombreuses jusqu'à l'âge de vingt à vingt-cinq ans, on e compte rarement plus de douze et souvent beaucoup moins ; plus tard elles augmentent de nombre et de profondeur, prennent une teinte noire et finissent par couvrir tout l'organe. Ordinairement on voit une ou plusieurs saillies kystiques, qui sont des vésicules de Graaf.

Les rapports exacts de l'ovaire sont difficiles à préciser; so déplacement est tellement fréquent, notamment par la chute de l'intestin et par la grossesse, que les anatomistes ne sont pas d'accord sur la position normale. Je crois que chez la femme impare il est de règle, le sujet étant couché, de trouver les ovaires presque verticaux, un peu obliques toutefois et inclinés e bas et en avant l'un vers l'autre; ils sont appliqués contre la paroi du bassin, paroi musculaire recouverte par le péritoine, et non loin du rectum qu'ils semblent côtoyer. Ordinairement ils sont logés dans la dépression qui sépare l'artère de la veine hypogastrique (fossette ovarique de Krause), mais on peut les voir en avant de l'artère ou au contraire contre le sacrum, au contact du rectum. Il y a d'ailleurs presque toujours une asymétrie assez marquée entre les deux côtés : le droit est souvent plus en arrière que le gauche.

Dans cette situation, qui est à peu près horizontale et antéro-postérieure sur le sujet debout, mais non transversale, et rappelle celle des testicules, l'ovaire a son bord libre regardant en avant ; il est entouré en fronde par la trompe, si bien que l'abdomen ouvert et l'intestin écarté, il est malgré cela invisible, masqué par l'oviducte et plus ou moins engagé dans une des fossettes intervasculaires. L'aileron supérieur du ligament large le couvre par derrière et lui fait poche. L'utérus est en dedans,

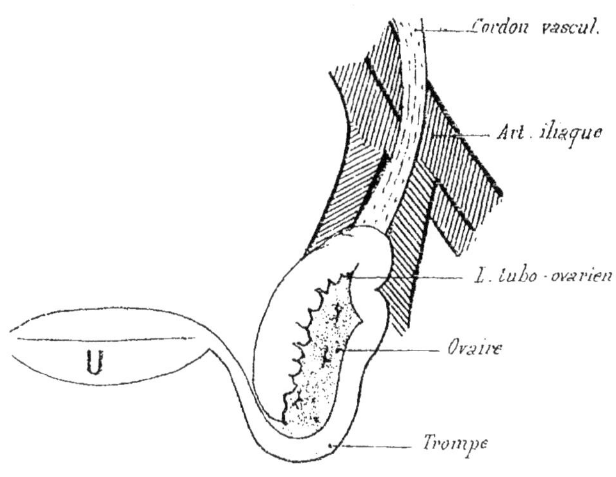

Fig. 95. — L'ovaire gauche en place ; le sujet couché.

à moins qu'une latéro-version ne l'incline de son côté. Il semble que son exploration doive être plus facile par le rectum que par le vagin, du moins pour cette position type. — Le dessin que je donne ici est très semblable à ceux que His a présentés d'après deux jeunes filles mortes par suicide.

Moyens de fixité. — L'ovaire est fixé par deux ligaments par le ligament large, dont un repli ou aileron reçoit l'insertion du bord inférieur de la glande sur toute sa longueur, et par le *ligament de l'ovaire*, cordon arrondi, long de 3 à 4 centimètres, épais de 4 millimètres, constitué presque uniquement par des fibres musculaires lisses et étendu transversalement du bord interne de l'organe à l'angle de l'utérus. Mais on doit ranger aussi dans ses attaches le cordon ovarien, faisceau vasculaire épais entouré par des fibres lisses qui s'insèrent en haut au fascia sous-péritonéal de la région lombaire, en bas au hile même de la glande dans laquelle elles pénètrent : c'est ce cordon qui paraît tenir l'ovaire suspendu dans sa position verticale.

Ainsi fixé, l'ovaire n'en est pas moins mobile. D'abord, toutes ces insertions étant alignées sur son bord inférieur, il tourne aisément autour de ce bord comme autour d'un axe ; d'autre part, ses ligaments ne sont pas tendus, et son application contre la paroi pelvienne est due surtout à la pression intra-abdominale, notamment au paquet de l'intestin grêle interposé entre la vessie et l'utérus. Les trois ligaments, le cordon vasculaire, le ligament ovarien et le ligament large n'entrent en jeu que dans les variations de position de l'utérus, dus à la distension rectale ou vésicale ; encore est-il probable que ces changements influent à peine sur l'ovaire, à cause de sa position latérale.

Les déplacements accidentels des ovaires ne sont pas rares. On les a trouvés en position surélevée dans la fosse iliaque, situation qu'ils occupent immédiatement après l'accouchement et où une péritonite puerpérale a pu les fixer. Plus souvent l'ovaire est en position abaissée ; l'organe *prolabé* occupe derrière l'utérus la chambre postérieure de l'excavation où il est tombé, soit à cause de l'augmentation de son poids (kystes, varicocèle), soit entraîné par une trompe lourde et kystique, un utérus fortement dévié.

Structure. — L'ovaire a extérieurement une couleur blanc grisâtre ; sa consistance est rénitente, moins que celle de l'utérus, mais à peu près comme celle du testicule, circonstance qui, jointe à la similitude de forme et de sensation (nervante à la pression, rend très difficile la distinction des deux glandes en cas d'hermaphrodisme apparent.

Il se compose de deux couches, médullaire et corticale.

La couche *médullaire* (centrale, vasculaire, bulbeuse) est une masse rougeâtre, molle, spongieuse, mélange de tissu conjonctif et de tissu musculaire, englobant des vaisseaux et des nerfs, surtout de larges veines. Vers le hile, le tissu médullaire est complètement troué sur la coupe, comme sur celle d'un tissu

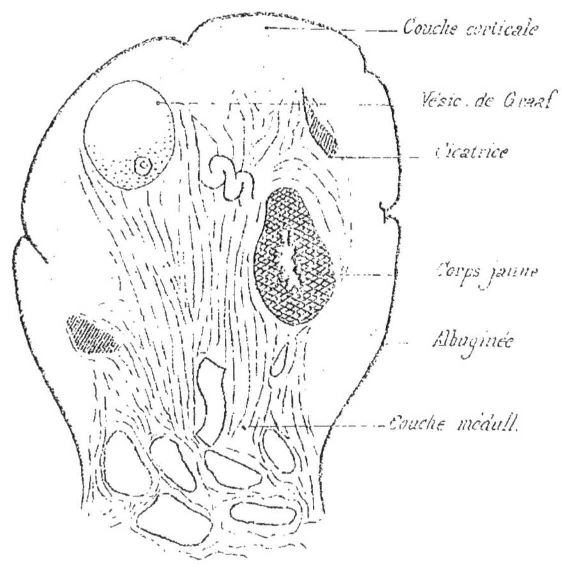

Fig. 96. — Coupe de l'ovaire; grossie. — Les veines injectées.

érectile ; ce point correspond à un plexus veineux que traversent les fibres musculaires disséminées du ligament ovarien et du cordon vasculaire.

La couche *corticale* (ovigène ou parenchymateuse) est limitée extérieurement par une albuginée dense qui manque chez l'enfant, mais est bien reconnaissable dès la puberté. Cette zone de 1 millimètre d'épaisseur forme une sorte de coiffe autour de la couche médullaire; elle est ferme, homogène, de teinte gr clair. On distingue toujours en certains points une ou plusieu cavités sphériques, pleines de liquide, faisant ou non saillie l'extérieur (ovisacs ou *vésicules de Graaf*). Elles ont un volun qui peut être depuis celui d'une tête d'épingle jusqu'à cel d'une petite cerise; une vésicule mûre atteint 10 à 15 millim tres de diamètre, rarement 20; au delà on peut la considér comme kystique. Enfin, par place se remarquent des tâch jaune d'ocre, à coupes plissées, creuses ou pleines, souvent ma quées d'un liseré noir. Ce sont les *corps jaunes*, tissu de rép ration de la plaie qui succède à la rupture des vésicules c Graaf; si le corps jaune est tout à fait récent, il contient u caillot dans sa cavité centrale.

Évolution. — Au deuxième mois de la vie embryonnair l'ovaire est placé verticalement en dedans du rein, à la pla qu'occupe le testicule chez l'homme; au quatrième mois, il con mence à descendre, suit la fosse iliaque où on le trouve obl quement couché entre le psoas et l'iliaque, la trompe en deho comme l'épididyme, et atteint le détroit supérieur à la fin de grossesse seulement. Cependant, sur un embryon qui avait peine atteint le milieu du quatrième mois, j'ai trouvé la point de l'ovaire déjà engagée dans le petit bassin. Ordinairement reste à cheval sur le détroit jusque vers la dixième anné moitié iliaque, moitié pelvien. Le gauche est toujours en avan sur le droit (Puech).

L'agent de cette migration est le gubernaculum, représent par le ligament musculaire de l'ovaire, fixé tout à la fois à l queue de l'ovaire et à la corne utérine. Le ligament rond d l'utérus ne paraît y prendre aucune part. L'ovaire peut s'arrêt en route, en ectopie lombaire, cas extrêmement rare, ou bie plus souvent, et sans doute alors par insertion vicieuse d ligament rond utérin sur l'ovaire, se dévier en dehors et s placer en ectopie inguinale, anomalie qui paraît dix fois plu rare que l'ectopie inguinale testiculaire.

A la naissance, l'ovaire est encore méconnaissable: c'est un languette blanche, aplatie, étalée ou repliée, épaisse de 2

3 millimètres, longue de 20 (10 à 33), pesant 60 centigrammes. Le droit est plus développé que le gauche. Et cependant, sur beaucoup d'entre eux (10, 30 et 50 % suivant les auteurs), on observe déjà des vésicules de Graaf, qui du reste ne se reproduiront plus avant la puberté. Cette poussée ovulaire inexpliquée est à rapprocher de la poussée laiteuse des mamelles que l'on constate au même moment sur les enfants des deux sexes.

A la puberté, l'ovaire est en avance sensible sur l'utérus; il fonctionne pendant plusieurs mois ou même des années, alors que la matrice a conservé encore le type infantile. Vers vingt ans, il a acquis ses dimensions définitives. Pendant toute la vie menstruelle, il passe par des phases de croissance et de décroissance, correspondant à l'époque cataméniale et à la rupture de la vésicule de Graaf. A chaque époque, il augmente de volume : la vésicule rompue est remplacée par un corps jaune petit et de courte durée : au corps jaune succède une cicatrice. On ne peut cependant juger du nombre des menstruations antérieures par les cicatrices, car on trouve rarement plus de 10 à 12 de ces dernières avant vingt-cinq ans. Elles disparaissent en effet, et il n'est pas bien rare sur des filles de dix-huit à vingt ans qui, après avoir été réglées, sont devenues aménorrhéiques et mortes dans cet état, de trouver les deux ovaires parfaitement lisses. Mais plus tard les cicatrices persistent et l'ovaire en est de plus en plus criblé.

La grossesse apporte un changement momentané. Pendant les trois premiers mois, l'ovaire qui a fourni l'ovule fécondé devient très gros, il pèse en moyenne 10 grammes contre 7 pour l'autre ovaire; son corps jaune est énorme, de 2 à 3 centimètres, et persiste longtemps. Cette augmentation continue-t-elle jusqu'à l'accouchement ? Y a-t-il un ovaire puerpéral, de gros volume ? On n'est pas fixé sur ce point.

La ménopause n'amène point dans la glande un trouble immédiat. Pendant une dizaine d'années, celle-ci se modifie à peine, les vésicules continuent à se former, et l'on s'explique ainsi les retours de menstruation et les grossesses tardives. Puis, avec la vieillesse elle s'atrophie, descend à 4 ou 5 grammes, et prend une forme ligneuse et bosselée en noyau de pêche. Plus tard enfin, vers soixante et dix ans, l'ovaire méco naissable est redevenu lisse, les cicatrices s'étant elles-mêm atrophiées ; il est rougeâtre ou jaunâtre, long de 20 millimètre sur 3 de hauteur, et ne pèse plus que 80 ou même 50 cent grammes.

S'il est vrai que l'ovaire et non l'utérus est la raison d'être d la femme, et que, suivant le mot de Tait, « il est pour son po sesseur l'organe le plus important de son corps », on com prendra quelle influence doit exercer son arrêt de développe ment, soit sur la sphère génitale, soit sur l'organisme entie Malheureusement, la situation profonde de l'organe le rend peu près inexplorable.

L'atrophie par arrêt de développement est ordinairemen double, quelquefois unilatérale et alors presque toujours gauche. On constate tous les degrés : la simple petitesse (dimen sions réduites de moitié, poids de 4 grammes), l'état infantil (dimensions de 10, 5 et 4 millimètres pour les trois diamètres) et l'état embryonnaire. Ce que nous avons dit à propos du testi cule est entièrement applicable à l'ovaire : ce sont les sujet chétifs et notamment les phtisiques héréditaires qui fournissen la plus grande part. Presque toujours l'atrophie ovarienne s'ac compagne d'atrophie génitale totale, et notamment d'un utérus imparfait ; la menstruation est tardive ou absente, la méno pause très précoce, les désirs vénériens ne s'éveillent pas ; l'in dividu entier garde le type infantile ou, au contraire, tourne au type masculin. Même les femmes exceptionnelles, chez lesquelles l'atrophie ovarienne coïncidait avec un plein développement du corps et un tempérament passionné, présentaient des anomalies utérines et vaginales.

TROMPE UTÉRINE.

La trompe utérine ou de Fallope, oviducte, est le canal qui relie l'ovaire à l'utérus.

Elle est située entre ces deux organes, continue avec l'utérus dont elle est un prolongement tubulaire, à peine attachée à l'ovaire par un mince ligament; le péritoine l'enveloppe complètement dans un des replis ou ailerons du ligament large, dont elle occupe la partie la plus élevée. Sa longueur moyenne est de 12 centimètres, assez souvent de 10 à 16, plus rarement entre 6 et 20 (Barkow, sur quarante sujets): si on la déroule, elle s'allonge de 2 à 4 centimètres; souvent la gauche est plus courte.

La trompe est dirigée en dehors. On admet que cette direction, à partir de l'utérus, est d'abord transversale, puis qu'elle se courbe en arrière, en bas et en dedans pour embrasser l'ovaire dans sa concavité. Mais c'est là ce qu'on voit sur les organes isolés et étendus. Sur le cadavre intact, on trouve ordinairement la trompe relâchée, pliée sur elle-même en branches ascendante et descendante très rapprochées, qui encadrent l'ovaire et le couvrent à peu près complètement; le pavillon attaché par sa frange en haut de l'ovaire est pendant sur la partie interne de celui-ci.

Conformation. — La trompe que Fallope a comparée à une trompette militaire est un tube de plus en plus évasé, figurant un cône très long, terminé en entonnoir; on lui distingue une portion interstitielle ou intra-utérine et une portion abdominale, elle-même subdivisée en isthme, ampoule et pavillon.

La *partie interstitielle* est engagée dans l'épaisseur de la paroi utérine, au niveau de l'angle supérieur; mais elle reste distincte de l'utérus, séparée de son tissu par une couche conjonctive qui permet de l'isoler; sa muqueuse et sa tunique musculaire conservent leur individualité. Sa longueur est de 4 centimètre environ et son diamètre de 1 millimètre. Elle débouche dans la cavité du corps de la matrice par un orifice élargi en entonnoir, *orifice utérin* (ostium uterinum), qui atteint 2 millimètres à son point le plus large, de là, elle se dirige en haut et en dehors, légèrement courbée, et sort de l'utérus, entre le ligament rond et le ligament de l'ovaire, mais à un point plus élevé que ces deux cordons.

C'est dans cette portion que se présente la grossesse interstitielle, qui se développe ordinairement en avant et en dehors.

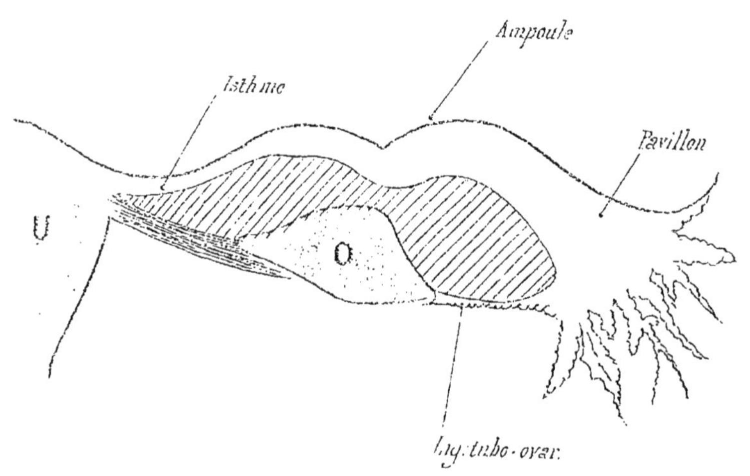

Fig. 97. — Trompe droite, étalée ; vue par derrière.

L'*isthme* est une partie rectiligne ou faiblement arquée, longue de 3 à 4 centimètres, épaisse de 2 à 3 millimètres. Elle est dure, inextensible, et donne la sensation du canal déférent dans le cordon ; sa cavité ponctiforme sur la coupe laisse passer une soie de sanglier.

L'*ampoule*, nom que Henle a donné à ce segment par analogie avec la partie terminale du canal déférent, est tout à la fois curviligne dans son ensemble, qui décrit une courbe autour de l'ovaire, et flexueuse dans ce trajet. Elle est longue de 6 à 7 centimètres et large de 7 à 8 millimètres; sa cavité elliptique sur la coupe mesure en moyenne 6 millimètres de diamètre et admet une sonde ordinaire ; la paroi est mince, peu résistante et très extensible : c'est là que se développent ces kystes et ces abcès qui peuvent être aussi gros qu'une tête d'adulte.

Les flexuosités de l'ampoule sont constituées par des ondulations plus ou moins rapprochées, coupées de bosselures et de sillons. Elles sont encore bien plus marquées sur la trompe de

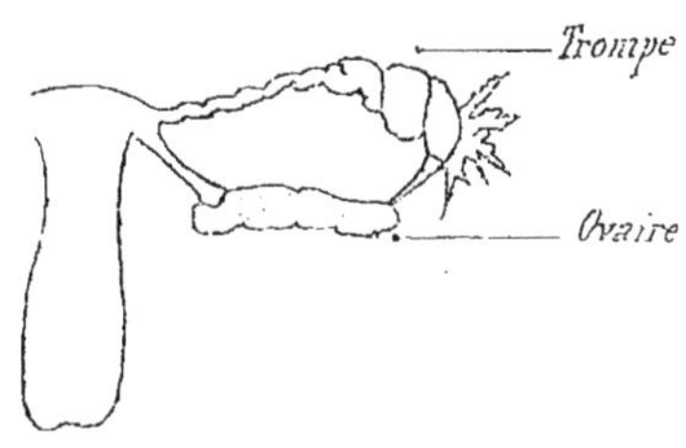

Fig. 98. — La trompe fœtale, au septième mois.

l'embryon ou du nouveau-né, qui paraît enroulée en limaçon ; la croissance de la puberté efface en partie ces sinuosités profondes. D'après Freund, il n'est pas rare que la trompe subissant un arrêt de développement garde le type fœtal, c'est-à-dire non seulement flexueux, mais spiralé et loculaire, avec des crêtes et des alvéoles intérieurs, comme dans l'ampoule déférentielle ou la vésicule séminale. Cet état est une condition aggravante soit pour la grossesse extra-utérine qui provoque rapidement la rupture de sa loge amincie, soit pour les salpingites dont la sécrétion stagne au fond des cellules et tend à s'enkyster. La trompe infantile coïncide habituellement avec un arrêt de développement général et en particulier des organes sexuels.

Le *pavillon* (*morsus diaboli*), entonnoir flottant, de 1 à 3 centimètres de long, termine l'ampoule et fait communiquer la cavité séreuse du péritoine avec les cavités muqueuses de l trompe, de l'utérus, du vagin, et par celle-ci avec l'extérieur. est quelquefois festonné sur sa base, mais ordinairement il es frangé. La disposition de ces franges, dont on ne peut bien vo les formes élégantes et capricieuses qu'en les faisant flott dans l'eau, est très irrégulière ; au nombre de douze à quinze longues de 1 à 3 centimètres, elles se rangent en cercle uniqu ou bien sur plusieurs cercles concentriques, comme une coroll à plusieurs rangs de pétales. On voit des formes lancéolées, lac

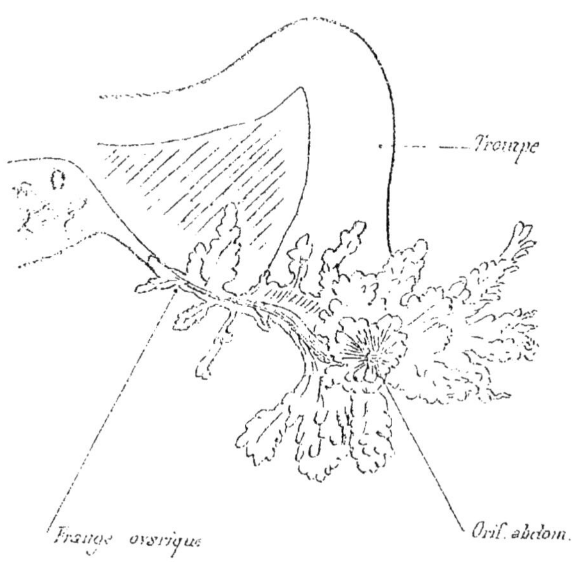

Fig. 99. — Les franges du pavillon étalées dans l'eau.

niées, en ruban, simples ou ramifiées. Leur face externe es arrondie, leur face interne est creusée d'une ou plusieurs can nelures.

Le pavillon est attaché à l'extrémité externe de l'ovaire pa un long et grêle filament de 2 à 5 centimètres de longueur, l ligament *tubo-ovarien*. Cette mince lanière, blanche, opaque est doublée sur une de ses faces d'un prolongement de l muqueuse tubaire, la *frange ovarique*, ramifiée ou non, et creusée d'un sillon. La frange n'atteint à peu près jamais l'ovaire et en reste éloignée de 5 à 10 millimètres ; elle peut manquer en totalité et des deux côtés sur des organes génitaux bien conformés du reste.

Au fond et au centre de l'entonnoir tubaire est l'*orifice abdominal* de la trompe, orifice étroit, de 1 à 2 millimètres de diamètre seulement, presque fermé par la convergence des plis, mais découpé en fentes par les sillons et assez dilatable. Ce détroit sépare deux parties larges, le pavillon et le commencement de l'ampoule.

Richard a signalé les *pavillons accessoires* ou surnuméraires, identiques au pavillon principal, mais plus petits et moins frangés. Sessiles ou pédiculés, ils communiquent avec l'oviducte immédiatement derrière le pavillon normal : on en a vu jusqu'au milieu de la trompe. Il n'y en a ordinairement qu'un, exceptionnellement deux et même trois. Une série de cent quatre-vingt-douze sujets examinés par deux observateurs en a fourni quinze cas.

Structure. — La trompe est formée de trois tuniques : une muqueuse, une musculeuse, une séreuse.

1° *Muqueuse*. — La muqueuse se distingue, dès l'orifice interne, de la muqueuse utérine lisse et rosée, par sa pâleur et par ses plis. Ces plis longitudinaux, qui sont des excroissances de la muqueuse et ne s'effacent point par la distension, existent sur toute la longueur du canal. A peine reconnaissables à l'œil nu, dans la portion interstitielle, ils sont plus prononcés dans l'isthme et disposés en rayures parallèles ; dans l'ampoule, ils sont saillants, en lames arborescentes et anastomosées ; des plis secondaires émergent des sillons et s'unissent aux plis principaux, formant des surfaces réticulées. Il en résulte que le canal tubaire est une sorte de voie touffue, coupée de chemins collatéraux, d'impasses et de tunnels. Sur le pavillon, les plis et les sillons s'étalent à la face interne des franges. Henle suppose que ce système réticulé a pour but d'arrêter les spermatozoïdes, qui luttent déjà contre le péristaltisme et le mouvement des cils, et de les forcer à séjourner dans les chambres de l'ampoule, où ils ont plus de chance de rencontrer l'ovule qu'à la surface de l'ovaire. On pourrait ajouter que la disposition en plis et cannelures multiplie les chances de contact entre les deux éléments; peut-être aussi, en mettant l'ovule en rapport plus étroit avec la paroi, lui permet-elle d'être mieux saisi par les cils vibratiles ou par la contraction péristaltique.

L'épithélium est cylindrique vibratile, au moins depuis la

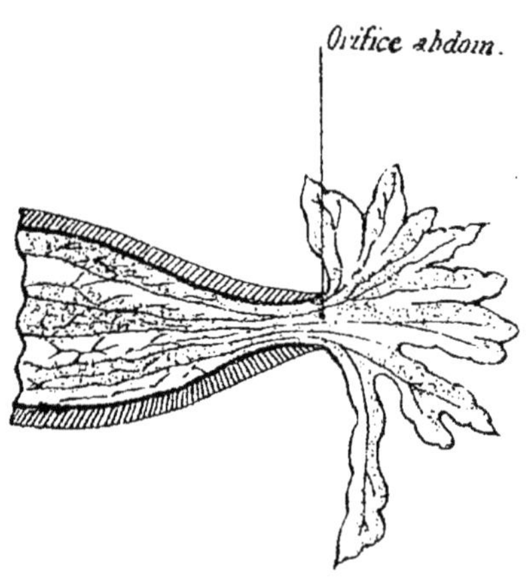

Fig. 100. — Le pavillon et la fin de l'ampoule, fendus; vue de la face interne.

puberté; le mouvement des cils va du pavillon à l'utérus. Une sous-muqueuse conjonctive dense unit intimement la muqueuse au tissu musculaire sous-jacent. Il n'y a pas de glande, et pourtant la trompe sécrète un mucus abondant. Tous ces caractères de la muqueuse se prolongent jusqu'au bord des franges: une ligne de séparation marque la limite entre l'endothélium péritonéal et l'épithélium cylindrique.

Il en est de même pour la frange ovarique; un pont péritonéal sépare son épithélium de celui de la surface ovarienne.

2° *Musculeuse.* — La tunique musculaire, épaisse de $0^{mm}2$ à 3, est composée de deux couches: une couche interne circulaire, assez forte, disposée sur la coupe en anneaux concentriques; très faible vers le pavillon, elle va croissant du côté de l'utérus et reste distincte même dans la portion interstitielle ; — une couche externe, longitudinale, mal isolée, formée de faisceaux engagés entre les anneaux de la couche circulaire; elle est mince, un peu mieux développée le long du bord supérieur de la trompe. Sur le pavillon elle s'étale, et par un de ses faisceaux (musculus attrahens tubœ) s'engage dans le ligament tubo-ovarien.

La tunique musculeuse est l'agent du mouvement péristaltique qui marche de l'ovaire à l'utérus, comme le mouvement des cils, et a pour but de conduire l'ovule dans la matrice.

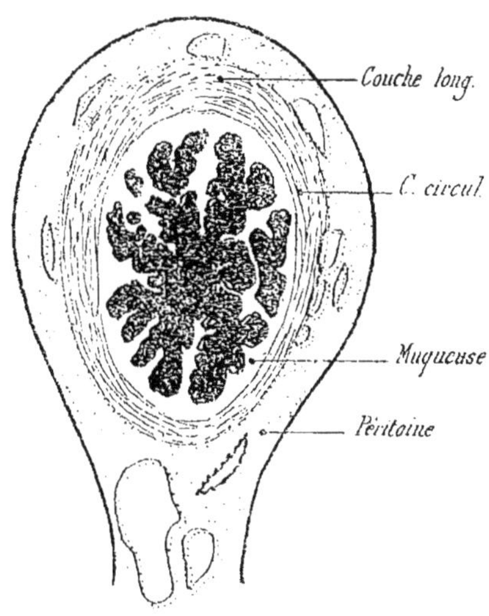

Fig. 101. — Coupe de la trompe, grossie; les veines injectées

3° *Séreuse.* — La tunique séreuse est le péritoine du ligament large. L'aileron supérieur de ce ligament forme un long et mince mésentère (méso-salpinx) qui enveloppe la trompe et lui donne une grande mobilité; c'est pour cela qu'elle peut se trouver fixée dans les positions vicieuses les plus diverses. Le bord inférieur où s'écartent les deux lames du méso est en quelque sorte le hile du canal. On y voit de nombreuses veines et une artère importante ; en outre, ce méso contient des fibres lisses qui appartiennent au feuillet musculaire du ligament large.

La disposition anatomique de l'ovaire et de la trompe semble avoir été prévue par la nature dans un but malthusien pour restreindre au minimum les chances de fécondation (Rouget). L'ovaire est libre derrière le ligament large ; la trompe est très mobile, et ne tient à l'ovaire que par un long et mince filament ; le pavillon étalé ne couvre que le tiers de la surface ovigène. On ne sait même pas au juste comment se fait l'adaptation des deux organes à l'époque menstruelle. Il est bon d'observer que le ligament tubo-ovarien peut ne pas renfermer des fibres musculaires (Henle), que la frange ovarique manque parfois complètement, que très probablement le pavillon est toujours au contact de l'ovaire, mais fermé et inerte, et n'a qu'à s'ouvrir pour s'appliquer sur lui, comme les doigts d'une main qui repose fermée, puis ouverte sur un corps arrondi ; que le méso-salpinx est enroulé en poche péritonéale autour de la glande ; enfin, que si le pavillon ne peut couvrir qu'une partie de l'ovaire, il est possible que les courants de la lymphe, dus aux cils vibratiles et aux mouvements péristaltiques, dirigent l'ovule vers la trompe béante.

UTÉRUS.

L'utérus ou matrice est l'organe de la gestation. Il est situé au centre du petit bassin, entre la vessie et le rectum, au-dessus du vagin, au-dessous de la masse de l'intestin grêle.

Conformation extérieure. — L'utérus est pyriforme, en poire tapée, c'est-à-dire aplatie. Il a deux faces, une antérieure, à peu près plane, une postérieure, bombée; cette différence de voussure, jointe à l'insertion péritonéale, permet de remettre en position vraie un utérus isolé. Les bords sont latéraux, larges, à deux lèvres, et servent tous deux de hile à l'organe. La base ou *fond* est épaisse et arrondie; plate, rectiligne ou échancrée au milieu chez la femme impare, elle est convexe sur l'utérus qui a fonctionné et dépasse de 1 centimètre le niveau de l'insertion des trompes. Le sommet est circulaire et percé d'une ouverture, orifice externe de l'utérus.

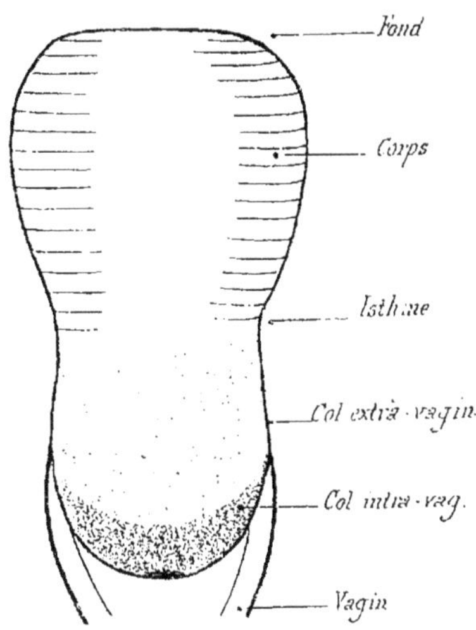

FIG. 102. — L'utérus, vu extérieurement.

Un étranglement circulaire, l'*isthme*, qu'on ne voit bien que sur les utérus jeunes, et qui plus tard se retrouve à peine marqué ou limité à une des faces, divise l'utérus en deux parties renflées : une supérieure, le corps; une inférieure, le col, et lui donne un aspect de sablier.

Le *corps* comprend les deux tiers ou les trois quarts supérieurs; il est triangulaire. Le *col* cylindrique, ou mieux renflé en barillet, est divisé en deux portions par l'insertion circulaire du vagin : une supérieure ou extra-vaginale, une inférieure intra-vaginale ou *museau de tanche*. Ce dernier, qu doit son nom à sa ressemblance avec la bouche de la tanche est imparfaitement fendu en deux *lèvres* par l'orifice circulaire ou transversal de la cavité utérine ; la lèvre antérieure est tout à la fois plus basse, plus courte et plus épaisse, la lèvre postérieure est longue, mince et fuyante, et ne fait dans le vagin qu'une faible saillie.

Dimensions. — Les dimensions extérieures de l'utérus varient nécessairement suivant qu'il s'agit de femmes pares ou nullipares ; l'influence des rapprochements sexuels seuls, bien que réelle, est pratiquement négligeable. Voici les principales dimensions résumées :

	F. nullipares.	F. pares.
Longueur totale de l'utérus	60	70
Longueur du corps —	32	40
Longueur du col —	28	30
Largeur maxima —	32	40

Ces chiffres ont peu d'intérêt, car ils s'appliquent à l'utérus mesuré extérieurement, chose qu'il est à peu près impossible de faire sur le vivant.

Une seule dimension est à retenir : c'est la longueur totale, car on peut l'estimer pendant la vie en combinant le toucher vaginal et le toucher hypogastrique, et cette donnée est importante pour le diagnostic. Cette longueur est en moyenne de 7 centimètres ; à 6, l'utérus est petit, c'est l'organe d'une jeune fille ; 8 et 9 centimètres sont des chiffres que peut atteindre l'utérus d'une femme forte et robuste.

Le poids moyen est de 40 grammes et peut varier de 32 à 55 (Sappey). — Le poids spécifique est de 1,052.

Direction. — Il en est de la direction de la matrice comme de celle de la trompe ou de l'ovaire ; il n'y a aucun accord entre les auteurs. Pour les uns, elle est droite, pour d'autres, inclinée en avant (antéversion), ou inclinée en arrière (rétro-version), ou enfin sans position fixe et en équilibre constamment changeant. Sans discuter toutes ces opinions, je dirai seulement que, comme beaucoup d'autres anatomistes, je crois que chez une femme jeune et à organes sains la position normale est celle de la verticale, avec antéversion légère de 10 à 15° au plus. Sur le sujet couché sur la table de dissection, on trouve l'utérus à peu près horizontal, touchant par la face postérieure, le rectum même vide, mais placé plus souvent à côté de lui; les deux organes semblent s'accommoder l'un à l'autre au-devant du sacrum. Par conséquent, sur le sujet debout, l'utérus est

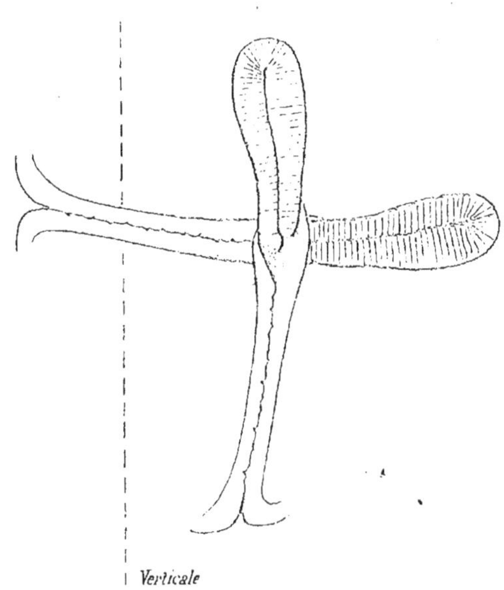

Fig. 103. — Direction de l'utérus. — Rouge, sujet debout; bleu, sujet couché.

presque vertical et ne correspond pas avec l'axe du petit bassin qui est très incliné. Cette direction ne peut guère être influencée par les organes voisins; car la vessie doit être très distendue pour arriver au contact du corps de l'utérus, et quant au rectum, sa position ordinairement latérale et la rareté de grandes accumulations fécales dans le haut de l'ampoule font que s'il incline l'utérus c'est dans de faibles limites.

Il est de règle d'observer en même temps un peu d'inclinaison latérale (latéro-version); elle est surtout marquée à la suite de la grossesse. Le plus souvent, l'utérus incliné regarde à droite par son fond. Cette latéro-version peut être telle que l'utérus tout entier soit reporté à droite ou à gauche de la ligne médiane. Il paraît en outre exister une orientation asymétrique, en ce sens que le bord droit est sur un plan plus postérieur que le gauche; nous avons signalé le même fait pour l'ovaire.

Considéré isolément dans les relations de ces deux parties entre elles, l'utérus n'est pas rigoureusement rectiligne. Il n'est pas fléchi au niveau de son isthme, comme on l'a dit; les antéflexions et les torsions qu'on observe chez les filles nouveau-nées disparaissent par la croissance. Mais il y a ordinairement une *antécourbure*; l'utérus est faiblement arqué, concave en avant, sans doute par adaptation aux formes courbes du bassin et des viscères qui y sont contenus.

Rapports. — Pour bien comprendre que les rapports de l'utérus avec les organes voisins ont une certaine fixité, il faut se rappeler qu'il n'y a pas de vide dans la cavité abdominale; tout le contenu ne se meut que comme une masse visqueuse, et la femme eût-elle la tête en bas, l'intestin ne toucherait pas moins l'utérus (Hart).

1° La face antérieure est en rapport avec la vessie. Le rapport est immédiat pour le col qui touche la base du réservoir urinaire et n'en est séparé que par une mince couche de tissu cellulaire lâche, facile à décoller, et permettant le glissement des deux organes l'un sur l'autre; la propagation des cancers, l'existence des fistules vésico-utérines résultent de cette contiguïté des organes. Pour le corps, il n'en est pas de même; entre lui et la vessie est le cul-de-sac péritonéal moyen ou vésico-utérin, vide suivant les uns, occupé, suivant les autres, par l'intestin grêle. Suivant l'opinion que j'ai exposée et adoptée, celle de l'utérus vertical, celui-ci se trouve à une grande distance de la vessie et sa face antérieure est au contact d'un paquet plus ou moins considérable d'anses intestinales.

2° La face postérieure est par conséquent appliquée contre le rectum et la face postérieure de l'excavation pelvienne, sans interposition d'anses d'intestin. De ce rapport découlent l'exploration rectale de l'utérus, l'influence de la constipation sur

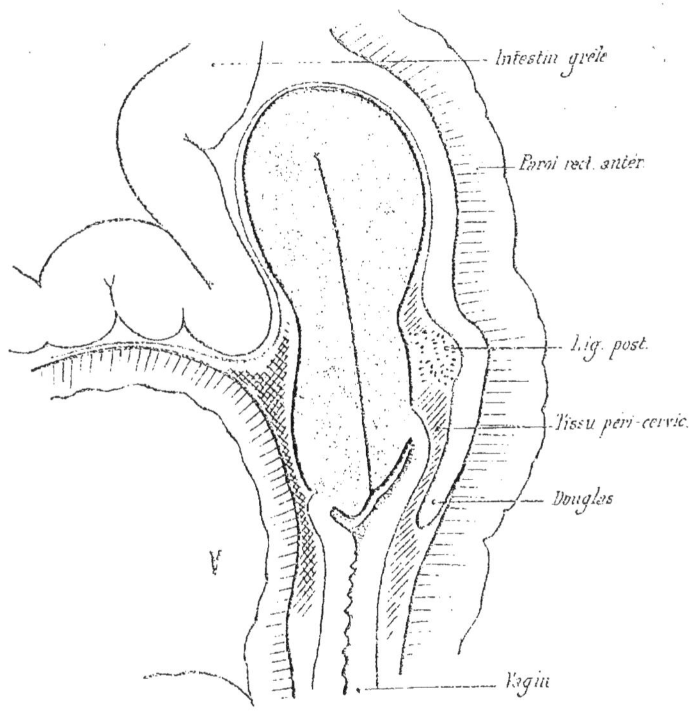

Fig. 104. — Rapports de l'utérus. — Coupe antéro-postérieure.

la métrite et réciproquement, les adhérences inflammatoires des deux organes, etc.

3° Les bords sont occupés par l'insertion du ligament large.

4° Le sommet, en cylindre aplati, est libre dans le vagin où il fait une saillie de 1 à 2 centimètres. — Le fond libre aussi, partiellement au contact de l'intestin grêle et du rectum, n'attein pas le plan du détroit supérieur; il reste à 2 ou 3 centimètres au-dessous de lui, et on ne le sent pas normalement par la palpation hypogastrique; quant on le perçoit nettement, on doi songer à une ascension ou à un agrandissement de l'utérus.

Cavité utérine. — L'utérus est creusé d'une cavité très étroite et très aplatie d'arrière en avant, qui augmente un peu pendant la menstruation, mais qui ne prend un développement réel qu'à partir du séjour de l'œuf fécondé. L'épaisseur des parois est de 10 à 15 millimètres en moyenne pour le corps, un

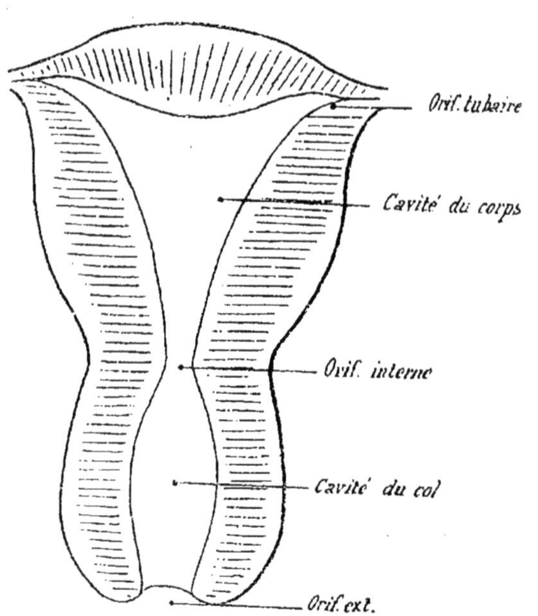

Fig. 105. — La cavité utérine.

peu moins pour le col; la cavité interceptée est une fente de 1 millimètre; elle est différente sur le corps et le col.

La cavité du corps est triangulaire, et ses trois bords convexes rappellent le trigone. Le bord supérieur, contrairement à son profil extérieur, est bombé chez la jeune fille et rectiligne après la gestation. Les angles supérieurs évidés en entonnoirs, ébauches de cornes utérines, contiennent l'*orifice utérin* de la trompe, presque capillaire, large de 1 millimètre à peine à son point le plus étroit ; disposition infundibuliforme qui a probablement pour but de diriger les spermatozoïdes vers l'oviducte. L'ostium utérinum peut-il être franchi par une injection forcée dans la cavité, de telle façon que le liquide aille se répandre dans la cavité péritonéale par le pavillon? Cette explication proposée pour expliquer les péritonites consécutives à des injections intra-utérines est inadmissible. Même dans les distensions chroniques, qui durent des mois et des années, les liquides pénètrent à peine ; Puech indique que sur trois cents cas de rétention menstruelle l'orifice n'a été forcé que seize fois.

L'angle inférieur est un autre orifice, orifice interne du col.

La cavité du col, dont la longueur est égale ou un peu supérieure à celle du corps sur l'utérus nullipare, est fusiforme, c'est-à-dire dilatée au milieu comme l'est d'ailleurs le col extérieurement, rétrécie aux deux extrémités. L'orifice supérieur, ou *orifice interne*, la fait communiquer avec le corps et correspond à l'isthme extérieur. Il est circulaire, fermé par la juxtaposition des plis de la muqueuse, large de 2 millimètres. Il laisse passer facilement un fort stylet, mais il est très peu extensible ; le plus souvent c'est moins un point qu'un détroit de 5 à 6 millimètres de longueur. C'est un point délicat à franchir pour le cathétérisme. — L'*orifice externe* est creusé dans le museau de tanche et ouvert dans le vagin. Avant toute grossesse, il est régulier, lisse et fermé, ordinairement conformé en fente transversale de 6 à 7 millimètres, plus rarement circulaire ; après l'accouchement, il reste transversal, large de 10 à 15 millimètres, à deux lèvres bien nettes, plus ou moins ouvert, et ordinairement irrégulier, fissuré en un ou plusieurs points, notamment marqué d'une encoche à gauche. Ces fissures, qui sont les cicatrices des déchirures, peuvent manquer complètement même après des accouchements répétés ; les signes tirés de l'état du col pour reconnaître si l'utérus a sul ou non la gestation n'ont de valeur que s'ils sont portés à l'ex trême.

La cavité de l'utérus contient 2 à 3 c. c. de liquide chez l femme impare, 3 à 5 chez la multipare.

L'appréciation de sa longueur, qu'on obtient facilement pa le cathétérisme, est une donnée capitale en clinique. Pour n donner que des chiffres ronds, les seuls pratiques, je dirai qu la cavité de l'organe impare à 5 centimètres en moyenne, et qu les écarts normaux ne doivent pas dépasser 4 et 7; celle de l'or gane uni ou multipare est de 6, avec variation de 5 à 8. Il sui de là qu'une cavité de 9 centimètres est à peu près sûremen une cavité agrandie, anormale, même sur un sujet de haut taille, et s'il n'y a pas eu de grossesse, le chiffre de 7 est lui même exceptionnel, malgré une taille dépassant 170 centimètres.

En ajoutant au chiffre trouvé 1 centimètre, épaisseur de la paroi supérieure, on a la longueur totale de l'utérus. Quant aux longueurs relatives des cavités du corps et du col, la premièr oscille entre 3 et 4 centimètres et la seconde reste sensiblemen fixée à 25 millimètres.

Structure. — L'utérus est composé de trois tuniques : une séreuse, une musculaire, une muqueuse.

1° *Tunique séreuse.* — Le péritoine revêt la moitié de la face antérieure, le fond et toute la face postérieure de l'organe.

A la face antérieure, le péritoine vésical se réfléchit sur l'utérus au niveau de l'isthme ; le col est donc non péritonéal en avant. Sur le corps lui-même, la moitié inférieure du péritoine, sur 2 à 3 centimètres de hauteur, n'est qu'à demi-viscérale, car elle fournit à l'ampliation de la vessie, et tour à tour s'enroule et se déroule sur la partie correspondante de la matrice; elle est mobile et séparable. Sur tout le reste de cette face, sur le fond et la face postérieure du corps, la séreuse est viscérale, mince, tendue, très adhérente, et bien qu'on ait prétendu qu'on pouvait la décoller chez les multipares, c'est le plus souvent extrêmement difficile.

Entre la vessie et l'utérus est le vaste *cul-de-sac vésico-utérin*, occupé par l'intestin grêle.

La face postérieure est tout entière péritonéale, la réflexion de la séreuse sur le rectum se faisant au niveau du vagin. Mais sur le corps seulement le péritoine est viscéral, c'est-à-dire adhérent et mince. A partir de l'isthme, il est séparé du col par

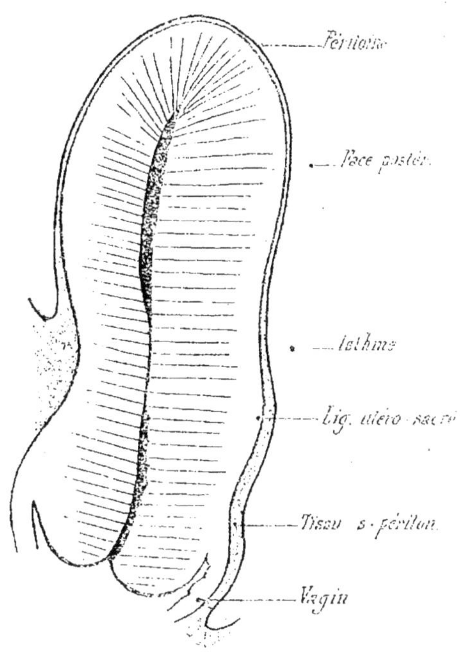

Fig. 106. — Tunique péritonéale. — Coupe antéro-postér. de l'utérus.

une couche de tissu lâche et sans graisse (tissu paramétrique de Virchow) qui peut être épaisse en bas de 1 et même 2 centimètres ; il est donc mobile et facile à isoler. Cette laxité explique pourquoi dans la déchirure étendue du col le péritoine reste intact (Cruveilhier). Hegar fait aussi remarquer que dans les amputations du col il est très rare que la cavité péritonéale soit ouverte, la séreuse fuit sous l'instrument, et bien qu'on aperçoive un trou au fond de la plaie, ceci n'implique pas un perforation du péritoine. Au sens strict de la texture, on peut dire que le col utérin est tout entier non péritonéal; une lame celluleuse dense, fascia ou gaine des vaisseaux, l'enveloppe sur ses deux faces comme entre deux draps.

La réflexion du péritoine sur l'intestin forme un nouveau cul-de-sac, *cul-de-sac postérieur* ou recto-utérin, beaucoup plus bas et plus étroit que l'antérieur, et d'ailleurs vide normalement d'anse intestinale. Nous reviendrons sur ce point en décrivant les ligaments utéro-sacrés.

2° *Tunique musculaire.* — Cette tunique représente de beaucoup la masse principale de l'organe, qui est essentiellement un muscle creux; son épaisseur, sa texture serrée donnent à l'utérus sa consistance ferme qui rappelle celle de la prostate, consistance d'ailleurs exagérée après la mort par la rigidité cadavérique. La coupe en est grisâtre et dense, surtout vers le col; les fibres, striées pendant la grossesse, sont lisses en dehors de cette condition, groupées en gros et petits faisceaux qui se superposent en couches plexiformes et mêlées de tissu conjonctif. La disposition des fibres musculaires est très embrouillée, plus encore que pour la vessie, à cause des anastomoses et des pénétrations des plans les uns par les autres; même sur le fœtus, l'orientation est déjà confuse. On peut reconnaître pourtant que dans son ensemble l'organe est conformé d'après le type régulier des cavités à trois couches, deux longitudinales séparées par une circulaire; ses contractions suivent également le type péristaltique, progressant de haut en bas.

La couche longitudinale externe est très mince; ses plans profonds sont en partie pénétrés par les fibres circulaires moyennes, tandis que son plan superficiel reçoit les fibres du ligament de l'ovaire, du ligament rond, du ligament utéro-sacré et le feuillet musculaire des ligaments larges; un gros faisceau médian se détache nettement sur l'utérus gravide.

La couche circulaire moyenne est la portion fondamentale, les deux tiers de la paroi. Elle est très nette et bien développée sur des embryons humains ou des cornes utérines d'animal.

Sa couleur est rouge sombre, à cause des grosses veines qu'elle renferme et qui sont creusées en sinus au milieu d'elle. Cette disposition toutefois n'existe pas pour le col, qui n'a pas de sinus, et dont les trois couches de muscles sont du reste plus simples et plus régulières. Nous signalerons seulement les anneaux concentriques qui entourent la partie interstitielle de la trompe, sans se confondre d'ailleurs avec la couche circulaire propre de ce conduit. Il y a en ce point accumulation des puissances péristaltiques pour entraîner l'ovule à travers son étroite filière et peut-être aussi pour fermer l'orifice à un mo-

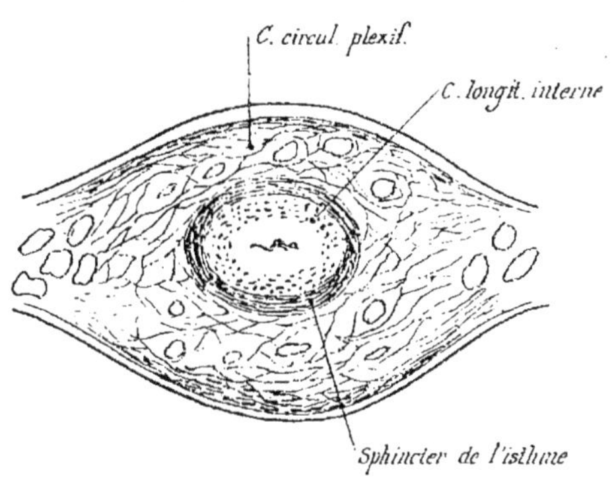

Fig. 107. — Coupe transversale par l'isthme de l'utérus.

ment donné, — puis le *sphincter de l'isthme*, faisceau circulaire de 2 millimètres d'épaisseur, constitué par le plan le plus interne de la couche moyenne. Cet anneau fait relief sous la muqueuse de l'orifice interne ; il doit certainement jouer un rôle dans les occlusions spasmodiques de l'utérus. Il suit de là que la cavité du corps a ses trois orifices fermés par autant de sphincters qui assurent son indépendance.

La couche longitudinale interne manque dans les cornes utérines et apparaît la dernière chez l'embryon. Elle est mince (1 millimètre d'épaisseur), pénétrée par le tissu conjonctif de la muqueuse ; d'étroits prolongements émanent de son plan le plus interne et s'interposent en direction radiée entre les tubes glandulaires.

3° *Tunique muqueuse.* — La muqueuse utérine a partout une épaisseur moyenne de 1 millimètre et partout aussi elle adhère intimement à la musculeuse sous-jacente sans interposition de sous-muqueuse, sans glissement ou décollement possibles. Les caractères sont différents sur le corps et le col.

La muqueuse du corps est lisse, rouge pâle, très friable, très altérable après la mort; elle est plus mince que celle du col. Seule elle est le siège de la fluxion menstruelle; à ce moment, elle est rouge, tomenteuse, ponctuée de points hémorragiques, triplée d'épaisseur; seule elle devient la caduque dans la grossesse, s'élimine et se régénère après l'accouchement. Son épithélium est cylindrique cilié, à mouvements allant du fond vers le col; de nombreuses glandes en tubes s'enfoncent entre les faisceaux musculaires; le liquide sécrété est séreux et filant.

La muqueuse du col n'est ni menstruelle, ni puerpérale. Plus blanche, plus dense, plus épaisse, elle présente plusieurs détails de structure importants. D'abord, elle est parcourue par des nervures saillantes que la distension n'efface pas, et qu'on appelle les *plis palmés* ou *lyre, arbre de vie*. Ils sont dus à des faisceaux musculaires sous-muqueux, à dispositions arborescentes. Il y a deux arbres de vie, un en avant, un en arrière, asymétriquement placés de façon que les troncs ne se superposent pas, mais se juxtaposent, et que leurs branches elles-mêmes tendent à s'imbriquer; la cavité est ainsi mieux fermée. Le tronc ou rachis de chaque arbre commence à l'orifice externe, où on peut entrevoir son pied, si l'orifice est ouvert, et monte jusqu'à l'orifice interne; les plis secondaires greffés sur ce tronc divergent en feuilles de fougère. Chez la jeune fille, l'arborisation est très dessinée et la tige se prolonge jusqu'à l'orifice des trompes; la grossesse l'efface en partie, et, à la longue, la rend méconnaissable. Entre les plis sont des sillons où débouchent des glandes. La signification de ces plis, peut-être simples plis de fermeture, est inconnue; leur maximum est à l'âge fœtal.

L'épithélium du col est en plusieurs points un épithélium de transition. Les cellules ciliées occupent encore toute la partie sus-vaginale et tous les sillons de la portion inférieure, souvent jusqu'au voisinage même de l'orifice ; mais le pourtour de cet orifice est couvert par l'épithélium pavimenteux du vagin, qui s'avance plus ou moins loin sur le dos des plis palmés sous forme d'épithélium cylindrique stratifié (Toldt). Dans les sillons débouchent des glandes en grappe, courtes mais volumineuses ; elles sécrètent un mucus alcalin, clair, épais, gélatiniforme, qui

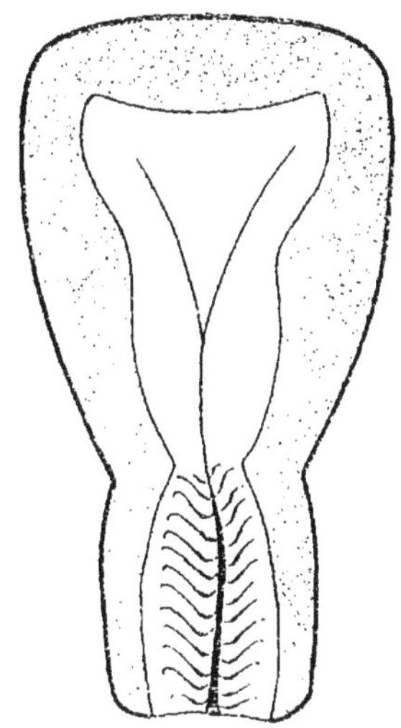

FIG. 108. — Arbre de vie de l'utérus.

se prend en bouchon et qui est très marqué dans certaines circonstances (bouchon muqueux des nouveau-nés et de la grossesse) ; il joue probablement un rôle important comme milieu de progression pour les spermatozoïdes. Ce sont ces glandes, hypertrophiées et formant vésicules par la rétention de leur produit, que Naboth (Leipzig, 1694) avait pris pour des œufs véritables.

La muqueuse du museau de tanche appartient au vagin et non à l'utérus.

L'utérus est attaché au bassin, dans le sens des trois dimensions, par trois paires de ligaments : des ligaments antérieurs ou ligaments ronds, des ligaments postérieurs ou utéro-sacrés, des ligaments latéraux ou ligaments larges.

Ligaments ronds. — Les ligaments ronds, bien que placés sur le côté dans la plus grande partie de leur trajet, sont bien des ligaments antérieurs, car ils aboutissent à la symphyse

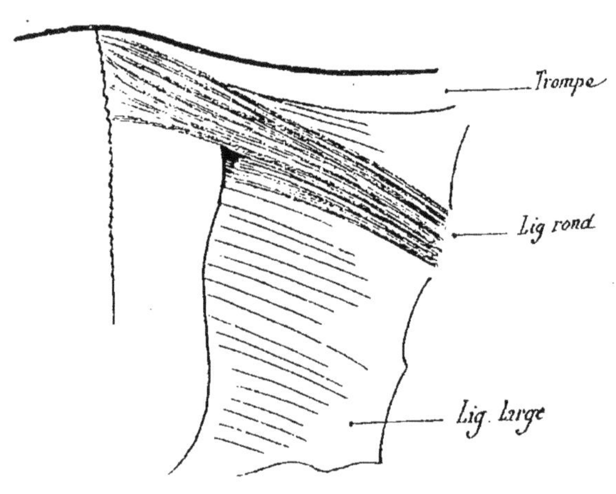

Fig. 109. — Insertion utérine du ligament rond.

pubienne, et leur traction amène l'utérus en avant. Ce sont deux cordons arrondis étendus des angles supérieurs de l'utérus à la région pubienne.

Leur longueur est de 12 centimètres et leur diamètre, d'abord de 5 à 7 millimètres vers leur origine, est de 3 à 4 dans la plus grande partie du trajet. Ils sont du reste si variables dans leur développement qu'ils peuvent différer du triple ; dans la grossesse, ils atteignent le volume du petit doigt.

Trajet. — L'insertion utérine se fait non pas à l'angle même, mais au-dessous de cet angle et de l'origine de la trompe, sur le bord et la face antérieure de la matrice. Les fibres lisses du ligament s'irradient à la surface et sur le fond de celle-ci, mêlées à ses fibres superficielles, dont elles semblent une émanation.

De là, le ligament rond descend obliquement dans le ligament large (portion dite pelvienne), appliqué contre sa lame antérieure, qui lui forme dans certains cas un mésentère imparfait, appelé *aileron antérieur ;* du ligament large il passe dans le grand bassin (portion iliaque), toujours sous le péritoine, puis embrassant dans sa courbure la courbure inverse de l'artère épigastrique, pénètre dans le canal inguinal qu'il suit dans toute sa longueur (portion inguinale).

Dans le trajet inguinal, le ligament, toujours à l'état de cordon plein et non dissocié, adhère par l'insertion de ses fibres striées

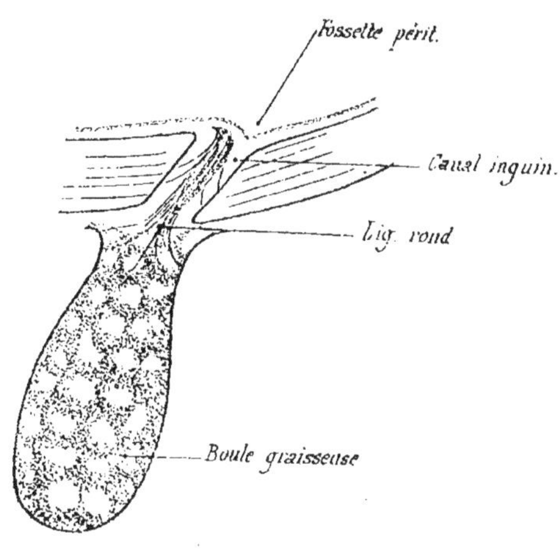

Fig. 110. — Insertion pubienne du ligament rond.

aux parois du canal ; il est enveloppé d'un manchon graisseux qui le masque. Le péritoine, au niveau de l'orifice interne, se déprime en fossette et se fixe au ligament, assez fortement quelquefois, pour qu'en allongeant celui-ci de 5 à 8 centimètres par traction on courre le risque de faire un trou au péritoine (Beurnier).

A la sortie de l'orifice, il s'éparpille en pinceau tendineux dans le tissu cellulo-graisseux de la grande lèvre et du mont de Vénus; quelques filaments vont jusqu'à la face antérieure de la symphyse et à l'aponévrose du pectiné. Il faut remarquer qu'un certain nombre des fibres musculaires striées de la portion inguinale vont se fixer à l'épine pubienne et au canal inguinal; ce sont ces adhérences tendineuses qu'il faut libérer dans l'opération d'Alexander, avant de tirer sur le ligament. L'éparpillement du ligament dans la couche adipeuse et la nature conjonctive de ces filaments rendent sa recherche très difficile hors de l'anneau; c'est dans le canal qu'on est sûr de le trouver.

Structure. — Le ligament rond est composé de fibres lisses mêlées de tissu élastique; ces fibres sont pâles, anastomosées

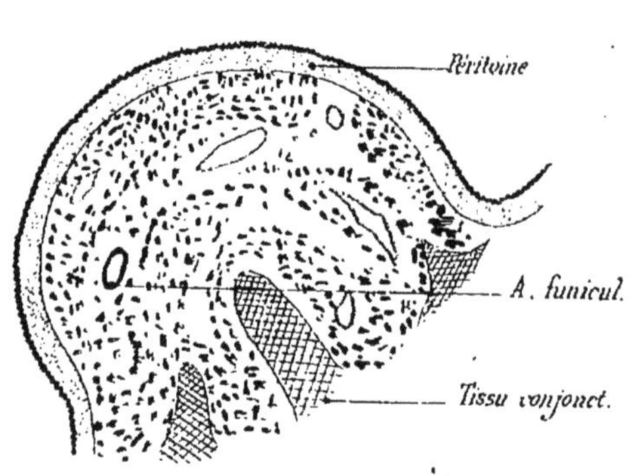

Fig. 111. — Coupe du ligament rond.

en réseaux allongés dans le sens du trajet. Au centre est un espace conjonctif, celluleux, renfermant des vaisseaux nombreux et des nerfs qui vont d'un bout à l'autre sans donner de branches. Nous mentionnerons l'artère funiculaire ou crémastérine qui vient de l'hypogastrique; un plexus veineux, où le cours du sang se fait de l'utérus au pli de l'aine, et qui se déverse dans les veines épigastrique et fémorale, plexus considérable dans la grossesse et dans certaines circonstances affecté de varices; enfin, un rameau du nerf génito-crural et quelques troncs lymphatiques.

La portion inguinale renferme constamment des fibres striées; les unes viennent du petit oblique et du transverse, mais le plus grand nombre d'entre elles sont indépendantes et s'insèrent à l'épine pubienne et au canal. Elles s'étendent, mêlées aux fibres lisses, sur une longueur très variable; tantôt elles cessent au bout de 1 centimètre, tantôt elles se prolongent jusqu'à l'utérus.

Ce mélange de fibres lisses et striées et ce trajet du canal inguinal donnent au ligament rond une grande analogie avec le gubernaculum du testicule; mais il n'en est qu'une portion séparée et inutilisée. Le gubernaculum est chez la femme scindé en deux segments : un segment supérieur, ou ligament ovarien qui seul dirige la marche de l'ovaire dans le bassin; un segment inférieur ou ligament rond, rattaché au premier à travers l'utérus, et qui dépouillé de son rôle conducteur, incapable même de servir d'organe de fixation, se transforme en simple cordon vasculaire de l'utérus, tout à fait semblable au cordon vasculaire de l'ovaire. Il est beaucoup moins développé chez les animaux que chez la femme.

Canal de Nuck. — Le ligament rond fœtal est accompagné dans son trajet inguinal par un prolongement du péritoine, connu sous le nom de *canal de Nuck*. Ce diverticule séreux, sorte de vaginale rudimentaire, atteint son maximum du quatrième au huitième mois de la vie intra-utérine : il a alors 6 millimètres de long. Dès la naissance, ou même dès la fin de la grossesse, il s'oblitère comme le canal vagino-péritonéal, et comme lui est sujet à des anomalies dans son occlusion.

Zuckerkandl a constaté quatre fois sa persistance, dont trois fois des deux côtés, sur dix-neuf enfants de un à douze ans. Camper et Cruveilhier l'ont rencontré assez souvent sur les femmes les plus âgées, et Ramonède en a donné un moule provenant d'une femme de soixante-cinq ans, où l'on voit une série de dilatations et d'étranglements. La persistance du canal de

Nuck crée une prédisposition aux hernies inguinales comme chez l'homme. La plupart des hydrocèles de la femme sont des kystes de sa cavité.

Ligaments utéro-sacrés. — Les ligaments utéro-sacrés ou ligaments postérieurs sont tendus transversalement de la partie postérieure de l'utérus à la face antérieure du sacrum.

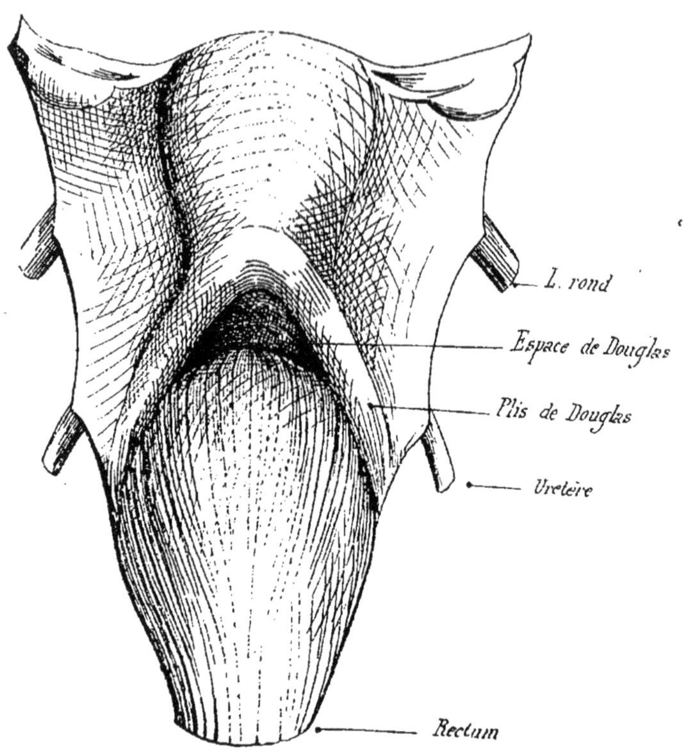

FIG. 112. — Ligaments utéro-sacrés et espace de Douglas.

Ils s'insèrent en avant à la partie extra-vaginale du col au-dessous de l'isthme ; leurs fibres musculaires les plus internes s'entrecroisent sur la ligne médiane, les autres se confondent avec les fibres utérines du plan superficiel et les fibres vaginales ; de là ils se portent sur les côtés du rectum, qu'ils embrassent dans leur concavité et se prolongent jusqu'au sacrum. L'insertion postérieure se fait, en petite partie au bord du rectum par continuité de fibres musculaires, en grande partie à la face antérieure de la troisième vertèbre sacrée, en dedans de la symphyse sacro-iliaque.

Les ligaments postérieurs sont formés d'un faisceau plat de fibres musculaires lisses, large de 6 millimètres. Elles sont recouvertes par un pli du péritoine, tantôt peu marqué, tantôt bien détaché en relief, appelé *pli semi-lunaire* ou *falciforme de Douglas*. Ces mêmes plis existent chez l'homme, comme nous l'avons vu, ordinairement moins nets, en raison de l'absence du faisceau musculaire. Outre le ligament, le repli péritonéal contient du tissu cellulo-adipeux et des vaisseaux, surtout veineux, qui relient les circulations utérine et rectale.

Au-dessous des replis, la cavité péritonéale se prolonge en une sorte de fosse ou arrière-cavité, profonde de 1 à 3 centimètres, appelée *espace* ou *cul-de-sac de Douglas* ; elle correspond à la portion intra-vaginale du col dont elle est séparée par le vagin ; c'est le point le plus déclive de la cavité abdominale.

Ligaments larges. — Les ligaments larges sont deux lames péritonéales étendues transversalement des bords de l'utérus à la paroi du bassin.

Leur forme quadrilatère, découpée sur les bords et parcourue par des replis saillants, les a fait comparer à une aile de chauve-souris. Leur direction en hauteur est comme celle de l'utérus, presque verticale sur le sujet debout ; dans le sens horizontal, elle est transversale, mais un peu concave en avant. Il en résulte une cloison qui divise le petit bassin en deux cavités ou chambres non communicantes.

Ils sont constitués par deux feuillets péritonéaux accolés, un antérieur, un postérieur. Ces feuillets n'ont pas les mêmes dimensions ; par suite de la réflexion du péritoine au niveau de l'isthme sur la surface antérieure, alors qu'en arrière il se prolonge jusque sur le vagin, le feuillet antérieur descend moins bas que l'autre.

Leur bord interne s'évase pour laisser passer les vaisseaux ;

il se fixe aux lèvres correspondantes du bord utérin, et comme l'utérus bombe fortement en arrière, les ligaments larges se trouvent dans le même plan que la face antérieure. Ils forment ainsi un mésentère à l'organe, mais un mésentère à deux hiles. — Leur bord externe est également dédoublé dans sa partie inférieure; appliqué contre la paroi du bassin, que

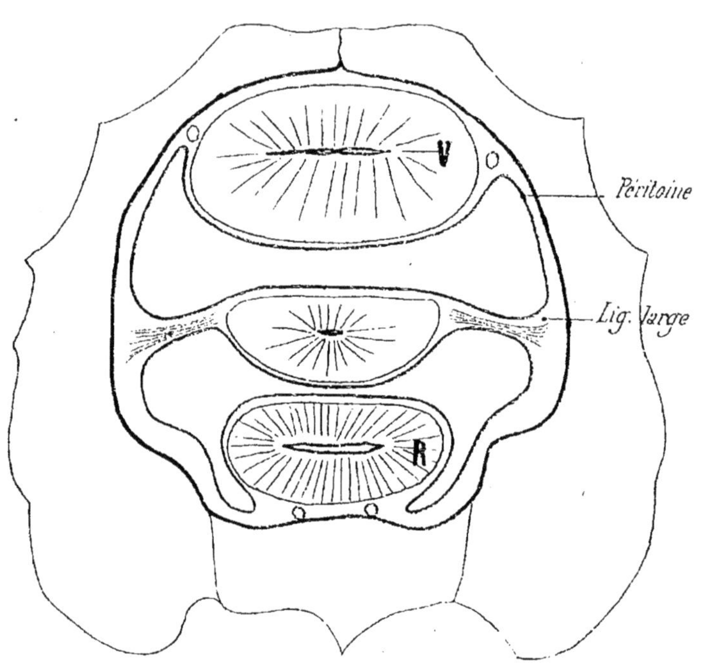

Fig. 113. — Coupe transversale du bassin; les vaisseaux en bleu.

couvre l'aponévrose de l'obturateur, il livre passage au ligament rond et aux vaisseaux utérins; mais en haut c'est un repli libre, tendu entre le pavillon et l'extrémité externe de l'ovaire. — Le bord inférieur, ou base du ligament, répond à l'aponévrose périnéale supérieure; il est très large, occupé au milieu par l'uretère, les gros vaisseaux et leur gaine fibreuse, et, autour du tractus vasculaire, par du tissu adipeux et une couche cellulaire continue avec celle qui entoure le col de l'utérus. — On appelle à tort bord supérieur toute la partie flottante du ligament ; le bord supérieur vrai est le repli libre qui entoure en haut la trompe de Fallope.

La trompe, l'ovaire et le ligament rond sont contenus entièrement ou partiellement dans le ligament large qui leur

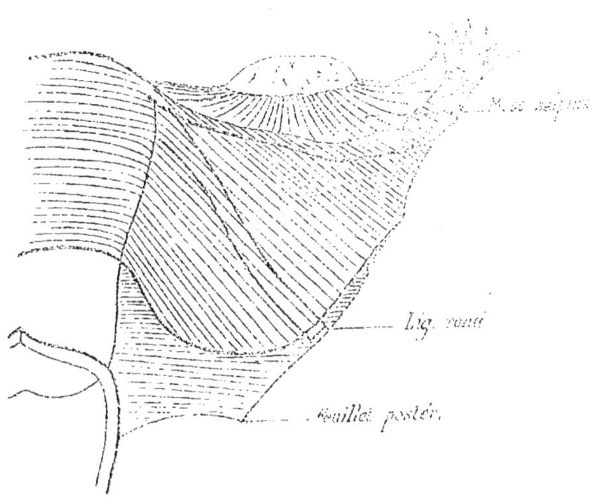

Fig. 114. — Le ligament large, vu de face et par devant.

fournit des méso, appelés *ailerons*. L'aileron inférieur ou antérieur est le repli qui entoure le ligament rond ; il est peu marqué et souvent nul. L'aileron supérieur ou moyen est cette mince lame, triangulaire en sens transversal, qui s'étend de l'ovaire à la trompe pour envelopper celle-ci : sa base est externe et libre, occupée par le ligament tubo-ovarien et la frange ovarique. On l'appelle plus souvent aujourd'hui le méso-salpinx. Enfin l'aileron postérieur, très court, entoure le ligament de l'ovaire et le pédicule vasculaire de la glande ; mais il ne couvre pas la glande même, dont l'épithélium extérieur est différent ; un liseré blanc et denté marque nettement la distinction des deux revêtements. Par conséquent, l'ovaire n'a pas d'enveloppe péritonéale et sur son bord adhérent, comme sur le bord du pavillon, il y a contiguité de deux épithéliums très différents, un séreux et un muqueux.

Structure. — Les ligaments larges sont constitués par le péritoine, enfermant entre ses deux lames une atmosphère cellulo-adipeuse, mêlée de fibres musculaires et traversée par les paquets vasculo-nerveux.

Le péritoine, très mince dans le méso-salpinx, est épais dans toute la partie inférieure, conformé sur le type pariétal et doublé d'une membrane fibreuse fenêtrée, à faisceaux connectifs très épais et très résistants (Renaut). Cette membrane peut à la rigueur se disséquer. La direction générale des fibres est transversale de l'utérus au bassin : c'est un plan de soutien qui a pour but d'assurer la rigidité de la séreuse et l'empêche de s'affaisser sous le poids des organes qu'elle porte ; il lui permet de résister à une pression de deux atmosphères entre ses lames.

Tandis qu'en bas le péritoine a une doublure fibreuse, en haut c'est une doublure musculaire de fibres lisses qui s'applique en mince feuillet sur sa face profonde et lui adhère intimement. On ne voit bien ces lames rougeâtres que chez les grands mammifères ou bien chez la femme pendant la grossesse. Luschka les a trouvées hypertrophiées dans les cas où le ligament avait à supporter un effort anormal comme dans le prolapsus utérin. En dehors de ces conditions, elles ne sont reconnaissables que sur la base de l'aileron supérieur, autour de la trompe et de ses vaisseaux, dans le pédicule de l'ovaire et tout le long du bord utérin où elles semblent une émanation membraneuse des fibres superficielles de l'organe, comme les formes plus compactes des ligaments rond, ovarien et utéro-sacré.

Sous le péritoine ainsi doublé est une couche cellulo-adipeuse où cheminent la trompe, les vaisseaux, les cordons musculaires. Réduite à une minceur extrême dans le méso-salpinx, elle s'épaissit à mesure qu'on descend et devient importante à la base du ligament. A ce niveau elle est traversée par une masse dense englobant les vaisseaux utéro-vaginaux, que j'ai décrite sous le nom de lame fibro-vasculaire ou *gaine des vaisseaux*. Les vaisseaux de l'utérus et du vagin, quand ils quittent la paroi pelvienne, ne sont placés ni sous le péritoine, ni sous l'aponévrose périnéale supérieure, mais dans cette aponévrose même creusée en canaux, et recouverts par un mince feuillet de dédoublement. Sur les bords de l'utérus et du vagin, les vaisseaux prennent un accroissement énorme par la formation des plexus veineux. Ils se disposent en une masse trian-

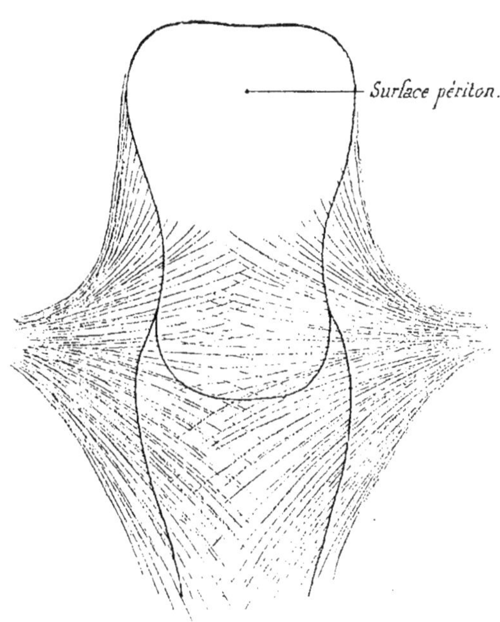

Fig. 115. — La gaine vasculaire vue de face.

gulaire allongée dont la base correspond à toute la longueur du bord utéro-vaginal. Cette masse est engainée par un feuillet fibreux, émané de l'aponévrose périnéale. Au niveau de l'utérus, elle est contenue dans l'épaisseur du ligament large. Le feuillet fibreux est doublé sur sa face profonde d'une lame musculaire très apparente qui se prolonge sur l'utérus et le vagin et se confond avec leurs fibres superficielles. Toute la cavité qu'il limite est cloisonnée de tractus denses, conjonctifs et musculaires, formant un système aréolaire dans lequel sont enserrés les vaisseaux, et qui rend très pénible la dissection des plexus veineux et des artères utéro-vaginales. Sur l'utérus même, le feuillet fibreux se prolonge et couvre les deux faces du col; en avant, il remonte jusqu'au point où le péritoine devient viscéral et adhérent; en arrière, il arrive également jusqu'à l'isthme, car nous avons vu qu'à partir de ce point le péritoine épais et non adhérent prenait le type pariétal. Il est facile à séparer de la séreuse, mais il fait corps avec l'organe sous-jacent dont on ne le détache que par une longue macération, et alors le tissu utérin s'allonge avec la plus grande facilité. Nous retrouverons les mêmes caractères sur presque toute la longueur du vagin. C'est cette enveloppe solide et serrée, véritable gaine aponévrotique du muscle utérin et vaginal, que Boivin et Dugès ont exactement décrite sous le nom de tunique utéro-sous-péritonéale.

La répartition du tissu cellulaire en nappes ou en traînées dans le ligament large crée des espaces que l'on peut injecter pour étudier le siège et la marche des abcès.

On constate ainsi : 1° dans l'aileron supérieur, une mince traînée placée à la partie inférieure de la trompe et contenant des vaisseaux; 2° dans les autres ailerons, un assez large espace entre le ligament rond et le ligament de l'ovaire, d'abord indivis, puis bifurqué à mesure que ces deux ligaments se séparent. — On a vu des fusées purulentes ou des infiltrations plastiques, consécutives à des phlébites ou à des lymphites, suivre ces trois voies et disséquer les organes qu'elles contiennent.

3° Le vaste espace qui occupe toute la base du ligament large, entre les feuillets péritonéaux et la gaine vasculaire. C'est le siège du phlegmon type du ligament large, dont l'existence a été contestée à tort et dont j'ai rapporté une autopsie démonstrative. Les injections à la gélatine ou la marche des abcès montrent que de ce foyer central les irradiations se font de la façon suivante : en haut, l'abcès est arrêté par l'aileron supérieur, dont les minces feuillets sont collés comme deux lames de verre ; en bas, par l'aponévrose périnéale ; en dedans, il est limité par l'utérus, mais sur le corps seulement, car le col a ses deux faces au contact d'une atmosphère celluleuse communicante d'un côté à l'autre, de là les prolongements antérieurs et postérieurs des phlegmons qui prennent le col en croissant.

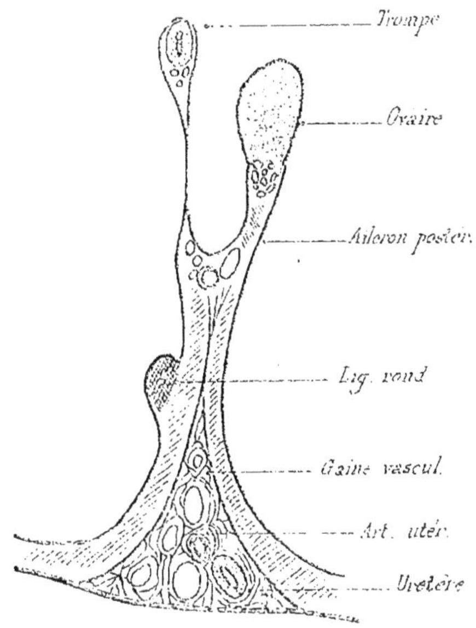

Fig. 116. — Coupe antéro-postérieure du ligament large.

L'espace est surtout libre le long du vagin contre le cul-de-sac latéral où l'injection affouille le sinus vésico-vaginal, d'où les saillies, les œdèmes qu'on sent dans le cul-de-sac du vagin. Bien plus rares sont les prolongements antérieurs vers la vessie, ou en arrière vers l'échancrure sciatique qui ouvre une issue dans la région fessière. C'est en dehors, sur la paroi pelvienne, qu'est en quelque sorte la voie d'échappement normal, au point où les feuillets péritonéaux s'écartent pour le passage des vaisseaux ;

par là, l'injection ou le phlegmon envahissent la fosse iliaque et font saillie au-dessus du pli de l'aine, et si leur marche s'étend, ils s'étalent sous forme de plastron sur la paroi abdominale ou fusent dans la région lombaire.

Quant à la gaine vasculaire et à son système caverneux, son inextensibilité fait qu'elle n'est jamais le siège de grandes collections purulentes. On l'a vue, dans les phlébites puerpérales, transformée en une masse lardacée qui contenait des veines purulentes et dilatées; les abcès qui entourent ces veines sont toujours très petits et n'ont pu être reconnus qu'à l'autopsie.

Organes embryonnaires. — Les ligaments larges renferment, comme on vient de le voir, les organes les plus divers — l'ovaire, la trompe avec les ovaires et pavillons accessoires inconstants — le ligament rond et le ligament ovarien — les vaisseaux et les nerfs — exceptionnellement des capsules surrénales accessoires que nous avons signalées — enfin des organes rudimentaires, restes inutiles de la vie fœtale, qui sont l'hydatide de Morgagni, l'organe de Rosenmüller et le canal de Gartner.

1° *Hydatide de Morgagni.* — L'hydatide ou vésicule de Morgagni est une vésicule pédiculée, attachée au bord libre du méso-salpinx ou à une des franges du pavillon et pendante dans la cavité péritonéale. Le pédicule est plein et sa longueur est très variable, depuis quelques millimètres jusqu'à plusieurs centimètres; le kyste qui lui est appendu contient un liquide transparent; la paroi est tapissée d'un épithélium cylindrique cilié ou non. Elle existe une fois sur quatre. On l'a considérée tantôt comme l'extrémité inutilisée du canal de Müller, tantôt comme un reste du rein primitif. On l'a vue former des kystes volumineux.

Une autre vésicule, sessile, se rencontre quelquefois au même niveau, concurremment avec l'hydatide pédiculée; j'en ai vu aussi de pédiculées le long du bord supérieur du méso-salpinx.

2° *Organe de Rosenmüller.* — L'organe de Rosenmüller (parovaire, paroophore) est contenu entre les deux lames de l'aileron de la trompe, au-dessus de l'ovaire.

Sa forme est celle d'un triangle dont la base, longue de

1 à 2 centimètres, est parallèle à la trompe, dont la pointe aboutit à l'extrémité externe de l'ovaire et semble s'engager dans son hile. En l'étalant, on voit qu'il se compose de quinze à vingt canaux blanchâtres qui commencent vers le hile de l'ovaire par un cul-de-sac ampullaire, puis montent en éventail de plus en plus flexueux, pour s'embrancher sur un canal collecteur commun dirigé horizontalement. Ce canal à lumière étroite est tapissé, comme les tubes, d'un épithélium cylindrique cilié et contient un liquide transparent.

Le parovaire s'atrophie dès la naissance; il est à peine reconnaissable chez les femmes âgées et peut même disparaître complètement. L'origine de ses tubes sur la tête de l'ovaire, leur trajet flexueux, leur insertion en série sur un canal collecteur, sont autant de caractères qui rappellent la disposition des vaisseaux efférents du testicule et de l'épididyme. C'est donc un reste inutilisé du corps de Wolff fœtal.

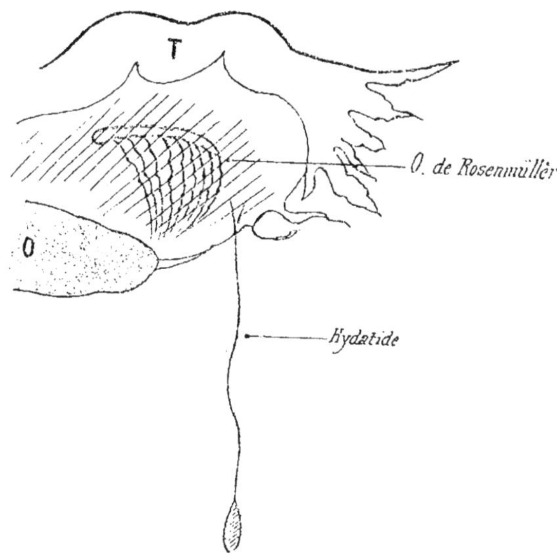

FIG. 117. — Organes embryonnaires du ligament large.

3° *Conduit de Gartner.* — Le canal collecteur de Rosenmüller se prolonge bien plus loin en dedans, chez l'embryon. Cette partie interne du canal persiste chez beaucoup d'animaux adultes, notamment les solipèdes, les ruminants, les porcs, ainsi que Gartner l'a démontré par des injections au mercure. Chez la vache et la truie, ce sont de longs conduits à paroi externe fibro-musculaire, à paroi interne épithéliale, contenant du liquide et logés dans les parois latérales de l'utérus et du vagin. Ils s'ouvrent en bas à la vulve par un orifice voisin du méat urinaire.

Après des discussions contradictoires, on admet aujourd'hui que chez la femme ils disparaissent complètement. Ils sont englobés, dès le milieu de la vie fœtale, par la musculature utérine au niveau de l'isthme, et ne se prolongent qu'à une petite distance dans la paroi supérieure du vagin. On en retrouve des vestiges chez un tiers des sujets adultes, sous forme de canal ou simplement de cordon musculaire. Les cas cités comme persistance complète sont très contestables.

Les ligaments que nous venons de décrire, joints à l'attache vaginale et au péritoine du cul-de-sac utéro-vésical, interviennent d'une façon différente dans la statique de l'utérus.

Il faut d'abord mettre hors de cause les ligaments ronds; ils ne sont jamais tendus, leur insertion périphérique est très imparfaite, leur rôle fixateur est à peu près nul. C'est à la condition de les raccourcir et de les attacher à la paroi abdominale qu'Alexander les a transformés en ligaments véritables pour corriger la rétroversion et le prolapsus. Ils deviennent alors, suivant sa comparaison, les câbles ou amarres qui maintiennent l'équilibre du vaisseau sur une mer tranquille et qui résistent seulement aux tractions momentanées; d'ailleurs, les deux ligaments ronds réunis peuvent résister à une traction de 1 kilogramme (Beurnier).

Restent les ligaments utéro-sacrés et les ligaments larges. Les premiers amarrent l'utérus au sacrum, l'empêchent de s'élever ou de s'abaisser, en même temps qu'ils agissent comme rétracteurs et préviennent la compression de la vessie par le col. On sent très bien qu'ils sont tendus quand on fait mouvoir l'organe dans le sens vertical; on peut, par des tractions, amener chez un certain nombre de femmes le col utérin jusqu'à la vulve, mais le plus souvent on dépasse ainsi la limite de leur élasticité et l'on n'est pas sûr qu'elle se restitue intégralement. Leur relâchement à la suite de la grossesse est une prédisposition grave au prolapsus.

Les ligaments larges sont les vrais ligaments suspenseurs de l'utérus; ce rôle est surtout bien évident chez les animaux à station horizontale. Ils préviennent tout à la fois la chute en avant ou en arrière (anté et rétro-version) et sur le côté (latéro-version), et assurent la stabilité dans le plan antéro-postérieur et le plan horizontal, comme les ligaments utéro-sacrés dans le plan vertical.

Fixé ainsi par ces ligaments, l'utérus n'est pas en équilibre instable ou indifférent. Il n'y a d'ailleurs pas de vide autour de lui, son corps est partout au contact du liquide péritonéal ou de l'intestin, et il subit comme tout autre viscère la pression intra-abdominale. Tout déplacement momentané, produit par la variation dans la masse qui l'entoure, est suivi du retour à la position normale par l'élasticité et la tonicité des attaches; seules, des conditions pathologiques prolongées peuvent entraîner des déviations permanentes.

Evolution. — Jusqu'à la fin du cinquième mois, l'utérus formé par l'accolement de la partie moyenne de deux conduits, les canaux de Müller, est bicorne, ainsi qu'on le trouve toute la vie chez un grand nombre d'animaux. De cette origine, par deux cavités distinctes adossées puis fusionnées, il résulte qu'un arrêt de développement peut se traduire par un utérus double ou un utérus cloisonné, ou un utérus bicorne.

A la naissance, il a près de 3 centimètres de longueur. Il est remarquable par plusieurs caractères : une flexion forcée, qui est le plus souvent une antéflexion ou encore une latéro-flexion ou même une torsion sur l'axe — la petitesse du corps et la longueur bien supérieure du col — la forme conique et pointue de ce dernier, en museau de taupe, faisant une longue saillie dans le vagin — les rides profondes qui couvrent en lamelles la portion intra-vaginale, et l'étendue de l'arbre de vie dont les ramifications se prolongent dans toute la cavité, en convergeant vers les trompes, comme pour se relier aux plis de la muqueuse tubaire — le bouchon muqueux, qui ferme la cavité du col et ne disparaît qu'au bout de quelques mois.

Le développement de l'utérus ne se fait que lentement. A la puberté, il est en retard sur l'ovaire et reste souvent plusieurs années avant de prendre son plein développement. La persistance d'un type infantile reconnaissable à la longueur, à la conicité du col et à la petitesse de tout l'organe n'est pas rare; elle explique un grand nombre de stérilités, d'autant plus qu'elle est ordinairement liée à un arrêt de développement semblable des trompes et de l'ovaire.

L'utérus vierge normal a pour caractères : la rectitude de son bord supérieur, l'aplatissement des faces, la forme nettement triangulaire du corps, l'isthme bien marqué, le col un peu effilé avec un orifice complètement fermé ne dépassant pas 5 à 6 millimètres, et une lèvre postérieure peu développée, une cavité qui a 50 à 55 millimètres au plus et se répartit par moitié entre le col et le corps, un arbre de vie délicat, souvent à plis lamelleux et prolongé jusqu'à l'orifice des trompes.

Chaque menstruation accroît momentanément le corps de l'utérus et le fait peu à peu prédominer sur le col. La grossesse a une influence autrement puissante sur la matrice. Sans parler des changements de structure de sa musculature et de sa muqueuse, et du prodigieux développement de ses vaisseaux, il suffit de savoir qu'en neuf mois elle augmente de cinquante fois son volume primitif; le poids monte à 7 ou 800 grammes.

Après la ménopause, l'utérus subit un lent mouvement d'involution qui le conduit vers soixante ans au type sénile. Dans cet état, l'organe atrophié, méconnaissable, ressemble à la prostate; il est souvent en rétro-version complète. Le col, dévoré par les accouchements antérieurs, a presque disparu. Les points étroits de la cavité, l'orifice vaginal et surtout l'orifice interne tendent à s'oblitérer ou ne sont plus qu'une fente capillaire perméable seulement à une injection de mercure; la cavité du corps ainsi fermée et cloisonnée par des adhérences renferme une certaine quantité de liquide enkysté.

Vaisseaux et nerfs. — L'ovaire et l'utérus ont une circulation des plus riches, utilisée non point par leur nutrition, mais par leurs fonctions menstruelles. Quant à l'utérus gravide, il nécessite un accroissement rapide de ses vaisseaux, puisque indépendamment de son augmentation propre, de cinquante fois environ, il contient et nourrit le fœtus qui arrive au poids de trois kilogrammes et plus.

1° *Artères.* — Tous les organes que nous venons d'étudier sont alimentés par deux artères principales : l'ovarienne et l'utérine, et une artère accessoire, la funiculaire.

L'artère *ovarienne*, née de l'aorte, près de la rénale, comme la spermatique, descend jusqu'au bord externe du ligament large et s'y divise en deux branches, une tubaire et une ovarienne.

La branche tubaire, qui longe le bord inférieur de la trompe de Fallope dans le méso-salpinx, est destinée à ce conduit qu'elle suit jusqu'à l'angle utérin ; les rameaux qu'elle lui donne sont si nombreux qu'on a cru longtemps à l'érectilité de la trompe. Dans certains cas, l'oviducte n'a pas une artère unique, mais une série de rameaux qu'il emprunte à l'ovarienne.

La branche ovarienne, beaucoup plus considérable, très flexueuse, s'engage dans l'aileron postérieur, d'où elle émet vers le hile de l'ovaire des rameaux multipliés qui s'irradient dans le stroma en disposition hélicine et entourent de leurs réseaux capillaires les vésicules de Graaf. Sans être épuisée par tout ce qu'elle a fourni à la glande, elle poursuit son trajet jusqu'à l'utérus et répand ses ramifications terminales sur le corps et le fond, en s'anastomosant avec l'artère utérine.

L'artère *utérine*, née de l'hypogastrique, suit la courbe de la paroi pelvienne, se réfléchit vers le col utérin et remonte sur le côté de l'organe jusqu'à son angle. Elle est engainée dans un feuillet de l'aponévrose périnéale supérieure qui l'enveloppe sur toute son étendue. Elle est d'abord descendante, le long de la paroi, sur une longueur de 6 à 7 centimètres; puis transversale, à son point de réflexion, qui se fait par une anse ou crosse convexité inférieure, située au-dessus du cul-de-sac latéral du vagin, à 10 ou 15 millimètres du col utérin; et enfin verticale ascendante, le long du bord de l'utérus, contre lequel elle est collée et fixée par l'insertion des faisceaux de la gaine vasculaire.

Elle fournit comme branches collatérales : un éventail de cinq à six branches grêles, qui partent de la convexité de l'anse et se répandent sur le vagin et la vessie — quelques branches rectilignes au col de l'utérus — la branche transversale de l'isthme qui s'anastomose avec celle du côté opposé et forme le cercle artériel d'Hughier; cette petite artère est quelquefois blessée dans les sections de l'orifice interne — douze à dix-huit

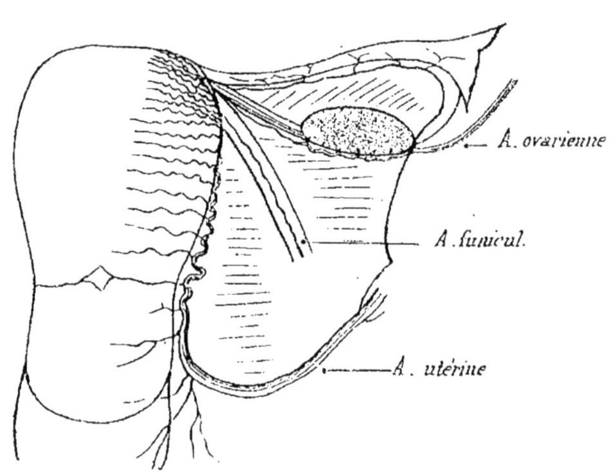

Fig. 118. — Circulation artérielle de l'utérus.

bouquets d'artères flexueuses au corps de la matrice — enfin l'anastomose avec l'ovarienne. Toute cette portion ascendante de l'utérine et toutes les branches qu'elle donne au corps sont remarquables par leur disposition enroulée en hélice, caractère qui se retrouve dans tous les organes exposés à des changements rapides de leur volume.

De son anastomose avec l'ovarienne résulte sur la corne utérine une masse artérielle considérable : c'est la grande région vasculaire de l'utérus, parce que c'est essentiellement la région de l'insertion placentaire.

La petite artère *funiculaire* de l'épigastrique suit le ligament rond qu'elle nourrit et se prolonge elle aussi jusqu'au confluent du fond de l'utérus. Il y a donc ceci de remarquable dans cet organe : d'abord, qu'il a deux hiles, un de chaque côté, ensuite que trois artères aboutissent à la fois sur un seul point de chacun de ces hiles vasculaires.

2° *Veines*. — La distribution veineuse rappelle dans son ensemble la distribution artérielle.

Le hile de l'ovaire est occupé par un réseau serré, auquel Rouget a attribué à tort le caractère érectile, mais qui peut du moins éprouver une certaine turgescence. Il se décharge dans le plexus *sous-ovarique*, qui occupe l'aileron postérieur, et qui, conjointement avec des veines émanées de l'utérus et de la trompe, va constituer le *plexus pampiniforme* très analogue à celui du testicule. Ce plexus, à veines nombreuses, anastomosées, imparfaitement valvulées, remonte dans la région lombaire et se résout par des fusions successives en une veine unique. La veine ovarienne, comme chez l'homme, se jette à droite dans la veine cave, sous une incidence oblique et avec une valvule suffisante à son embouchure ; à gauche dans la rénale, en direction perpendiculaire et sans valvule. On a expliqué par cette même disposition la plus grande fréquence du varicocèle ovarien à gauche.

Depuis le hile de l'ovaire jusqu'à la région lombaire, le plexus veineux et l'artère qui lui est mêlée sont enveloppés par une tunique de fibres musculaires lisses qui les lie en faisceau arrondi, et a certainement pour but d'aider à la circulation de retour ; elle concourt peut-être aussi à suspendre l'ovaire dans sa situation verticale. Rouget lui a donné le nom de ligament ovario-lombaire ; d'autres, de ligament rond postérieur ; il est plus simple de l'appeler le *cordon vasculaire*.

La circulation de l'utérus est plus compliquée. Les réseaux

sous-muqueux aboutissent à un système de *sinus* béants sur l coupe, et anastomosés, logés ou mieux incrustés dans la coucl musculaire moyenne qui les entoure de ses faisceaux plex formes. Ces sinus n'existent pas dans le col, ils sont partici liers au corps, comme la menstruation et la grossesse; leur plu grand développement est dans la région supérieure, au nivea de l'angle où se concentrent les veines comme les artères. C sont ces vastes espaces ouverts après l'accouchement qui expo sent aux hémorragies redoutables et à la pyohémie. Les sinu se déchargent dans les *plexus* utérins qui longent les bords d la matrice, plongés dans la gaine fibro-vasculaire, et s'étenden sans interruption du plexus ovarique au plexus vaginal. — A leur tour, ces plexus aboutissent à la veine utérine, branche d l'hypogastrique. Ils s'anastomosent avec ceux de la vessie et d rectum; toute la circulation veineuse du petit bassin est com municante.

Il nous reste à signaler les veines du ligament rond, com posées d'une veine principale et d'un réseau anastomotiqu autour d'elle. Elles communiquent à l'angle utérin avec l'uté rine et l'ovarienne, mais leur circulation se fait du côté de l paroi abdominale et des veines épigastrique et fémorale oi elles aboutissent. Ces veines représentent une voie dérivativ pour l'utérus dans la grossesse, et les varices volumineuses qu peuvent en être la conséquence prouvent leur importance à ce moment. Nous avons plus haut considéré le ligament rond, qu ne concourt ni à la descente de l'ovaire ni à la fixation de l'uté rus, comme étant lui aussi un simple cordon vasculaire identiqu à celui de l'ovaire.

3° *Vaisseaux lymphatiques.* — Les vaisseaux lymphatiques ont donné lieu, dans ces dernières années, à de nombreuses recherches en vue d'élucider le mode de propagation des mala dies utérines aux annexes. Poirier a récemment publié su cette question un travail complet que je résume ici en partie à grands traits.

L'utérus possède un triple réseau lymphatique : le réseau de la muqueuse, celui du col, très riche, communiquant avec celui du corps, beaucoup moins serré, à troncs plus gros — le réseau intra-musculaire, considérable, surtout vers les angles — le réseau sous-péritonéal, constitué par l'émergence et l'union des troncs profonds, et distinct d'un autre réseau séreux qui occupe la couche sous-endothéliale du péritoine partout où celui-ci couvre l'utérus et la trompe. Ces deux réseaux séreux et sous-séreux sont superposés et anastomosés, mais distincts : le premier est extrêmement superficiel, formé de vaisseaux capillaires, et n'occupe que le péritoine utérin et tubaire; le second est plus profond, ses branches sont plus grosses et couvrent tout l'utérus.

La trompe possède vraisemblablement une distribution identique. L'ovaire a des réseaux périfolliculaires autour des follicules de Graaf; leurs efférents descendent à travers la couche médullaire jusqu'au hile où ils se rassemblent en un plexus énorme, plus considérable que celui du testicule, le plexus ovarique.

Les vaisseaux efférents de ces trois organes suivent trois voies différentes, comme d'ailleurs les vaisseaux sanguins, pour aboutir à leurs réservoirs ganglionnaires. Ces voies sont le ligament rond, le bord inférieur du ligament large et son bord supérieur; aucun ne passe entre ces bords dans la partie moyenne du ligament.

Le premier groupe, tout à fait accessoire, est celui du ligament rond, qui suit le cordon vasculaire et se jette dans les ganglions inguinaux ou dans les ganglions iliaques qui sont immédiatement au-dessous de l'arcade crurale.

Le second groupe est celui du col. Tous les lymphatiques émergents sortent directement vers les bords ou y arrivent après un trajet transversal sur les faces, se rassemblent en deux ou trois troncs latéraux volumineux, plus gros chacun que l'artère utérine qu'ils enlacent. Ils cheminent avec elle d'abord à la base du ligament large, dans la gaine vasculaire, puis le long du bord externe, et se rendent aux ganglions latéraux du petit bassin, entre les branches de bifurcation de l'artère iliaque. Ces ganglions, dépendance des ganglions iliaques, sont au nombre de deux ou trois; le plus haut touche le détroit supérieur. Quand ils sont tuméfiés, on peut sentir les plus élevés par la palpation hypogastrique et les plus bas par le toucher vaginal; même sains, ils ne sont pas à plus de 3 à 5 centimètres de l'utérus en ligne droite; grossis par l'inflammation, ils se rapprochent fortement du cul-de-sac latéral.

Il n'y a pas de ganglion cervical. Aucun ganglion n'existe autour de l'utérus, hormis les ganglions iliaques. Ce qu'on a pris pour tel est un enroulement en peloton ou en anse flexueuse que forment les gros vaisseaux efférents du col, immédiatement au-dessus du cul-de-sac latéral; ces enroulements rappellent ceux de l'artère utérine, et Marchand en a signalé de semblables sur les lymphatiques autour du pénis. Cet amas flexueux de lymphatiques, quand il est atteint par l'inflammation, forme une tumeur indurée ou un petit abcès, reconnaissable par le toucher vaginal, et a été plusieurs fois décrit comme adénite latéro-utérine.

Aucun lymphatique ne va normalement au ganglion sous-pubien ou obturateur. A l'orifice même du trou obturateur, la présence d'un ganglion est extrêmement rare; les plus rapprochés sont le premier ganglion iliaque, qui est à 15 ou 20 millimètres en arrière, au niveau du détroit supérieur ou un peu plus bas, et un ganglion latéral placé sur le trajet du nerf obturateur. Ces ganglions reçoivent les lymphatiques profonds de la cuisse et non ceux de l'utérus. Cependant, Cruveilhier les a vus plusieurs fois dans la fièvre puerpérale pleins du pus apporté par les lymphatiques utérins; il est probable qu'il s'agissait des ganglions iliaques les plus près de l'arcade de Fallope, infectés par les vaisseaux du ligament rond.

Un certain nombre de lymphatiques du col se rendent aussi aux ganglions sacrés, en longeant les replis de Douglas et les anastomoses des veines utérines avec les hémorroïdales. Cruveilhier a signalé l'envahissement des ganglions sacrés, derrière le rectum, dans les lymphites purulentes de l'utérus, et ils peuvent être atteints, même d'une façon précoce, dans le cancer du col.

Le troisième groupe de lymphatiques efférents est celui du corps. Il est bien distinct de celui du col, car tous ses vaisseaux convergent de chaque côté à l'angle de l'utérus; mais il est cependant relié avec lui soit par les réseaux qui s'unissent au niveau de l'isthme, soit par une grosse branche latérale anastomotique qui occupe tout le bord de l'organe. De l'angle utérin partent deux gros troncs qui suivent l'artère ovarienne dans le

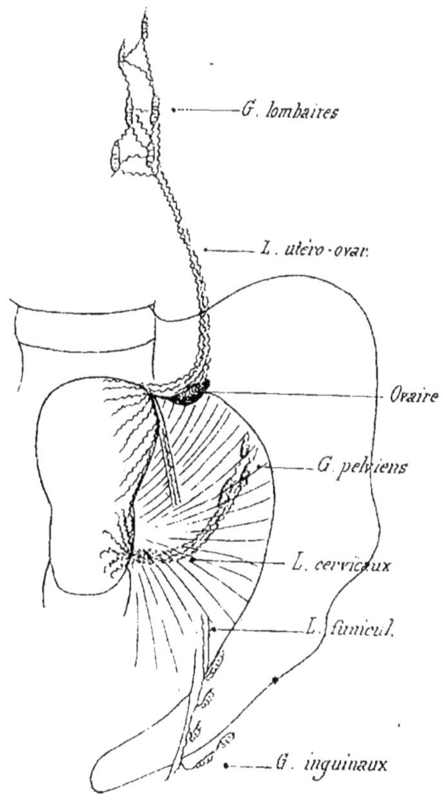

FIG. 119. — Vaisseaux lymphatiques de l'utérus. — Schéma.

ligament large, entre l'aileron supérieur et l'aileron postérieur, reçoivent les trois ou quatre vaisseaux tubaires, puis passent le long du hile de l'ovaire, où ils s'adjoignent les vaisseaux ovariens et montent avec eux jusqu'à la région lombaire pour se terminer dans les ganglions prévertébraux. Les vaisseaux utérins et tubaires vont aux ganglions situés en avant de l'aorte e de la veine cave, au niveau du pôle inférieur du rein. Les vaisseaux ovariens, au nombre de sept à huit troncs d'énorme calibre, ne s'anastomosent avec les utérins qu'au bas de la région lombaire et aboutissent à des ganglions plus élevés vers l'artère rénale. D'ailleurs, tous ces ganglions lombaires forment une chaîne communicante et susceptible même de circulation rétrograde.

En résumant cette vaste distribution lymphatique, on voit qu'il y a trois voies différentes, qu'on pourrait appeler funiculaire, cervicale et utéro-ovarienne; que le corps et le col ont une certaine autonomie dans leurs réseaux, caractère à ajouter à tant d'autres qui les différencient; que les ganglions aboutissants s'étendent depuis l'arcade crurale jusqu'auprès du diaphragme. Un cancer du col peut infecter les ganglions latéro-pelviens et accessoirement les ganglions sacrés; celui du corps peut se propager aux ganglions iliaques antérieurs ou même inguinaux par le ligament rond et à toute la chaîne des ganglions lombaires.

Quant aux voies de propagation d'une endométrite aux parties extérieures, on voit que, même en faisant abstraction de la continuité des tissus et du transport par les veines, il y a de nombreux chemins lymphatiques. Les réseaux de la muqueuse arrivent jusqu'à l'extérieur et s'y anastomosent avec ceux du péritoine, d'où la possibilité de la péritonite. Poirier a constaté de riches lymphatiques dans les membranes d'adhérence de la pelvi-péritonite. Par les vaisseaux efférents, les produits septiques peuvent être charriés à travers le ligament large jusqu'aux ganglions iliaques, et sur tout le parcours des vaisseaux, en trajet normal ou en trajet récurrent ou autour des ganglions récepteurs, déterminer des abcès (abcès des culs-de-sac, du ligament large, de la fosse iliaque) alimentés par les foyers de la muqueuse utérine.

4° *Nerfs.* — La moelle, par les troisième et quatrième nerfs sacrés, et le sympathique, par les plexus utérins, dérivés eux-mêmes des plexus hypogastriques, président à l'innervation de l'utérus. Ces nerfs se réunissent pour la plupart sur les côtés du col à un ganglion nerveux (ganglion cervical de Frankenhœuser) avant de pénétrer dans l'utérus, d'autres pénètrent directement ; ils entrent comme les vaisseaux, surtout par les bords et aussi par les faces. On connaît des plexus sous-séreux, intra-musculaires et sous-muqueux qui, chose remarquable, paraissent ne pas posséder de ganglions.

VAGIN.

Le vagin est le canal qui relie la vulve à l'utérus ; physiologiquement, c'est la poche copulatrice, d'où le nom vagin (*vagina*) ou fourreau de sabre que de Graaf lui a donné.

Fixation. — Le vagin est attaché à ses deux extrémités, en haut à l'utérus avec lequel il se continue, en bas avec le périnée ; sur les côtés il est maintenu par la gaine vasculaire qui l'empêche de flotter dans le sens latéral. Une seule de ces attaches est immobile, c'est celle du périnée. Si l'utérus s'abaisse, le vagin fixé par son pied se replie en doigt de gant et arrive à sortir tout entier hors de la vulve ; si un phlegmon se développe tout autour de lui (péri-vaginite disséquante), le canal peut être expulsé en totalité sous forme de tube membraneux.

Direction. — Il faut examiner la direction du vagin pris isolément, celle qu'il affecte par rapport à l'axe du corps, et enfin sa relation avec l'utérus.

1° L'axe du vagin n'est pas rigoureusement rectiligne, il est faiblement arqué, concave en arrière pour s'adapter à la courbure semblable de l'ampoule rectale ; en outre, à sa partie supérieure, on remarque une légère inflexion, concave en avant, produite par la saillie du col utérin, en sorte que la ligne d'ensemble est sigmoïde, à double ondulation.

2° Relativement à l'axe du corps, ou à une verticale tangent à son extrémité, le vagin est faiblement incliné en arrière et e

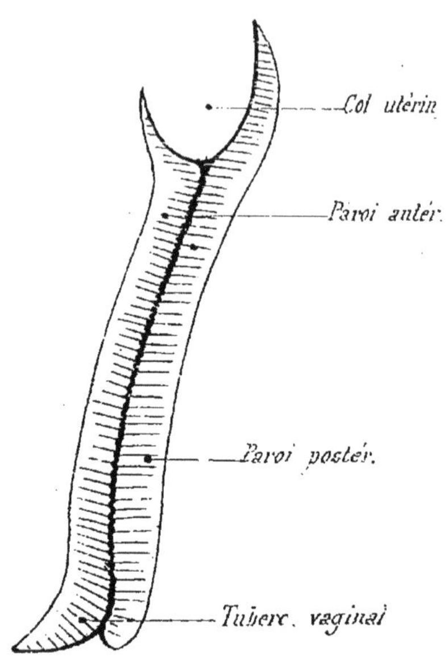

Fig. 120. — Courbures du vagin; sujet debout.

haut de 15° environ, à peu près comme l'urètre. Il est don sensiblement vertical, et n'est pas, comme on l'a dit, parallèl au plan du détroit supérieur, lequel est incliné de 20 à 40°.

Cette direction se rapporte aux sujets ordinaires, à ceux don le bassin a une inclinaison pubienne de 60°. Mais il est utile d signaler deux types extrêmes, qu'il n'est pas rare de rencontre et sur lesquels les chirurgiens ont plusieurs fois attiré l'atten tion; je les ai décrits sous le nom de type droit et de typ incliné.

Dans le *type droit*, qui se rencontre une fois sur huit ou di sujets, l'inclinaison de la symphyse pubienne sur la verticale est de 45° seulement; c'est un état infantile, ou un retard dans l'évolution progressive des formes vertébrales qu'entraîne la station verticale parfaite. Les reins sont droits, les fesses plates et basses ; la vulve est très apparente et extérieure, le pubis semble remonté, le périnée est grand. Le vagin est plus incliné en arrière, de 30° environ, et quand la femme est couchée, son orifice regarde franchement en haut et en avant ; mais l'angle qu'il fait avec l'utérus est plus prononcé, la courbure utéro-vaginale est plus forte, car le détroit supérieur dans ce genre de conformation se rapproche davantage de la verticale et reporte

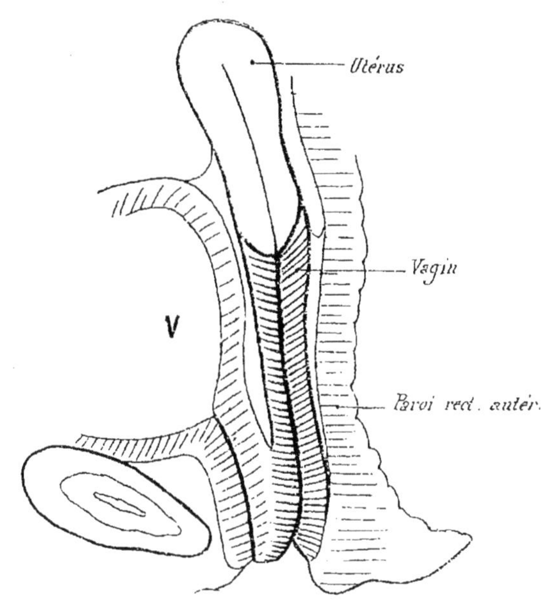

Fig. 121. — Bassin à type incliné. — Symphyse à 70° ; sujet debout.

l'utérus en avant. Duchenne dit que les femmes à type droit ont des muscles abdominaux plus vigoureux ; elles supportent mieux la grossesse et portent après leurs couches un ventre ferme et élastique.

Dans le *type incliné* (un sur dix), qui est au contraire l'exagération de la forme sexuelle, la symphyse fait avec la verticale un angle de 70°. Les reins sont très cambrés, les fesses hautes et en relief, les organes génitaux externes sont cachés, la vulve regardant directement en bas et un peu en arrière. Le vagin est dirigé en haut et en avant, c'est-à-dire qu'il dépasse la verticale; aussi a-t-on quelque peine à introduire le spéculum. On a signalé aussi la difficulté du coït et de l'accouchement, et la forte distension de la paroi abdominale pendant la grossesse.

3° Le vagin n'est pas rigoureusement continué dans sa direction par l'utérus, comme à l'état embryonnaire; il est coudé sur lui de 15°, ainsi que le montrent les coupes sur les sujets congelés; le sinus de l'angle formé par les deux organes est en avant. C'est aussi la courbure qu'ont les bonnes sondes utérines. On trouve chez les jeunes filles des inclinaisons encore plus faibles, de 5° seulement, et le canal utéro-vaginal presque rectiligne; Cruveilhier indique le même fait pour les vagins courts. Il suit de là que toute déviation sensible de l'hystéromètre en avant ou en arrière du plan vertical indique une rétroversion ou une antéversion.

Dimensions. — 1° *Longueur*. — La longueur moyenne du vagin sur le sujet en place, et calculée de son orifice vulvaire à l'orifice externe de l'utérus, est de 6 à 7 centimètres; les chiffres de 10, 12, 14, donnés par quelques auteurs ne se rapportent qu'au vagin allongé par le doigt ou le spéculum. La paroi postérieure est plus longue de 1 et quelquefois 2 centimètres; elle arrive donc à 8. Ce n'est évidemment pas là la longueur du pénis en érection, mesurant environ 15 centimètres; mais d'une part le vagin s'allonge facilement à 14 ou 15 centimètres, et d'un autre côté la symphyse pubienne s'oppose à la pénétration totale de l'organe viril.

Il y a des variations de longueur produites par la taille du sujet, d'autres par des conditions de race; les négresses passent pour avoir le vagin plus long et plus spacieux. Le vagin est court chez les jeunes filles (5 à 6 centimètres) et chez les femmes très âgées. Il n'est pas rare de rencontrer une brièveté congénitale (4 centimètres) que l'on confond facilement avec un abaissement de l'utérus. On trouve, en effet, le col très près de la vulve, tandis que le cul-de-sac postérieur distendu par les rapprochements sexuels s'allonge en diverticule ou vagin supplémentaire aussi long que le premier et placé derrière l'utérus. Aran et Cruveilhier, qui ont attiré l'attention sur cette forme vaginale, signalent comme conséquences les douleurs dans la copulation, la stérilité due à l'éloignement du membre dans la poche postérieure, ou d'autres fois la dilatation de l'orifice utérin laissant passer le doigt indicateur.

2° *Largeur*. — La cavité vide est exactement fermée, les deux parois sont au contact et les plis s'engrènent d'une façon

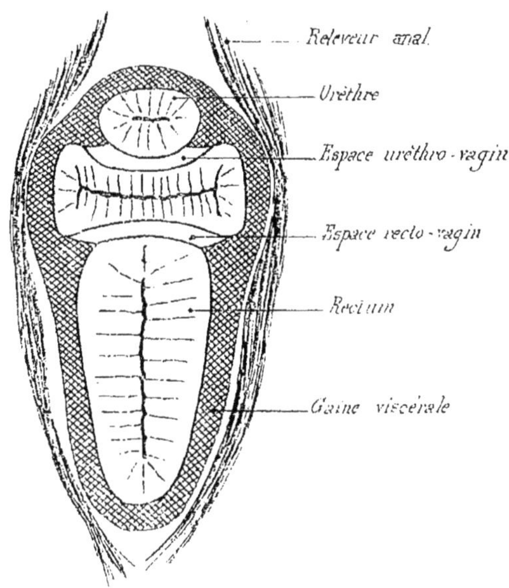

Fig. 122. — Les trois canaux viscéraux coupés transversalement.

précise ; l'air même ne peut pénétrer. Dans cet état, la coupe horizontale montre une fente transversale, ordinairement concave en avant et creusée en gouttière pour recevoir l'urètre, souvent coupée de petites branches aux extrémités, qui lui donnent une forme en H. Cette fente mesure 25 millimètres. Entre l'urètre circulaire et le rectum elliptique, le vagin s'accommode pour n'occuper qu'une place restreinte ; les trois canaux réunis extérieurement par le releveur de l'anus forment une masse ovoïde dirigée dans le sens antéro-postérieur. La cavité vaginale n'est pas uniforme ; depuis son ouverture inférieure, point le plus étroit, elle va toujours s'élargissant et atteint ses plus grandes dimensions à son extrémité supérieure.

Le vagin est éminemment élastique, témoin le passage de l'enfant qui amène les parois au contact de la paroi pelvienne ; même en dehors de l'état puerpéral, cette propriété est encore très marquée; il fuit sous le spéculum, il se laisse distendre dans le tamponnement jusqu'à former une tumeur perceptible à l'hypogastre. La partie la moins dilatable est l'anneau vulvaire, la plus extensible est la région des culs de-sac. Distendu, le vagin prend la forme d'un cylindre aplati ; les spéculums bivalves pénètrent plus aisément que les spéculums ronds.

Rapports. — Le vagin a deux faces, antérieure et postérieure, deux bords et deux orifices.

La face antérieure est en rapport en haut avec la vessie, en bas avec l'urètre, et pour chacun de ces organes dans une étendue égale, de 3 centimètres. La vessie présente sa base, c'est-à-dire le trigone, l'uretère qui y arrive, et une petite partie en arrière du trigone ; elle est séparée du vagin par un tissu cellulaire assez lâche, permettant le glissement des deux organes l'un sur l'autre ; on peut les décoller dans les autoplasties. L'épaisseur de la cloison vésico-vaginale est de 1 centimètre quand les cavités ne sont pas distendues. Comme conséquence des rapports, indiquons les fistules vésico-vaginales, l'exploration de la vessie par le vagin, la rétention d'urine produite par le tamponnement du cul-de-sac.

La moitié inférieure de la paroi correspond à l'urètre, et comme nous l'avons déjà vu, celui-ci est libre dans son quart supérieur. Un tissu cellulaire d'ailleurs assez serré, plus dense que celui de la cloison vésicale, l'unit seul au vagin, tandis que dans le reste de son trajet il se confond avec la paroi vaginale antérieure et fait corps avec elle. Cette fusion des deux parois au contact, que l'on ne saurait séparer au scalpel et où le microscope seul peut faire la part de chaque conduit, représente une masse dense de 1 centimètre et plus d'épaisseur appelée la cloison urétro-vaginale. Les fistules urétro-vaginales

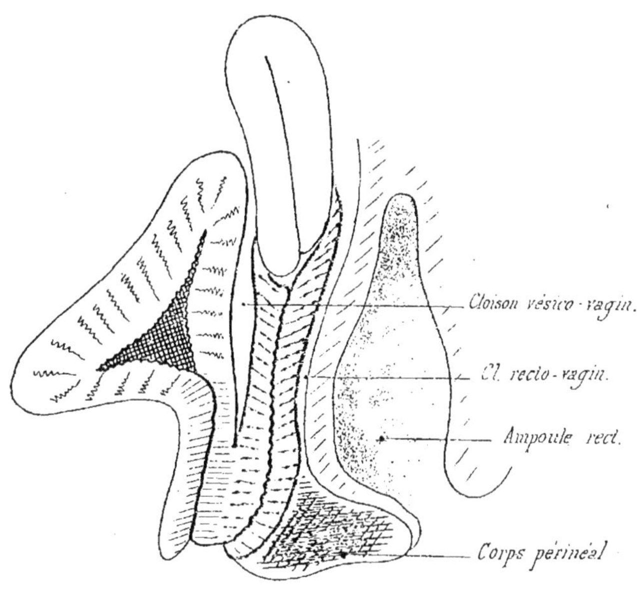

Fig. 123. — Rapports du vagin sur le plan antéro-postérieur.

et la déviation du canal urinaire dans les prolapsus du vagin s'expliquent par ces relations.

La *face postérieure* est en rapport uniquement avec le rectum, de là les fistules communicantes et la propagation des cancers. Les deux parois vaginale et rectale, en s'adossant, forment la cloison recto-vaginale, terme que d'autres réservent uniquement à la partie périnéale adhérente. Les deux valves de la cloison n'ont pas la même longueur, la valve vaginale descend un peu plus bas. Elles sont séparées en haut par le péritoine du cul-de-sac de Douglas ; plus bas et jusqu'au périnée, par un tissu cellulaire lâche, mobile, où Verneuil a vu un hygroma, et qui permet au sang des hématocèles sous-péritonéales d'arriver jusqu'auprès de la vulve ; enfin, dans son quart inférieur et sur une hauteur de 2 à 3 centimètres, par les muscles du périnée. A ce niveau les deux conduits se séparent en divergeant, et l'angle qu'ils interceptent est comblé par une masse dense, fibro-musculaire, le *corps périnéal*.

Les bords sont occupés par un vaste plexus veineux comme ceux de l'utérus. Ils se trouvent médiatement en contact, d'abord avec la base du ligament large, le tissu cellulaire sous-péritonéal et l'uretère, puis avec l'aponévrose périnéale supérieure, le Releveur de l'anus et le bulbe du vagin.

Le Releveur de l'anus croise perpendiculairement le vagin sur la hauteur de ses deux tiers inférieurs. Il ne s'insère pas directement sur lui, mais adhère à sa gaine fibreuse ; sa contraction exerce une pression latérale, en même temps qu'en attirant le rectum vers la symphyse il entraîne la paroi postérieure du vagin dans la même direction. C'est à son spasme qu'on attribue le vaginisme supérieur, qui commence à 2 ou 3 centimètres de l'orifice vulvaire. Budin a même observé des femmes qui, en le contractant, pouvaient à leur gré empêcher à la verge d'entrer ou de sortir.

Conformation intérieure. — Le vagin est remarquable par les plis qui couvrent sa surface interne dans toute l'étendue de son corps et par la disposition de ses deux extrémités.

Ces plis sont de deux ordres, longitudinaux et transversaux ; leur ensemble forme la *lyre*. Les plis longitudinaux sont deux crêtes médianes, appelées *colonnes du vagin*, verruqueuses, inégales, coupées par des sillons transversaux qui les séparent en segments plus ou moins distincts. La colonne postérieure est moins développée ; elle est quelquefois à peine reconnaissable. La colonne antérieure occupe les deux tiers inférieurs ; elle a une épaisseur de 7 à 15 millimètres. Il est fréquent de la voir dédoublée. A sa partie inférieure, elle se termine par un renflement très rugueux qui fait saillie en forme de luette dans le vagin creusé en carène pour le recevoir. C'est le *tubercule vaginal;* il appartient au septum urétral, et le méat urinaire se trouve en avant et au-dessus de lui dans sa partie amincie. Le tubercule vaginal sert donc de guide, soit pour l'œil, soit pour le toucher dans le cathétérisme de l'urètre. Après l'accouchement, il peut être assez tuméfié pour obturer le méat. Les deux colonnes sont ordinairement asymétriques et se juxtaposent au lieu de se superposer, comme les troncs de l'arbre de vie utérin.

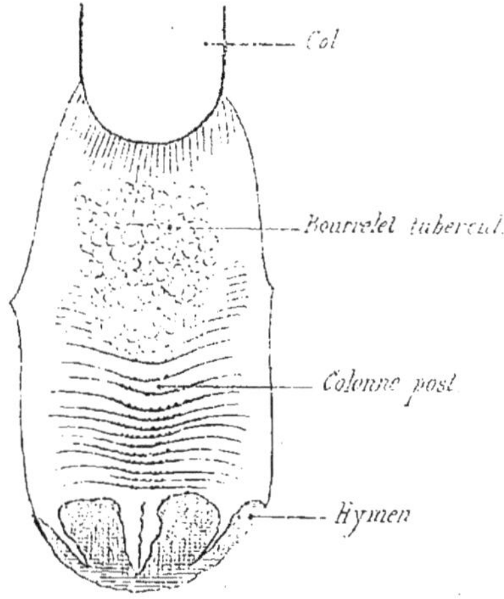

Fig. 124. — Paroi postérieure du vagin vue de face. — Enfant.

Les plis transversaux (*rides* du vagin) sont des crêtes ou bourrelets qui partent de chaque côté des colonnes et se dirigent vers les bords: ils ont la forme de lamelles, dures, crénelées, imbriquées, ou bien sont simplement une série de tubercules plats; ces deux formes peuvent d'ailleurs coexister. Comme pour les colonnes, c'est sur la paroi antérieure que ces crêtes rugueuses atteignent leur plus grand développement; aussi est-ce un moyen de distinguer les deux parois dans le prolapsus vaginal,

Les colonnes du vagin sont formées de tissu caverneux érectile à larges mailles, entouré par les faisceaux plexiformes de la couche musculeuse; par-dessus est une muqueuse épaisse de plus de 2 millimètres. Les rides sont des épaississements muqueux sans tissu érectile.

On discute encore sur la signification exacte des plis du vagin.

La plupart des animaux n'ont que des plis longitudinaux; quelques-uns seulement ont des plis transversaux. Le vagin des grands singes est lisse; celui des femmes hottentotes est à peine plissé. Chez la femme, ils atteignent leur plus grand développement du septième au huitième mois fœtal. Sur des organes de nouveau-né on voit une série de lamelles, rappelant les valvules conniventes, couvrir tout le vagin, le museau de tanche et, par l'arbre de vie, se prolonger jusqu'aux trompes. Les plis sont encore bien développés chez la jeune fille, et souvent ils conservent le type de lamelles molles et flottantes; les grossesses les font disparaître en grande partie, et rendent le vagin lisse dans sa moitié ou son tiers supérieur. Beaucoup de femmes multipares n'ont plus que quelques tubercules dans la partie inférieure. On voit des vagins de femmes âgées complètement lisses, et s'il est vrai que pour quelques-unes les plis réapparaissent à ce moment, ce ne peut être que par le raccourcissement et le tassement de l'organe.

L'analogie des plis du vagin avec ceux de l'utérus, leur grand développement chez l'enfant, la variabilité de leur disposition rendent difficile l'explication de leur usage. Il est douteux que ce soit une surface copulative à frottement, ou un système d'occlusion hermétique pour retenir le sperme. Il est probable, comme le croyaient les anciens accoucheurs, que la nature les a mis en réserve pour se prêter à l'ampliation de l'accouchement, et que les deux directions des colonnes et des rides correspondent aux deux sens de dilatation, en longueur et en largeur. Sans doute, on ne déplisse pas la muqueuse vaginale, comme celle de l'estomac ou de la vessie, par une faible dilatation, car elle fait corps avec les couches sous-jacentes; mais les plis s'étendent dans une traction forte, et l'on sait que pendant l'expulsion fœtale ils disparaissent presque complètement. Au reste, on ne peut méconnaître l'influence capitale de la grossesse sur leur gonflement et de la parturition sur leur effacement; tandis qu'on les retrouve avec un développement, même exubérant, chez des femmes âgées qui sont restées vierges.

Le *corps* du vagin se termine en haut par un reploiement en voûte autour de l'utérus ; en bas, il débouche dans la fente vulvaire par un détroit valvulé.

La *voûte* (fornix, ampoule vaginale) est une poche circulaire constituée par l'insertion du vagin au col de l'utérus, à l'union du $\frac{1}{3}$ inférieur avec les deux $\frac{1}{3}$ supérieurs. Cette insertion se fait

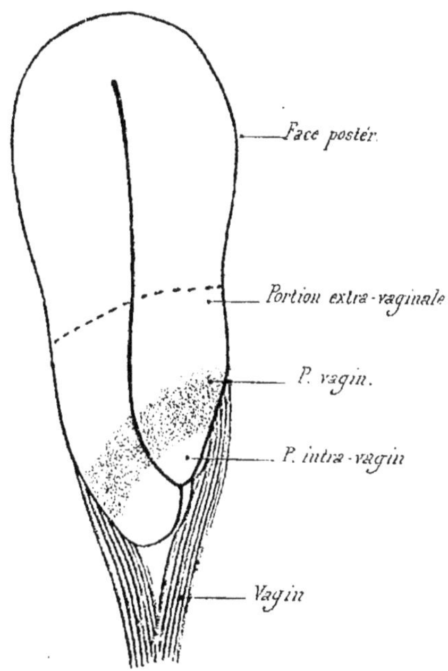

Fig. 125. — Les trois portions du col; coupe antéro-postérieure.

sur une étendue de 1 centimètre de hauteur en moyenne. Lisfranc dit que sur plus de cent sujets il l'a trouvée de 12 à 30 millimètres et il en a déduit la possibilité d'amputer le col en laissant assez d'insertion pour soutenir le poids des viscères; mais ceci n'est possible qu'en décollant la tunique fibreuse et la couche superficielle des muscles, car souvent la paroi vaginale, même à son point de pénétration dans l'utérus, a bien moins de 1 centimètre. Les trois tuniques se comportent d'ailleurs différemment : la tunique fibreuse se continue directement en haut avec celle de l'utérus, la tunique musculeuse également, et on peut être embarrassé pour savoir où finit le vagin; la muqueuse, au contraire, se réfléchit en dedans et couvre toute la surface intra-vaginale du col jusqu'à l'orifice externe, si bien qu'avec le spéculum on ne voit, en réalité, rien de l'utérus.

De l'insertion des parois vaginales sur la matrice il résulte qu'outre les parties extra-vaginale et intra-vaginale du col on peut encore chirurgicalement admettre une troisième ou *intermédiaire*.

Le sommet du col, recouvert par la muqueuse vaginale, fait saillie dans la voûte et constitue le *museau de tanche*. Celui-ci a un contour elliptique; il est rond et mousse dans le type

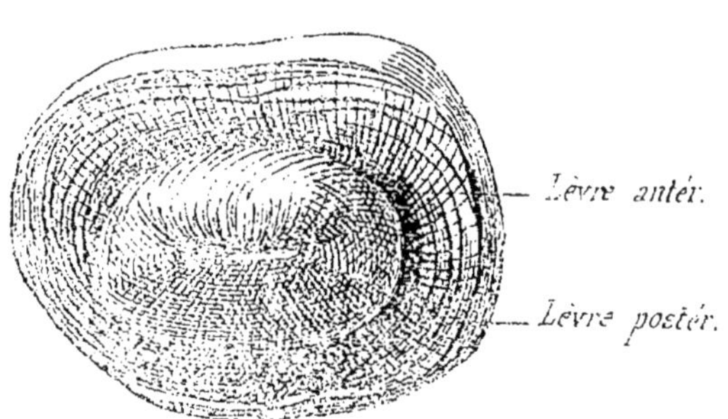

Fig. 126. — Le museau de tanche.

adulte, pointu et conique dans le type infantile; il a 3 centimètres de large sur 1 centimètre de saillie (6 à 12 millimètres); sa direction est fuyante en haut et en arrière; sa couleur est blanc rosé; sa consistance rappelle celle du lobule du nez, l'orifice externe donnant, en outre, la sensation de l'écartement entre les deux cartilages. Une fente, *orifice externe*, rarement circulaire, le plus souvent transversale, même chez les vierges, et dans ce cas montrant le commencement des plis de l'arbre de vie, le sépare imparfaitement en deux lèvres, antérieure et postérieure. La *lèvre antérieure* est plus grosse et plus proéminente ; elle est ordinairement plus courte, mais non toujours, surtout avant la grossesse. La *lèvre postérieure* est plus mince, plus effacée et plus longue.

Autour du museau de tanche, la poche vaginale limite un espace circulaire que l'on divise en quatre parties ou *culs-de-sac*. Ce ne sont pas des cavités, car les parois y sont affrontées comme ailleurs ; ce sont des espaces non dilatés, mais très dilatables. Cette extensibilité tient d'abord à la minceur en ce point de la paroi vaginale, puis à l'absence de soutien extérieur. La muqueuse est peu élastique, incomplètement pourvue ou dépourvue même de plis ; elle reste très affaiblie après l'accouchement ; aussi l'ampoule vaginale forme-t-elle facilement une vaste poche molle, comme on le voit par le jeu du spéculum à ce niveau, la masse de tampons qu'on peut y introduire presque indéfiniment jusqu'à dilater l'utérus, et les hémorragies abondantes qu'on y découvre entre le col et le tamponnement. Le tissu lâche qui entoure extérieurement la voûte est le tissu cellulaire sous-péritonéal en arrière et rétro-vésical en avant, *tissu péri-cervical* ou paramétrique. Il ne contient pas de graisse, il se continue en haut jusqu'à l'isthme de l'utérus. C'est lui qui donne aux culs-de-sac leur souplesse parfaite, élément important dans le diagnostic.

1° *Cul-de-sac antérieur.* — Il est le plus étroit ; souvent c'est une simple rainure. La base de la vessie repose sur lui, séparée de la paroi vaginale par une couche celluleuse où l'on voit assez rarement des abcès nés sur place, ou venus des parties voisines, et notamment les abcès de l'espace sous-péritonéal de la vessie, espace péri-vésical.

2° *Cul-de-sac postérieur.* — Il est non seulement postérieur, mais supérieur au premier, et plus long (jusqu'à 2 et 3 centimètres de hauteur). Nous avons déjà indiqué son allongement considérale dans les cas de brièveté congénitale du vagin et par le fait de la copulation. Même en dehors de ces conditions, il suffit d'une longueur disproportionnée de l'organe viril ou de la précocité des rapprochements sexuels pour développer la poche rétro-utérine, que Pajot a appelée la fausse route vaginale, disposition qui peut s'opposer à la fécondation. C'est ainsi, je crois, qu'il faut interpréter les coupes des sujets congelés où la lèvre postérieure et son cul-de-sac ont 3 centimètres de hauteur et remontent jusqu'à l'isthme.

Le cul-de-sac postérieur est en rapport avec le rectum, mais en est séparé par le péritoine. Le péritoine descend sur le

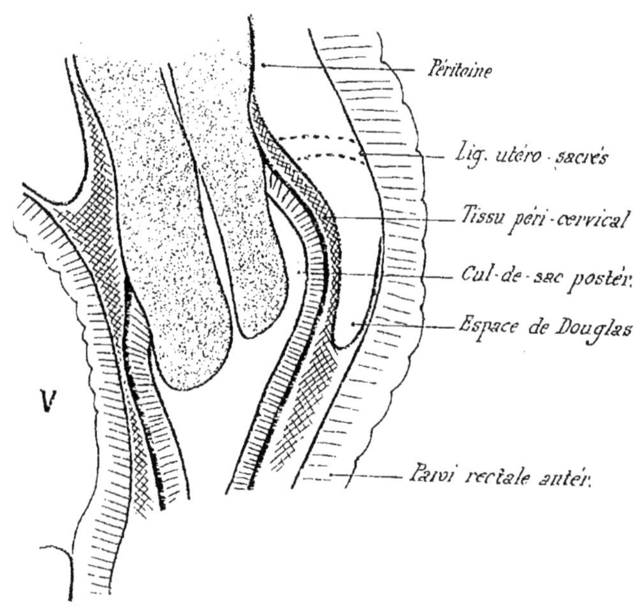

Fig. 127. — Culs-de-sac antérieur et postérieur du vagin.

vagin jusqu'au niveau de l'orifice externe du col, soit une étendue moyenne de 15 millimètres. Il y a à cette limite d'assez nombreuses variations, dont les extrêmes, du reste très exceptionnels, sont la réflexion du péritoine au-dessus même du vagin et, au contraire, son prolongement jusqu'au corps périnéal à 3 centimètres de la vulve (dessin de Pirogoff). Entre le péritoine vaginal et le péritoine rectal est le cul-de-sac postérieur ou cul-de-sac, *espace de Douglas,* point le plus déclive de toute la cavité abdominale, où par le toucher vaginal on peut reconnaître les ligaments utéro-sacrés, un ovaire, un abcès, une hématocèle intra-péritonéale, une trompe kystique, une tumeur fibreuse, une ascite au début (mobilité extrême de l'utérus, Tripier). L'espace de Douglas n'est pas symétrique; Barnes dit qu'il est beaucoup plus profond à gauche chez les multipares et qu'il est situé en grande partie derrière le ligament large gauche; assez souvent, au lieu de se terminer en fond arrondi, il finit en pointe sur la ligne médiane, à cause du passage de quelques fibres musculaires du vagin dans les ligaments utéro-sacrés.

Le péritoine n'adhère pas à la paroi vaginale: il en est séparé par le tissu cellulaire péri-cervical et péri-vaginal, qui lui donne une certaine mobilité et lui permet de fuir sous le couteau dans l'amputation du col, ou d'échapper aux déchirures même étendues du vagin. Sous le péritoine épais et élastique sont des réseaux veineux serrés qui unissent les veines utéro-vaginales et rectales; ils sont peut-être une des sources des hématocèles sous-péritonéales.

3° *Culs-de-sac latéraux.* — Les culs-de-sac latéraux sont en rapport avec la base du ligament large et avec la gaine vasculaire qui occupe le centre des ligaments et se fixe sur le bord du vagin, comme sur celui de l'utérus. Dans cette gaine sont contenus les vaisseaux utérins et l'uretère.

Les lymphatiques du col, réunis en deux ou trois troncs volumineux, passent sur le dôme vaginal pour aller à la paroi pelvienne; à ce niveau ils forment un peloton, mais non un ganglion, qu'il est possible de sentir par le toucher quand il est tuméfié. — Les grosses veines utéro-vaginales ont le même point d'émergence; dans certaines septicémies puerpérales, elles donnent lieu à des noyaux purulents ou lardacés.

L'artère utérine, à son point de réflexion sur la matrice, passe à 10 ou 15 millimètres au-dessus du vagin; on peut donc reconnaître son anse ou crosse par le toucher, surtout si les tissus indurés transmettent mieux ses vibrations (pulsation vaginale);

on peut aussi l'attirer avec un crochet et la lier. Je ferai remarquer que les flexuosités de l'artère après la grossesse sont dans certains cas assez développées pour que la crosse descende beaucoup plus, à 2 centimètres au-dessous de l'insertion vaginale, comme je l'ai vu sur une femme de vingt-cinq ans. L'artère émet à ce niveau cinq à six branches vésico-vaginales,

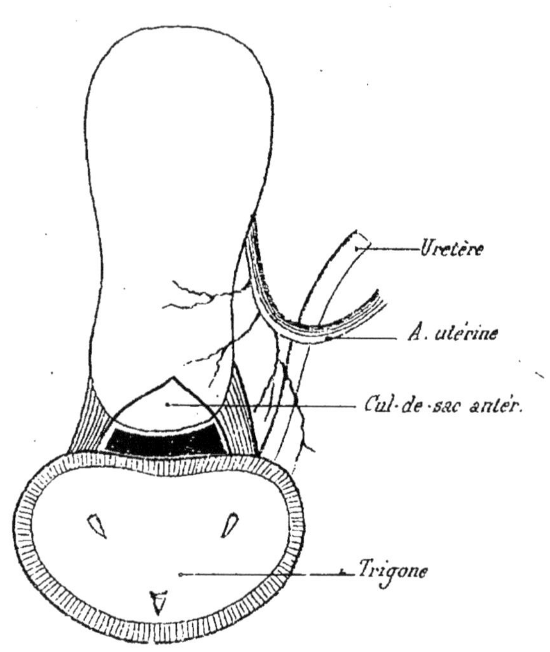

Fig. 128. — Rapports du cul-de-sac latéral du vagin.

grêles, ou bien une ou deux assez grosses, qui ont plusieurs fois, dans les opérations, donné lieu à des hémorragies notables.

L'uretère, dans sa portion viscérale ou convergente, se dirige de la paroi pelvienne vers la face postérieure de la vessie qu'il aborde à 2 centimètres de la ligne médiane. Dans ce trajet, il longe le pli péritonéal de Douglas, puis il traverse obliquement la base du ligament large, au milieu de la gaine vasculaire qui l'englobe comme les vaisseaux; il est entre l'artère et la veine utérines, l'artère en avant. Il croise la crosse de l'artère sous laquelle il passe, à 15 millimètres des bords de l'utérus, mais beaucoup plus près si on abaisse le col, puis longe le cul-de-sac latéral au milieu des branches vésico-vaginales, le croise et arrive sur la paroi antérieure du vagin qu'il suit pendant 15 à 20 millimètres jusqu'à ce qu'il pénètre dans la vessie.

On a signalé des points de repère permettant de le reconnaître dans la position genu-pectorale. Un pli transversal visible, à 30 ou 35 millimètres de l'orifice externe de l'utérus, indique la base du trigone et deux sillons obliques marquent les côtés du triangle urétral.

Quoi qu'il en soit, on peut blesser l'uretère dans le cul-de-sac latéral, et sur la paroi antérieure surtout; on peut aussi, quand il est tuméfié, le reconnaître sur un long parcours de 6 à 7 centimètres; enfin, ces rapports nous expliquent les fistules de l'uretère avec le vagin ou l'utérus, l'urémie dans les cancers du col, les dilatations et les hydronéphroses dans les cellulites péricervicales.

Une fois sur trois, d'après Rieder, on retrouve le long du cul-de-sac latéral et dans sa paroi même des restes du conduit de Gartner, prolongement du canal collecteur de l'organe de Rosenmüller. Ce reste, conduit épithélial ou simple faisceau musculaire, ne se reconnaît qu'au miscroscope et ne dépasse pas la moitié supérieure du vagin; peut-être faut-il lui rapporter certains kystes de la paroi vaginale latéro-supérieure.

De la disposition de la voûte et du museau de tanche peut-on déduire l'attitude normale de l'accouplement? Avant de soutenir que l'obliquité des lèvres et la direction de l'orifice indiquent la position que prennent les animaux, il est bon de savoir qu'un grand nombre d'animaux s'accouplent face à face: que dans la série animale la longueur du vagin est en relation plutôt avec les dimensions du fœtus qu'avec celles du membre viril; la disproportion est même très grande chez des animaux très féconds, comme les rongeurs; enfin, que les conditions de pénétration du sperme dans l'utérus sont peut-être meilleures s'il est projeté à une certaine distance de la voûte à laquelle sa forme de cupule enchâssant le col assigne le rôle de réservoir séminal et non de chambre copulatrice. J'ajouterai que la direction des organes et la présence du mont de Vénus plaident dans le sens de l'attitude humaine habituelle. « La situation en « décubitus dorsal est celle qu'assignent à la femme l'étendue « de son arcade pubienne, la distance entre ses hanches, la di-« rection du vagin et la position du membre viril (Burdach). »

L'extrémité inférieure ou détroit vaginal est un anneau étroit et peu extensible qui s'ouvre dans la vulve. Il marque chez les primipares un temps d'arrêt pour la tête fœtale; il regarde en bas et un peu en avant. En avant et sur le milieu de sa circonférence ovalaire on remarque le tubercule vaginal; tout autour, chez les vierges, est une valvule, l'hymen, et chez la femme mariée, des productions végétantes, les caroncules.

Le peu d'extensibilité de cette ouverture tient à ce que le vagin à ce niveau traverse l'aponévrose moyenne et qu'il est de plus flanqué latéralement de ses muscles constricteurs.

Structure. — La paroi vaginale, épaisse de 3 à 4 millimètres, est composée de trois tuniques, qui sont, de dehors en dedans, les tuniques fibreuse, musculaire et muqueuse.

1° *Tunique fibreuse.* — La lame mince, mais dense, solide et très élastique, qui couvre les deux faces du vagin jusqu'au corps périnéal, n'est autre que l'épanouissement de la gaine vasculaire; elle sert de gaine pour les vaisseaux latéraux, d'aponévrose de contention pour le muscle vaginal et de surface de glissement pour les cloisons vésicale et rectale.

2° *Tunique musculaire.* — Cette tunique, rougeâtre, serrée, manifestement hypertrophiée dans la grossesse, est formée de deux plans de fibres lisses, un plan longitudinal externe, un plan circulaire interne.

La couche longitudinale externe se continue en haut avec la couche superficielle de l'utérus et les ligaments utéro-sacrés; en bas, elle se fixe soit aux branches ischio-pubiennes, soit à l'aponévrose périnéale et au tissu dense de la petite lèvre. La couche circulaire est peu développée, surtout en haut; en bas, vers sa terminaison, elle s'épaissit à la base de l'hymen, un peu en avant du bulbe et sur le plan même de l'orifice vaginal; ce renflement terminal, assez faible, mérite à peine son nom de *sphincter lisse* du vagin.

Luschka a décrit en outre un sphincter strié volontaire, indépendant du constricteur et formant autour du vagin et de

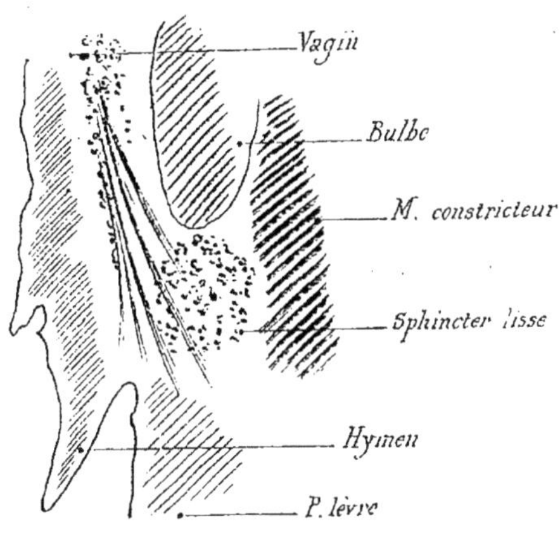

Fig. 129. — Extrémité inférieure du vagin. — Coupe longitudinale; côté gauche.

l'urètre un anneau aplati de 5 à 6 millimètres de large. Mais d'autres observateurs ne l'ont constaté que chez certains animaux, et je ne l'ai pas retrouvé non plus sur des coupes histologiques comprenant toute la partie antérieure. Le seul sphincter strié de l'orifice vaginal, entourant le sphincter lisse, comme on le voit pour l'anus ou l'urètre, est le bulbo-caverneux ou constricteur, et c'est un de ses faisceaux les plus reculés que Luschka a dû prendre pour un muscle indépendant.

3° *Muqueuse.* — La muqueuse vaginale, lisse ou plissée, est épaisse d'au moins 1 millimètre, de coloration gris cendré, à peine rosée à l'état ordinaire, d'un rose vif pendant la menstruation, d'un rouge violacé vineux pendant la grossesse.

Chez les vieilles prostituées, il n'est pas rare qu'elle soit cutanisée et comme tannée. Elle adhère intimement à la musculeuse sous-jacente par un plan de gros faisceaux élastiques et conjonctifs. Pas plus que les muqueuses urétrale ou utérine, elle ne peut glisser ou se déplisser ; mais elle est très extensible et très élastique, et cette extension efface ses plis en les étirant. Son épithélium est pavimenteux, stratifié. Le derme, épais, riche en fibres élastiques, est soulevé en papilles nombreuses, qui sont invisibles parce qu'elles sont enfouies dans l'épithélium ;

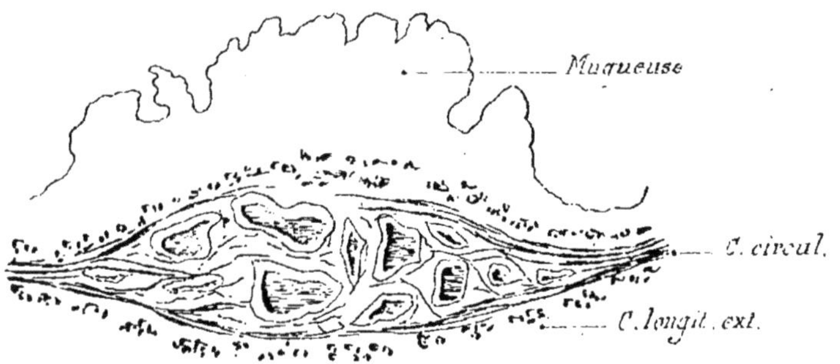

Fig. 130. — Colonne du vagin ; coupe transversale grossie.

elles sont plus marquées en bas. Chez un certain nombre de sujets, on trouve des follicules lymphatiques épars, rares ou nombreux.

Il n'y a pas de glandes, et seulement des invaginations épithéliales formant des bourgeons pleins qui ont pu faire croire à des cavités glandulaires; et pourtant le vagin sécrète un liquide laiteux cailleboté, souvent acide.

Vaisseaux et nerfs. — L'artère vaginale, assez grosse, née de l'hypogastrique, suit tantôt l'utérine le long de la paroi, tantôt passe au-dessous et en avant d'elle ; elle longe le bord du vagin et fournit les branches transversales pour les deux faces, ainsi que des rameaux importants au col de la vessie, à l'urètre, au bulbe érectile.

Les veines sont considérables. Soit des réseaux de la muqueuse, soit des réseaux intra-musculaires, elles émergent au dehors et se réunissent en plexus, *plexus vaginaux*, enserrés dans la gaine vasculaire, et reliés en haut aux plexus utérins, en bas aux veines des corps érectiles, en avant aux plexus vésicaux, en arrière aux veines hémorroïdales ; ils se déchargent dans la veine hypogastrique.

Rouget a considéré les plexus du vagin, de l'utérus et de l'ovaire comme de véritables organes érectiles internes dont le

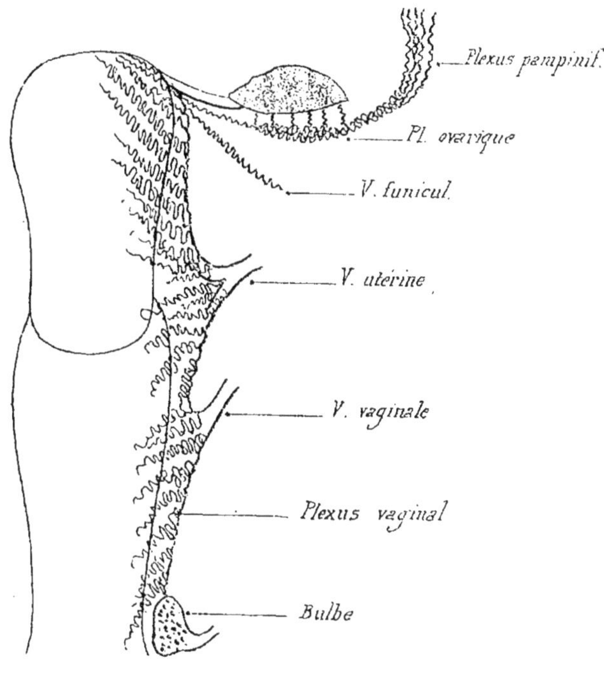

Fig. 131. — Plexus veineux utéro-vaginaux.

fonctionnement est en rapport avec l'ovulation et la menstruation, tandis que les organes érectiles extérieurs ou vulvaires sont adaptés à la copulation. Mais les plexus du vagin et de l'utérus, malgré les faisceaux musculaires qui les entourent, ne sont que des veines et non des capillaires devenus caverneux ; ils ne sont pas érectiles, au sens précis du mot. Le rôle de tissu compressible, permettant au vagin de régler sa dilatation sur le volume de l'organe copulateur, paraît tout aussi hypothétique.

Les lymphatiques forment un double réseau, un réseau extrêmement riche dans la muqueuse, et un second plus large dans la couche musculaire. Les troncs efférents naissent aux deux extrémités, surtout à l'extrémité supérieure, où ils émergent de la voûte et s'accolent aux lymphatiques du col utérin ; tous se rendent aux ganglions latéro-pelviens. Cependant, en bas, dans la région de transition vulvo-vaginale, un certain nombre de lymphatiques vont aux ganglions inguinaux.

Il existe, en outre, un groupe moyen formé de deux ou trois vaisseaux qui remontent avec l'artère vaginale et aboutissent aux ganglions pelviens les plus inférieurs ; une fois sur quinze, on rencontre sur leur trajet un petit ganglion au niveau de la cloison recto-vaginale (Poirier).

Les nerfs viennent du plexus hypogastrique ; ils sont surtout nombreux à la partie inférieure.

Hymen. — L'hymen, mot qui veut dire membrane, est une valvule muqueuse qui, chez les vierges, ferme incomplètement l'orifice inférieur du vagin. Son existence, vaguement signalée par les anciens, a tour à tour été affirmée et contestée par les modernes, niée encore au dix-huitième siècle par Buffon, sans qu'on sache, dit Bichat, à quoi attribuer un pareil dissentiment. Et pourtant elle est constante ; sur des milliers de sujets observés, on connaît à peine une dizaine de cas authentiques où elle faisait défaut congénitalement, fait d'une importance considérable en médecine légale.

Forme extérieure. — L'hymen a la forme d'une cloison membraneuse placée transversalement entre la cavité vaginale et la cavité vulvaire. Cette cloison, sur le sujet debout, est à peu près horizontale ; elle regarde en bas et un peu en avant, comme le vagin. Elle est percée sur sa ligne médiane et plus près de sa partie antérieure d'une fente ovale, qui laisse passer une sonde de trousse chez la petite fille, le petit doigt, et à la rigueur l'index, chez la fille pubère.

Sa forme présente plusieurs types normaux que l'on peut réduire à trois :

1° Le type *semi-lunaire* ou en croissant, de beaucoup le plus fréquent, si on ne tient pas compte de l'étroite bordure de

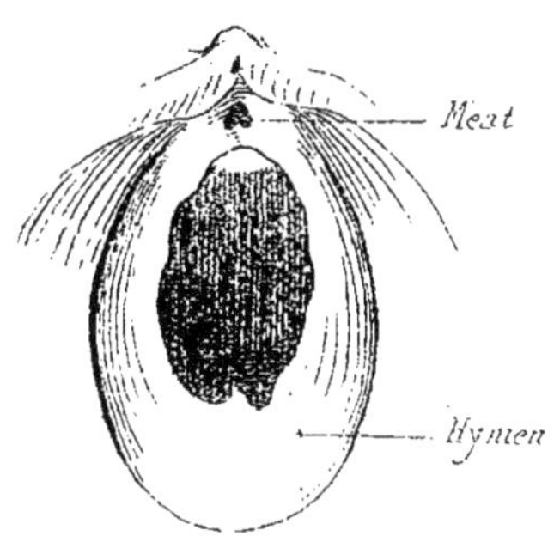

Fig. 132. — Hymen à forme semi-lunaire. — Fille, deux ans.

l'anneau hyménéal autour du tubercule vaginal. La partie pleine du croissant sépare la fosse naviculaire de la fossette vaginale rétro-hyménéale ; ses cornes se terminent de chaque côté du tubercule vaginal et souvent se prolongent en collerette au-dessous de lui ou même autour du méat urinaire qui se trouve alors masqué par des franges touffues.

2° Le type *circulaire* est formé par une bordure manifestement continue, bien qu'en général plus étroite en avant, au-dessous de l'urètre. Suivant la largeur de l'anneau et de l'ouverture centrale, on distingue des variétés en anneau ou en diaphragme.

3° Le type *labié* est le plus rare. Il y a deux lèvres latérales, quelquefois complètement séparées par une fente qui occupe toute la hauteur. Cette forme est remarquable parce qu'elle est fréquemment lobée ou frangée sur les bords, comme le pavillon de la trompe. Dans un cas de ce genre, où les franges avaient fait croire à un viol chez une jeune fille qui s'était suicidée,

Luschka démontra qu'il s'agissait simplement d'un type normal très accusé. C'est surtout aussi parmi les formes labiées qu'on

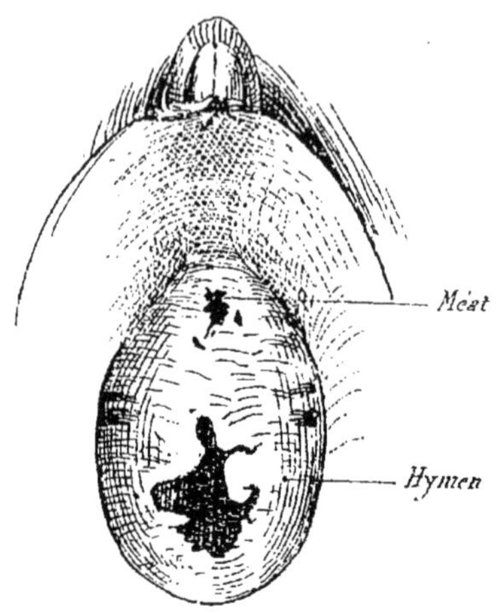

Fig. 133. — Hymen à forme circulaire. — Femme, vingt-sept ans.

trouve les hymens flottants dont les deux valves, mobiles comme les petites lèvres, permettent les rapprochements sexuels sans se rompre.

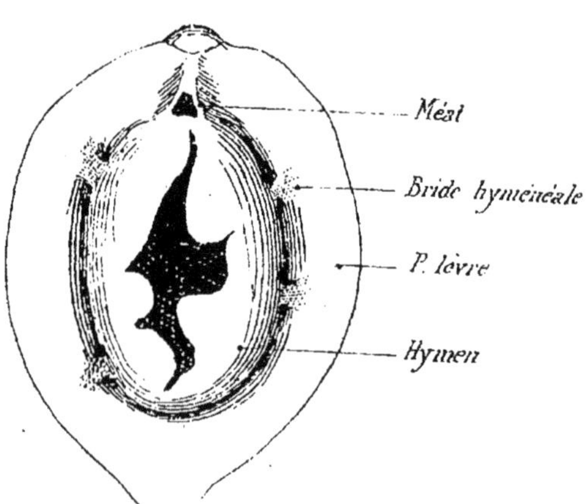

Fig. 134. — Hymen à forme labiée. — Enfant.

Quelle que soit sa forme, l'hymen a une face externe convexe, gris pâle, lisse, comme la muqueuse vulvaire, assez rarement reliée à la fosse naviculaire par un frein saillant — une face

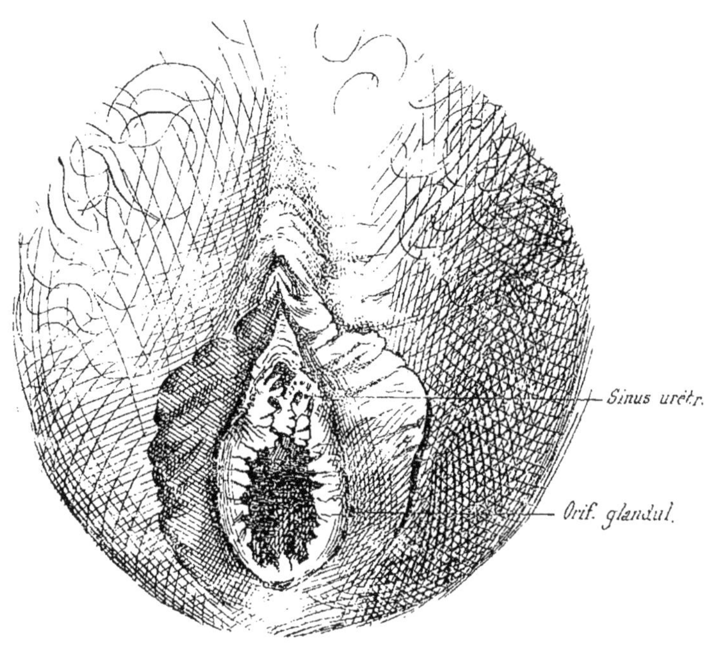

FIG. 135. — Fille vierge, quarante-cinq ans. — Hymen labié, frangé et flottant.

interne concave vers le vagin, où souvent on remarque un raphé médian produit par l'insertion de la colonne postérieure, et des plis transversaux réticulés analogues aux rides vaginales — un bord libre aminci, uni, festonné ou denté, comme papillaire, — une base ou bord adhérent qui représente son insertion au vagin. La circonférence externe est séparée de la vulve par un sillon, sillon vulvo-vaginal; il est ordinairement traversé par de petites brides qui relient les deux muqueuses et interceptent des fossettes plus ou moins profondes.

Structure. — La membrane est composée de deux feuillets muqueux accolés, tous deux présentant un derme papillaire et

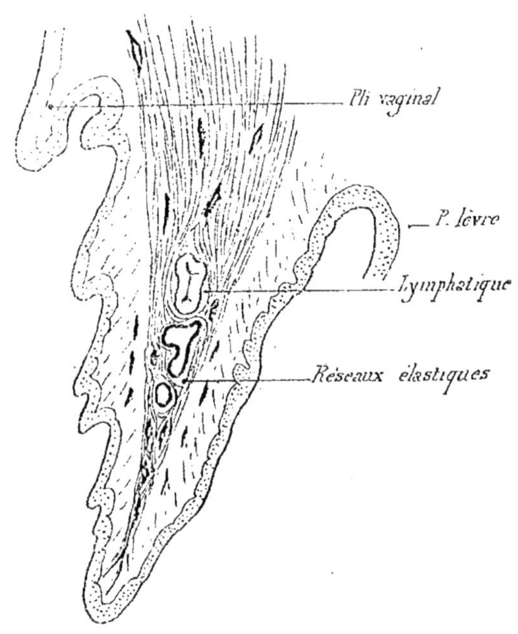

Fig. 136. — Coupe de l'hymen, grossie.

un épithélium pavimenteux stratifié, mais distingué par des caractères secondaires qui rattachent le feuillet externe à la vulve, le feuillet interne au vagin. Il n'y a pas de glandes. Entre les deux muqueuses est une couche conjonctive et un réseau élastique central émané du vagin qui sert de squelette et qui renferme de nombreux vaisseaux, entre autres une artériole sur le milieu de la hauteur, et des nerfs; assez souvent on y voit des fibres musculaires lisses qui proviennent de la muqueuse vaginale.

Les vaisseaux sont assez abondants pour qu'il y ait constamment perte de sang dans la déchirure même superficielle ; on connaît des cas de mort par hémorragie chez des hémophiles.

La disposition de cette lame intermédiaire qui constitue la charpente de l'hymen et dont le tissu est plus ou moins celluleux, fibreux ou élastique, et plus ou moins pénétré de fibres musculaires, entraîne de grandes différences dans l'épaisseur et la résistance de la membrane. Il faut y joindre le renforcement variable du feuillet interne par l'insertion des plis du vagin. Aussi trouve-t-on signalées des formes extrêmes d'hymen mince, facilement déchirable, d'hymen extensible et parfaitement élastique, enfin d'hymens charnus, fibreux comme cartilagineux, ayant nécessité l'intervention du chirurgien. Contrairement au préjugé populaire, il n'y a pas de rapport entre la densité de l'hymen et l'âge du sujet.

Formations caronculaires. — En règle très générale, l'hymen est rompu par le premier rapport sexuel ; la déchirure des nerfs et des vaisseaux provoque la douleur et l'hémorragie, et de nombreuses coutumes populaires attestent la croyance à la constance de la rupture.

Il faut considérer comme très rares les cas où l'hymen persiste intégralement malgré la fréquence des rapports virils, ainsi qu'on en a cité des exemples non seulement chez des femmes mariées, mais même chez d'anciennes prostituées ; je parle bien entendu de rapports avec pénétration complète du membre dans le vagin et non du simple refoulement de la membrane. Bien plus exceptionnels encore sont les quatre ou cinq cas d'ailleurs authentiques où l'hymen persistait après un premier accouchement. Toutes ces observations se rapportent à deux dispositions de structure : ou bien l'hymen formait un anneau assez étroit et parfaitement élastique : ou bien, et c'est le cas ordinaire, il était tout à fait flottant, comme les petites lèvres, et pouvait sans s'étirer se rabattre en dedans ou en dehors du vagin à la façon d'un volet.

L'hymen rompu est traversé par des fissures radiées qui le

divisent en trois ou quatre lambeaux. Chacun d'eux se rétracte et devient peu à peu une masse végétante, en forme de polype, de crête de coq ou de tubercule, que l'on a comparée à une baie de myrte, et appelée *caroncule myrtiforme*. Il y a ordinairement trois ou quatre caroncules, isolées, disséminées sur le pourtour de l'orifice vaginal. Les latérales sont les plus constantes. Elles peuvent manquer, si les lambeaux se résorbent ; elles tendent aussi à disparaître par les accouchements répétés.

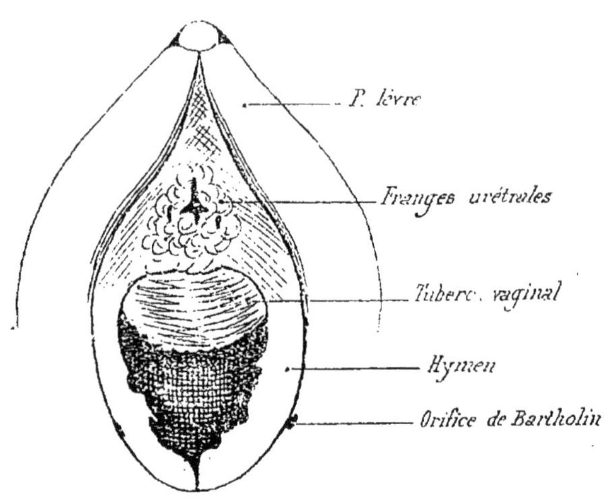

Fig. 137. — Bordure hyménéale flottante (fille, seize ans : Rapports sexuels habituels).

La formation caronculaire à la suite de la rupture de l'hymen n'est pas constante même avec une déchirure complète ; les lambeaux restent quelquefois membraneux et flottants pendant des années s'il n'y a pas de coït habituel, ainsi que Tardieu l'a constaté. A plus forte raison, si la déchirure n'intéresse qu'une partie de la cloison et que la partie restante soit assez souple pour permettre l'introduction de l'organe viril, peut-on constater la persistance d'un cercle hyménéal qui ne disparaît qu'après le premier accouchement. Dans ce cas, qui se présente assez souvent, l'hymen tendu en bride circulaire au moment de l'accouchement est une des principales causes d'arrêt de la tête fœtale au détroit inférieur chez les primipares (Budin).

Nature de l'hymen. — L'hymen est d'origine vaginale et non d'origine vulvaire. Ce fait, admis de tout temps par les anatomistes, a été confirmé par les recherches embryologiques modernes (Dohrn).

Tout l'appareil des voies génitales internes chez la femme dérive de deux canaux épithéliaux ou conduits de Müller, qui, placés l'un à côté de l'autre, se prolongent jusqu'à l'extérieur dans une cavité appelée sinus uro-génital, qui deviendra la fente vulvaire. Ces deux canaux restent distincts et leur partie supérieure forme les deux trompes ; ils s'adossent et se fusionnent en une cavité unique à leur partie moyenne pour former l'utérus et le vagin. Si la fusion ne se fait pas, il en résulte, suivant le point de la séparation, un utérus bicorne, ou un utérus double, ou un vagin double. Les vagins doubles, en canons de fusil, sont relativement fréquents ; ils ne s'opposent habituellement ni à la copulation ni à l'accouchement, un des deux devenant prédominant et effaçant l'autre ; le plus souvent le sujet qui est atteint de cette anomalie ignore son existence.

Les deux conduits de Müller débouchent dans le sinus vulvaire. Par la résorption de leur cloison, les deux orifices se transforment en un seul, orifice vaginal, d'abord librement ouvert, et plus tard fermé par une valvule, l'hymen, qui se développe autour du canal. L'hymen est donc une production secondaire, d'origine vaginale et d'apparition tardive, car elle ne se montre qu'au cinquième mois de la vie fœtale. Dans le cas de vagin double, il est de règle d'observer deux hymens, placés chacun un peu au-dessus du débouché de chaque vagin dans la vulve. La situation reculée de la membrane au delà de la vulve, soit dans ce cas particulier, soit dans quelques cas de vagin simple ou même à l'état normal, comme cela paraît être chez les négresses d'Amérique, et d'autre part l'analogie que présentent avec elles les cloisons transversales observées anormalement sur tous les points du vagin, sont encore des arguments en faveur de son origine vaginale. Dans cette manière de voir, l'hymen biperforé est une ébauche d'hymen double développé sur deux orifices de conduits müllériens ; l'hymen imperforé, l'hymen criblé, l'hymen à pertuis microscopique se rapportent tous au contraire à un développement en excès de la formation valvulaire.

A la naissance, l'hymen forme une petite poche aplatie, allongée dans le sens antéro-postérieur et pendante au milieu

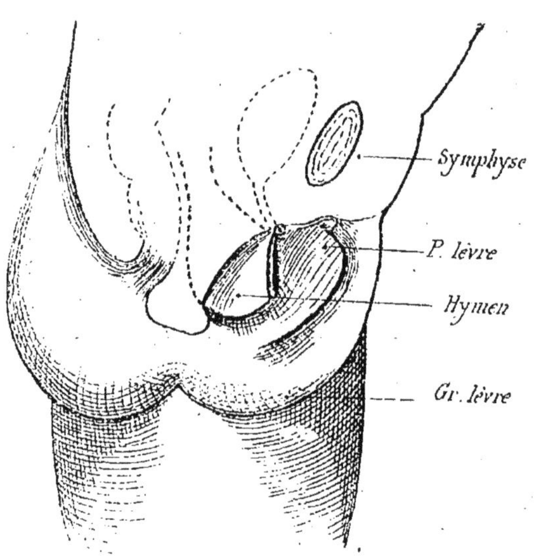

Fig. 138. — Coupe antéro-postérieure. — Moitié gauche de la vulve. — Fille nouveau-née.

de la face vulvaire. Les deux valves ou lèvres, droite et gauche, sont au contact et rappellent tout à fait les petites lèvres, de sorte que la coupe longitudinale des organes génitaux montre une série de replis graduellement décroissants, les grandes lèvres, les nymphes, les valves de l'hymen et les plis transversaux du vagin qui sont à ce moment conformés en lamelles souples et très saillantes. Par l'orifice on passe facilement un crayon, et avec beaucoup de précaution le petit doigt.

Vers cinq ans, l'hymen subit dans sa direction un changement important : d'antéro-postérieur, il commence à devenir horizontal, fait dû au développement transversal de l'arcade pubienne et du vagin, à moins qu'il ne soit bilabié, auquel cas il peut rester flottant et parallèle aux petites lèvres; en même temps son bord libre prend un aspect festonné ou papillaire. Je ne crois pas que sa forme change, comme on l'a dit, mais elle s'accuse davantage, et c'est pour cela que le nombre des hymens circulaires paraît plus considérable.

L'hymen n'est donc en somme que le premier pli vaginal. Les petits singes, qui ont le vagin plissé, ont ordinairement une for-

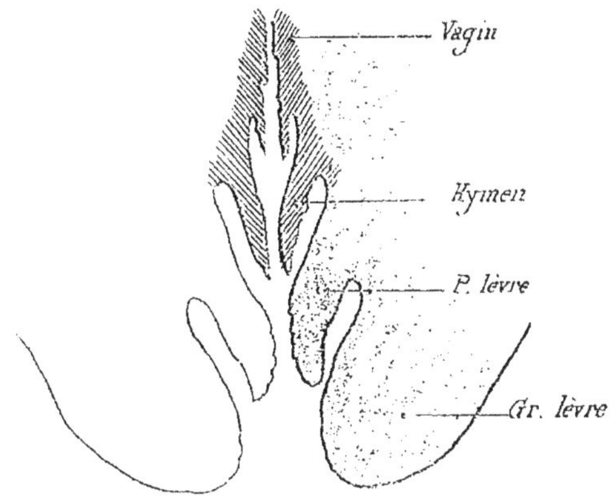

Fig. 139. — Coupe transversale de la fente vulvaire.

mation hyménéale en plis semi-lunaires; les anthropoïdes, qui ont le vagin lisse, n'ont pas d'hymen. Il apparaît chez la femme avec les plis transversaux au cinquième mois seulement. Les plis transversaux peuvent eux-mêmes se développer en cloisons superposées, formant des hymens multiples. Une ride du vagin, chez l'ours, forme autour du museau de tanche un hymen complet ouvert en T. — Mais à quoi sert ce pli vaginal ainsi différencié? Il manque chez la plupart des animaux qui ont simplement un étranglement circulaire à la jonction de la vulve et du vagin. S'il existe chez certaines espèces, il est inconstant, et sa forme est variable, en bride transversale, en cercle, en croissant. Cette inconstance dans la série animale, son apparition très tardive chez l'embryon dans la seconde moitié de la grossesse, la fréquence de ses anomalies, l'instabilité de sa forme sa disparition aux premières approches rendent pour le moment difficile toute interprétation exacte et complète; il suffi d'y voir une membrane de protection, une volva pour l'organe en développement.

VULVE.

La vulve (pudendum) comprend l'ensemble des organes génitaux externes de la femme.

Elle a la forme d'un triangle, dont la base, constituée par le mont de Vénus, est séparée de l'abdomen par le pli sous-pubien dont les côtés sont limités par le pli de l'aine et par le sillon génito-crural, et dont la pointe s'enfonce entre les cuisses; de là sa comparaison avec la lettre delta chez les Grecs, avec un coin chez les Latins. La *fente vulvaire*, longitudinale, haute de 6 à 7 centimètres, qui la divise sur la plus grande partie de sa hauteur, est horizontale: elle regarde un peu en avant chez les femmes à bassin droit, en arrière chez les femmes cambrées. Le plan vulvaire est donc vertical dans le décubitus horizontal.

La vulve offre de grandes différences dans son aspect extérieur. Elle est fermée par l'application de ses valves chez les sujets bien nourris, un peu ouverte en haut cependant chez les petites filles qui ont encore, comme à l'état fœtal, le clitoris proéminent et découvert, tandis que la portion inférieure ou vaginale est profonde et cachée; fermée au contraire en haut chez la fille pubère, et de plus en plus ouverte en bas à mesure que le vagin devient plus extérieur. La vulve béante s'observe chez les sujets amaigris, ou dans l'atrophie sénile, ou encore dans les cambrures rachitiques des cuisses avec élargissement du bassin.

Il y a en outre des variétés individuelles nombreuses. Hughier a décrit le visage vulvaire placé à un des pôles de l'axe

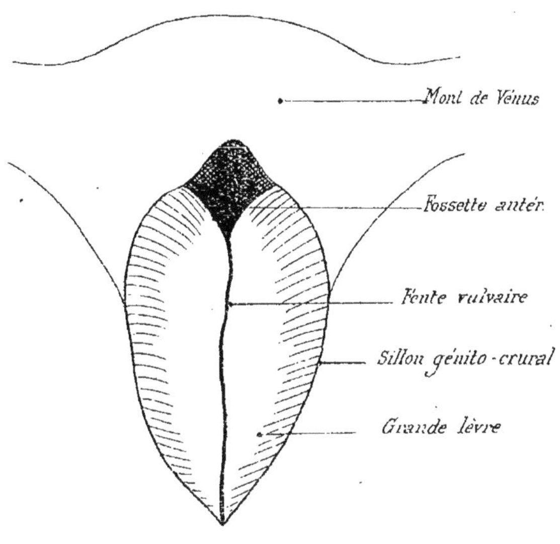

Fig. 140. — La vulve, fermée.

organique, et a montré la similitude de structure, de configuration, de fonctionnement et d'affections morbides avec le visage facial. De part et d'autre, une structure spéciale de la peau, des masses graisseuses arrondissant les formes, des ouvertures muqueuses munies de sphincters, une répartition déterminée de la sécrétion sébacée et du système pileux, un grand développement des nerfs sensitifs, des muscles et des vaisseaux commandés par les impressions passionnelles établissent d'étroites analogies. La face contient les organes des sens; la vulve, le sens le plus vif et le plus impérieux de l'économie.

Les organes externes comprennent un double plan : un plan superficiel ou appareil tégumentaire, un plan profond ou appareil érectile.

Le plan superficiel tégumentaire est composé d'une double bordure de replis cutanés entourant l'orifice génital : une bordure extérieure qui, par sa saillie, son revêtement pileux, sa doublure adipeuse et sa sécrétion sébacée remplit surtout une fonction défensive ; elle est formée par le mont de Vénus et les grandes lèvres ; — une bordure intérieure dont la nature mucoïde, l'absence de graisse et la distribution nerveuse font une surface sensitive ; elle est représentée par les petites lèvres et la muqueuse qui les unit, muqueuse du vestibule et de la fosse naviculaire.

Mont de Vénus. — Le mont de Vénus ou pénil est un bourrelet cutané transversal placé en avant de la symphyse pubienne, séparé de la paroi abdominale par le pli sus-pubien, et des grandes lèvres par une dépression à peine sensible. Ce bourrelet est constitué par un amas de la graisse sous-cutanée formant coussinet adipeux et traversé obliquement d'arrière en avant par les lames élastiques de la tunique abdominale qui, de la ligne blanche et de l'aponévrose, vont se fixer à la peau. Il a ordinairement de 3 à 5 centimètres d'épaisseur et atteint 10 et 12 centimètres chez les femmes obèses. Les poils qui recouvrent la peau, et dont la couleur est celle des cheveux, mais d'une nuance plus claire, sont remarquables par leur grosseur, leur état frisé et leur tendance à s'enrouler en touffes, caractères qui les rapprochent des cheveux de certains peuples.

Le mont de Vénus, placé, dans la station debout, en avant de la fente et comblant l'angle supérieur des cuisses, est évidemment un organe de protection pour la vulve intérieure ; mais son développement à la puberté et sa présence chez l'homme, où il est du reste beaucoup moins marqué, lui assignent aussi un rôle génital.

Grandes lèvres. — Les grandes lèvres sont deux bourrelets cutanés placés longitudinalement de chaque côté de la fente vulvaire.

Leur forme est ovoïde, à grosse extrémité supérieure ; leur

longueur est de 6 à 9 centimètres et leur plus grande largeur de 2 à 2 $^1/_2$. Leur face externe est convexe, adjacente à la peau de la cuisse, dont elle est séparée par le sillon courbe cruro-labial ou génito-crural déterminé par l'insertion de la peau aux crêtes aponévrotiques sous-jacentes. Elle est pigmentée et couverte de poils qui rappellent, atténués, ceux du mont de Vénus. La face interne est plane, au contact de la grande lèvre opposée et de la petite lèvre du même côté, dont elle est séparée par le sillon interlabial; toute sa moitié inférieure a les caractères de la face externe, tandis que la zone voisine de la petite lèvre est lisse, fine, rouge, et n'a que des poils follets.

Le bord libre est convexe et mousse; le bord adhérent est fixé par des tractus celluleux à l'aponévrose crurale et à la branche ischio-pubienne sur lesquelles il repose.

La grande lèvre étant horizontale dans la station debout a deux extrémités, antérieure et postérieure. L'extrémité antérieure, faiblement effilée, est rattachée au mont de Vénus sans démarcation bien apparente; cependant, une légère dépression et le changement de forme permettent toujours de les distinguer. En dedans, tantôt elle est contiguë à l'extrémité de l'autre lèvre et n'en est séparée que par un sillon médian qui commence la fente vulvaire, tantôt elle reste à distance, et dans ce cas la fente génitale, ouverte en fourche à sa partie supérieure, aboutit à une fossette losangique de 1 centimètre de large. Il n'y a donc jamais fusion des deux lèvres, et on ne peut admettre de commissure antérieure. — Il n'en est pas de même à l'extrémité postérieure. Cette partie, amincie en queue, se perd ordinairement au-devant du périnée et plus rarement se prolonge jusqu'à l'anus; de sa face interne part un repli curviligne qui, s'unissant à celui du côté opposé, constitue la *fourchette*, ou frein de la vulve, commissure postérieure. Ce repli membraneux n'a que de 2 à 3 millimètres de largeur quand il n'est pas tendu et se continue sans démarcation extérieure avec la fosse naviculaire qui est en avant de l'hymen; mais sur la coupe il s'en distingue par sa doublure adipeuse; il donne insertion au raphé médian du périnée quand celui-ci existe. La bride de la fourchette est très courte et souvent très haute dans les vulves étroites; la forte distension qu'elle subit dans l'accouchement la déchire habituellement et la fait disparaître.

Les grandes lèvres sont évidemment de nature cutanée dans toute leur étendue. Sur certains sujets, on voit des poils follets jusqu'au sillon interlabial. Le nombre et le volume des glandes sudoripares et sébacées sont remarquables ; on voit notamment de grosses glandes à sebum dans le sillon génito-crural, le sillon interlabial et la fossette qui le termine en haut ; il est fréquent de les voir atteintes d'acné de formes diverses. Il est non moins évident que les lèvres représentent le scrotum, un double scrotum non soudé, et dans certaines malformations génitales il peut être très difficile de se prononcer sur la nature des replis cutanés latéraux. Comme le scrotum, les grandes lèvres sont attachées en haut par un appareil suspenseur élastique (Sappey) ; comme pour le mont de Vénus et pour le clitoris, la tunique abdominale ou fascia profond fournit des lames élastiques, denses et jaunâtres, qui des aponévroses de l'abdomen et de la cuisse se portent et se fixent à la face profonde de la peau dans toute la partie antérieure.

Mais il y a aussi de grandes différences, autres que la non soudure, avec le scrotum masculin. Les grandes lèvres ne sont pas libres en arrière, elles n'ont pas un dartos complet ; seuls la face interne et le bord libre sont doublés d'un feuillet rougeâtre, à fibres longitudinales, en partie élastiques en partie musculaires, dont les mouvements vermiculaires sont obscurs, tandis que toute la face externe possède une épaisse couche de graisse qui manque complètement chez l'homme. Il n'y a pas un sac fibreux isolable renfermant un organe comme le testicule, ou tout au moins cette disposition n'existe qu'à l'anneau inguinal, sur 1 à 2 centimètres d'étendue, à la terminaison du ligament rond.

Broca a décrit dans la grande lèvre un sac qu'il a appelé sac dartoïque, inséré par son col à l'anneau inguinal, et par son fond qui arrive à la fourchette, confondu avec les fascias de la cuisse et du périnée. Mais ce sac étant profond et entouré extérieurement par la graisse sous-cutanée ne peut correspondre qu'au sac fibreux du cordon et du testicule et non au dartos ;

en outre, il n'y a pas de sac véritable, mais un espace rempli par une boule adipeuse.

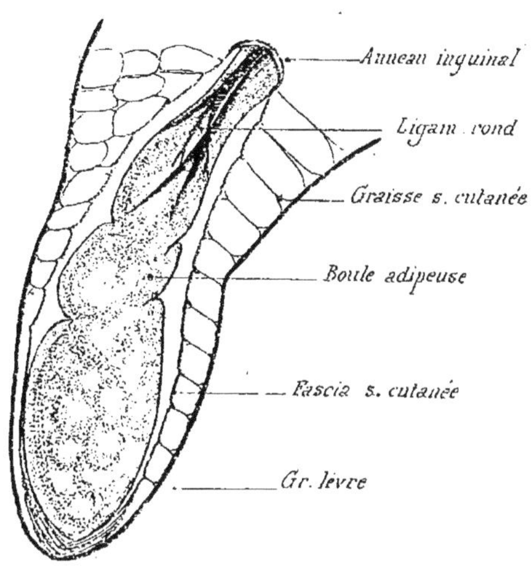

Fig. 141. — Le sac adipeux du côté gauche, ouvert.

En étudiant l'anneau inguinal externe, on voit bien sortir un cordon comme chez l'homme, cordon renfermant le ligament rond, ses veines, un rameau du nerf génito-crural, une masse adipeuse et une tunique fibreuse extérieure. Seulement, au bout d'un court trajet de 2 à 3 centimètres au plus, le ligament éparpillé n'existe plus, les veines se sont en partie abouchées aux gros troncs voisins, et la gaine celluleuse qui contenait le tout s'est fusionnée avec le fascia superficialis de la peau. Il ne reste que la boule adipeuse, ordinairement bien ramassée et de forme ovoïde, qui poursuit son trajet à travers toute la grande lèvre jusque vers son extrémité inférieure; elle représente la masse adipeuse du cordon sans le testicule et le canal déférent. L'espace qui la contient est l'analogue du sac fibreux élastique et non dartoïque des bourses; mais au lieu d'une paroi propre, ce sont en dehors et en avant les lames élastiques du fascia superficialis, comme l'a bien vu Sappey, en dedans l'aponévrose superficielle du périnée, qui le limitent; de là son adhérence avec les aponévroses sous-jacentes et la délimitation toute artificielle de sa face externe. Il vaudrait mieux l'appeler le *sac adipeux*.

La boule graisseuse profonde qu'il contient ne disparaît jamais, même sur des lèvres très amaigries, mais elle peut être

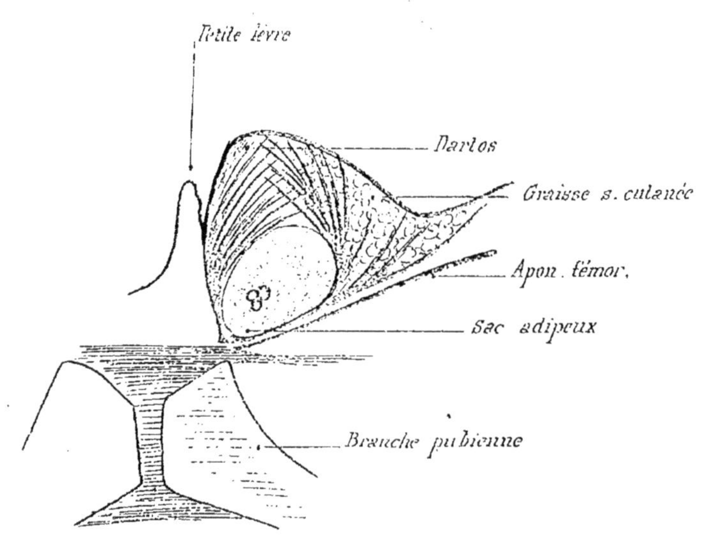

Fig. 142. — Coupe transversale de la grande lèvre gauche. — Tranche supérieure.

très réduite. Elle ne constitue pas non plus la masse principale de la grande lèvre, car elle forme en haut la moitié de son épaisseur, en bas le tiers seulement. C'est plutôt un organe résiduel qu'un coussinet de soutien.

L'état de fermeté, de plénitude et de saillie des grandes lèvres, ou au contraire leur aspect flasque et flétri, tiennent surtout aux variations de la graisse sous-cutanée et du tissu conjonctif des lames celluleuses.

Les affections de la grande lèvre ont été presque toutes rapportées, au point de vue de leur siège, au sac adipeux, le soi-disant sac dartoïque. Tels sont les lipômes, les abcès profonds, le thrombus de la vulve dû à la rupture des veines variqueuses du ligament rond ou du bulbe du vagin, les hernies et les hydrocèles. Sous le nom d'hydrocèle de la femme, on a décrit les tumeurs séreuses de la grande lèvre, qui sont le plus souvent des kystes du canal de Nuck persistant, canal que nous avons dit être un prolongement du péritoine le long du ligament rond, ou encore des sacs herniaires anciens, des kystes spontanés. Vidal (de Cassis) rapporte qu'il a extirpé trois fois des hygromas des lèvres chez des filles publiques ; mais leur attribution à des bourses séreuses n'est pas bien démontrée.

Petites lèvres. — Les petites lèvres sont deux replis cutanés mous et sans graisse, situés en dedans des grandes lèvres et au pourtour immédiat des orifices de la vulve. Les anciens les ont appelées nymphes (gardiennes des eaux ou du temple).

Elles ont la forme de deux ailes placées de champ, unies en haut, divergentes en bas, séparées de la grande lèvre par le sillon interlabial, de la partie centrale par le sillon vulvo-vaginal. Leur longueur atteint 3 centimètres de longueur moyenne au bord libre sur 1 centimètre de largeur à la base ; elle est sujette à de grandes variations, et souvent un des replis est plus long que l'autre.

Leurs faces externes et internes planes ont une coloration rosée, un aspect lisse et humide ou très finement chagrinée. Le bord libre est convexe, festonné ou lobé ; le bord adhérent évasé correspond au bulbe du vagin. Les deux extrémités se terminent différemment. L'extrémité antérieure se bifurque en deux plis : l'un passe au-dessous du clitoris, et avec le pli opposé forme son frein ; l'autre se prolonge au-dessus et le recouvre complètement d'un capuchon ou prépuce qui a de 1 à 3 centimètres de hauteur. L'extrémité postérieure se perd insensiblement sur la face interne de la grande lèvre à une hauteur très variable, au milieu, au tiers inférieur. Mais ce n'est là qu'une apparence ; il suffit de tirer en haut les nymphes pour voir qu'elles se prolongent jusqu'à la fourchette et que tout l'espace situé derrière celle-ci et en avant du vagin, c'est-à-dire la fosse naviculaire, leur appartient. Des particularités anatomiques, comme l'état papillaire, l'absence de pigment, de poils et de graisse profonde, et la structure histologique rattachent aux petites lèvres la presque totalité du vestibule du vagin. Cruveilhier dit qu'il n'est pas rare de voir les petites lèvres se

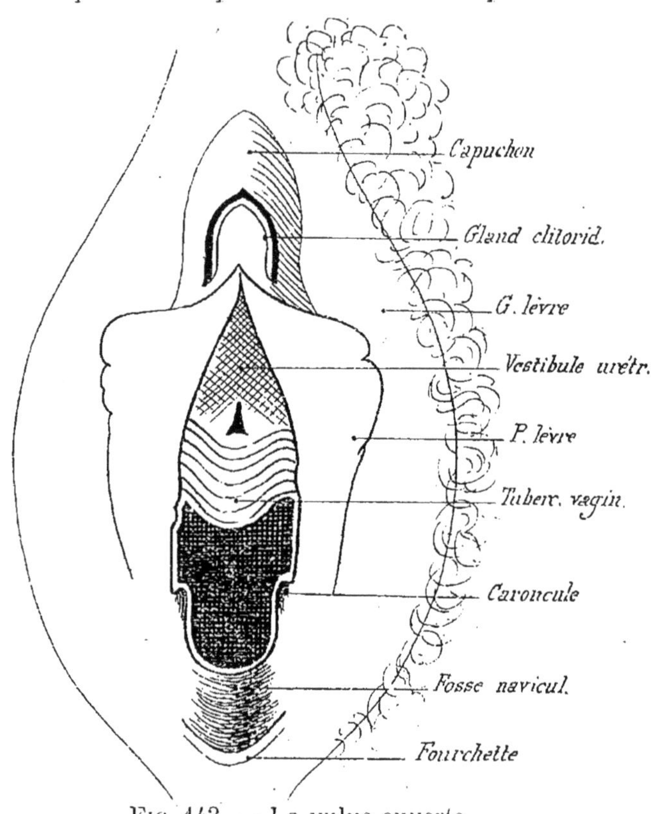

Fig. 143. — La vulve ouverte.

réunir pour former une commissure, laquelle se continue jusqu'à l'anus sous forme de crête; dans ce cas, les grandes lèvres ne prennent aucune part même à la formation de la fourchette.

La nature tégumentaire des petites lèvres n'est pas clairement définie, et les histologistes sont très partagés pour savoir dans quel point de la vulve commence la peau et où finit la muqueuse. On peut cependant considérer les nymphes comme cutanées, non seulement à cause de leur origine embryologique mais en raison de certains caractères anatomiques : leur épi derme possède une couche desquamante véritable, elles renferment des glandes sébacées; leurs parties découvertes, comme cela arrive souvent pour le bord libre et le dos du prépuce, deviennent sèches et brunes, comme scarieuses. D'autre part, l'absence de poils, de glandes sudoripares, de graisse sous-cutanée, l'apparition tardive de glandes sébacées, la mollesse, l'humidité et la turgescence du tissu sont des caractères muqueux qui doivent leur faire attribuer la nature d'un tissu cutané de transition.

Les glandes sébacées occupent les deux faces. On en voit un grand nombre dans le sillon interlabial, ordinairement occupé

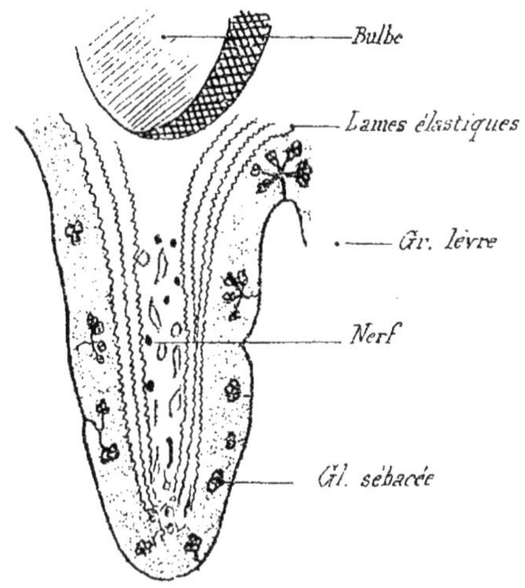

FIG. 144. — Coupe transversale de la petite lèvre gauche. — Grossie.

par du smegma: elles sont plus grosses dans les petites lèvres saillantes et volumineuses. Ces glandes n'existent pas à la naissance et n'arrivent à leur plein développement qu'à la puberté; elles s'accroissent considérablement pendant la grossesse en même temps que leur activité sécrétoire augmente en proportion; elles s'atrophient après la ménopause. Leur sécrétion comme celles des glandes de la grande lèvre, est un produi onctueux, blanchâtre, à odeur pénétrante, et dont la fonctio est de conserver la souplesse des tissus, surtout en prévisio des rapports sexuels et de l'accouchement; elle est égalemen un excitant génésique. Elle est beaucoup plus développée che les femmes brunes.

Les deux feuillets cutanés sont accolés et ne glissent qu'im parfaitement l'un sur l'autre. On trouve entre eux un tiss dense constitué par de puissants faisceaux élastiques, émanés les uns du réseau vaginal, les autres de la tunique abdominale Ils sont étendus surtout en direction antéro-postérieure et mêlé de lames conjonctives; on trouve des fibres musculaires lisses surtout à la base. Les nerfs sont remarquables par leur richess et la variété de leurs renflements terminaux dans les nombreu ses papilles de la surface. La vascularisation est très développée il y a des plexus veineux, mais non un tissu caverneux véritable. (Wertheimer.)

Entre les petites lèvres et les commissures de leurs extrémités (prépuce clitoridien, fosse naviculaire) se voit un espace ovalaire, débouché de l'urètre et du vagin; c'est le *vestibule,* terme employé en sens divers par les anatomistes, et que, pour éviter toute confusion, nous appellerons vestibule de la vulve, en le divisant en deux parties : le vestibule de l'urètre en avant et celui du vagin en arrière.

Le *vestibule de l'urètre* est cette surface triangulaire, un peu déprimée, comprise entre l'extrémité antérieure des nymphes : sa base longe le méat urinaire et son sommet arrive au frein du clitoris. Il a de 15 à 20 millimètres d'étendue. Il correspond sous sa muqueuse à la terminaison des bulbes du vagin et des plexus veineux qui les unissent en avant de l'aponévrose moyenne, par conséquent à des surfaces très vasculaires; c'est pourtant par là qu'on pratiquait autrefois la taille vestibulaire. Il est de nature muqueuse et non cutanée.

Au-dessous du vestibule est le *méat urinaire.* L'orifice fermé ou entr'ouvert, conformé en fente longitudinale ou radiée, est creusé dans la partie supérieure du tubercule vaginal; il est plus ou moins haut vers le clitoris ou plus ou moins enfoncé dans le vagin, suivant que ce tubercule est lui-même saillant ou rentré; l'allongement de la colonne antérieure du vagin et de son tubercule terminal, et par conséquent l'extériorité de l'urètre, ne sont bien manifestes qu'après la première grossesse. Le méat est quelquefois percé à plat, mais d'ordinaire il est entouré d'un bourrelet muqueux uni ou folié. Chez les jeunes filles, les cornes de l'hymen se prolongent sur les côtés, et, dans certains cas, l'entourent d'une couronne de franges, sur une ou plusieurs rangées, si bien qu'on peut hésiter un moment avant de trouver l'orifice au milieu de la corolle.

Le *vestibule du vagin* n'est autre que l'espace compris entre la face interne des petites lèvres de chaque côté et la *fosse naviculaire* en arrière: cette fosse, longue d'un centimètre, un peu excavée et lisse, n'étant elle-même que la commissure des nymphes. Le fond, séparé par le sillon vulvo-vaginal, est tout entier occupé par l'orifice du vagin avec sa bordure hyménéale ou ses caroncules myrtiformes.

Le vestibule est profond chez la petite fille, dont le vagin n'a pas encore subi la poussée extérieure; il co stitue le *canal vulvaire*, où s'opèrent le plus grand nombre des attentats sans défloration. Si l'acte viril est répété, l'hymen est refoulé, le canal s'allonge en entonnoir et forme une sorte de poche copulatrice caractéristique. (Tardieu.) Ce phénomène est encore bien plus marqué chez la femme adulte qui subit les rapprochements sans rupture de l'hymen, soit que la membrane trop résistante ne puisse être déchirée, soit qu'il y ait en arrière atrésie ou atrophie du vagin.

Il n'y a aucune glande dans le vestibule, à l'exception du débouché des glandes de Bartholin. Ce qu'on a décrit à tort sous le nom de glandes mucipares n'est qu'un ensemble de lacunes ou sinus, c'est-à-dire d'invaginations muqueuses canalisées identiques à celles que nous avons décrites dans l'urètre. Les *lacunes vulvaires* sont ordinairement réparties en trois groupes : un groupe vestibulaire, de sept à huit, petites, situées au-dessous du clitoris; un groupe péri-urétral, aussi nombreux, mais à cavités plus grandes, et une rangée juxta-vagi-nale de quelques sinus plus petits. Il faut signaler comme le plus remarquables les deux *grands sinus péri-urétraux*, dont les ouvertures très larges se voient de chaque côté et un peu en arrière du méat. L'orifice peut être assez grand pour qu'on l confonde avec le méat urinaire, surtout s'il est enfoui dans le franges hyménéales ou dans les végétations verruqueuses d

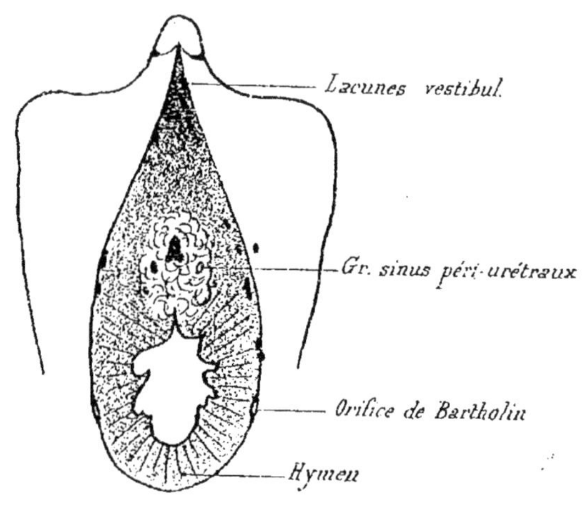

Fig. 145. — Les lacunes vulvaires.

tubercule vaginal; un stylet s'y enfonce à une profondeu de 2 à 10 millimètres le long de la paroi postérieure de l'urètre entre la tunique musculaire et le sphincter strié. Leur mu-queuse est papillaire, à épithélium pavimenteux, et doublée d fibres lisses. Haller, qui les a bien décrits, dit que comme les au-tres sinus péri-urétraux, ils répandent pendant le coït un mucus blanchâtre. Pendant la grossesse, ils prennent un grand déve-loppement. Peut-être faut-il leur rapporter ce qu'on a décri sous le nom de canaux accessoires de l'urètre (Lejars), qui peu-vent être le point de départ de fistules ou, dans certaines obser-vations, le siège exclusif de la blennorragie. En tous cas, i paraît bien démontré que ce ne sont pas les canaux de Gartner ceux-ci ne dépassant pas la partie supérieure du vagin. Il fau également les distinguer des lacunes intra-urétrales creusées dans la muqueuse même du canal et visibles quelquefois sur le contour du méat.

Toutes ces lacunes n'étant ni des glandes, ni des cryptes de glandes ne sécrètent pas un mucus particulier, mais il s'y accumule le produit liquéfié et blanchâtre de la desquamation épithéliale. Celles qui entourent l'urètre sont souvent envahies par la blennorragie et difficiles à guérir, à cause de leurs culs-de-sac profonds; leur inflammation, de cause d'ailleurs très diverse, a été décrite à tort sous le nom de folliculite.

Les doubles replis labiaux que nous venons de décrire ont une valeur morphologique et fonctionnelle bien différente. Il n'existe ni grandes lèvres ni mont de Vénus chez aucun singe; à peine en reconnaît-on des rudiments sur des fœtus de quelques anthropoïdes, mais ils ne tardent pas à s'atrophier. Les petites lèvres au contraire sont considérables, et le clitoris, plus gros que celui de la femme, égale dans certaines espèces le pénis du mâle. Il en est de même chez les races inférieures, et même chez les Arabes beaucoup de femmes sont remarquables par l'atrophie de la bordure adipeuse de la vulve. La petite fille, et bien plus encore le fœtus, ont aussi un clitoris et des nymphes relativement très gros. La tendance à la prédominance des petites lèvres est très marquée chez un grand nombre de négresses, en Abyssinie et chez plusieurs peuples orientaux, où on les voit atteindre 5 et 8 centimètres de longueur et pendre en forme de crête sèche et violacée. Cette hypertrophie, constituée surtout par l'accroissement du tissu conjonctif intermédiaire aux faces cutanées, porte le nom de *tablier*. Le tablier uni ou bilatéral n'est pas rare en Europe et se rencontre en quelque sorte à l'état sporadique; il nécessite assez souvent la résection de la partie exubérante. Il est remarquable qu'on le voit souvent coïncider avec l'atrophie des grandes lèvres et du mont de Vénus, même chez des femmes d'un embonpoint marqué. Dans les pays où il est habituel, et où il comprend aussi le capuchon clitoridien, il a provoqué la pratique de la circoncision des nymphes et de leur prépuce.

Mais nulle part le tablier n'atteint les proportions qu'il acquiert dans la race boshimane; il n'est pas rare qu'il ait 10 à 12 centimètres de long et on en a vu de 15 et 20, pendant entre

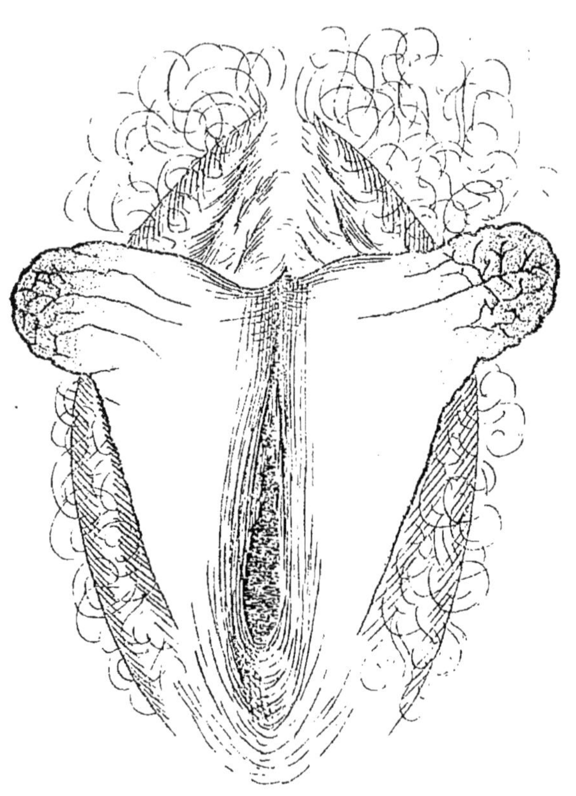

Fig. 146. — Tablier des petites lèvres. — Femme de quarante ans.

les cuisses comme de longues crêtes de coq. Il est probable que cette particularité, comme la stéatopygie de la même race, a été au début un caractère moins marqué, mais qu'il s'est développé plus tard par la sélection. Les formes excessives sont produites par des manœuvres artificielles.

Les grandes lèvres et le mont de Vénus sont surtout des replis de protection; l'épaisseur de la peau, les poils volumineux, la doublure adipeuse et leur situation même leur assignent ce rôle, au moins à titre principal; leur évolution marque que ce sont des organes surajoutés et de perfectionnement. Les petites lèvres et leur dépendance clitoridienne sont au contraire la partie primordiale et fondamentale; elles sont organisées par la richesse et la disposition terminale de leurs nerfs, leur vascularisation qui leur donne une certaine turgescence favorable à l'excitation nerveuse, l'état souple et humide de leur revêtement, leur structure à papilles superficielles, pour servir de surfaces tactiles, ou mieux, d'organe de sensibilité génésique.

Circulation et innervation. — La circulation sanguine du plan tégumentaire est peu considérable. Quelques branches artérielles sont fournies par les honteuses externe et interne. Les veines des grandes lèvres sont toujours assez grêles. Il faut en excepter les veines funiculaires qui débouchent avec le ligament rond dans le collet du sac adipeux; elles sont souvent très volumineuses pendant la grossesse et peuvent rester variqueuses; elles sont anastomosées avec les veines de la paroi abdominale et les honteuses. Celles de la petite lèvre constituent seules un réseau important; ce réseau occupe les mailles de la lame élastique et musculaire interposée aux deux feuillets du repli, elles y forment, non pas un système caverneux érectile, mais un plexus qui devient turgescent dans certaines conditions génitales et subit chez la femme enceinte la surcharge sanguine comme toutes les veines pelviennes. Les plexus de la petite lèvre se déversent dans les honteuses internes, les veines bulbaires et les veines clitoridiennes.

La circulation lymphatique est au contraire très développée, comme celle du scrotum. Les réseaux à mailles assez larges sur les grandes lèvres, très serrées sur les nymphes, donnent naissance à des troncs multiples qui se dirigent vers le sillon génito-crural et se rendent aux ganglions inguinaux internes. Comme pour le scrotum, un certain nombre de lymphatiques de la partie postérieure de la grande lèvre aboutissent aux ganglions cruraux verticaux. Deux troncs dorsaux plus volumineux, analogues aux lymphatiques dorsaux de la verge, suivent sur la ligne médiane le capuchon clitoridien et la parti centrale du mont de Vénus. En résumé, toute la circulation lymphatique de la vulve jusqu'au sillon vulvo-vaginal est tributair des ganglions inguinaux comme toute la circulation vaginale pour aboutissants les ganglions iliaques; une zone mixte su le pourtour de l'orifice relie ces deux territoires.

Les nerfs sont fournis par le rameau génital du génito-crura qui sort par l'anneau inguinal et par les rameaux du nerf hon teux interne.

Le plan profond de la vulve comprend l'appareil érectile, com posé comme chez l'homme de deux corps caverneux ou clitori et d'un corps spongieux réduit au bulbe, celui-ci étant en outr séparé en ses deux hémisphères.

Clitoris. — Les deux corps caverneux de la femme porten réunis le nom de clitoris. Le clitoris a deux racines, un corp et un gland; sa longueur est de 7 centimètres environ. Chaqu *racine*, longue de 4 centimètres, conformée en queue effilée s'attache par son bord supérieur à la lèvre interne de la branch ischio-pubienne, sur laquelle elle se prolonge jusqu'au nivea de la fourchette; tout le reste de sa circonférence un peu aplati est libre d'insertion et engainée par un muscle. Les deux racine convergent au-devant de la symphyse et s'unissent en V renversé pour former un cylindre comprimé, le corps du clitoris Celui-ci fait avec les racines un angle ou genou, *coude du clitoris* analogue à l'angle pénien, ouvert en arrière et en bas sur le sujet debout; de là il se dirige en arc vers le centre de la vulve. Sa longueur est de 3 centimètres.

Le corps se termine par une extrémité mousse, visible extérieurement, longue de 1 centimètre au plus, le *gland* du clitoris. Comme le gland masculin, le gland du clitoris est libre dans une niche que lui forment les deux extrémités des petites lèvres; il y a donc un prépuce ou *capuchon* dans lequel il est complètement caché, une cavité préputiale lubrifiée par du smegma et un frein bifurqué inséré au sillon inférieur du gland. La cavité préputiale est une cavité muqueuse. La présence de glandes analogues à celle de Tyson y est incertaine ; cependant on trouve ordinairement près du frein ou une glande en grappe volumineuse ou un crypte muqueux. Le capuchon

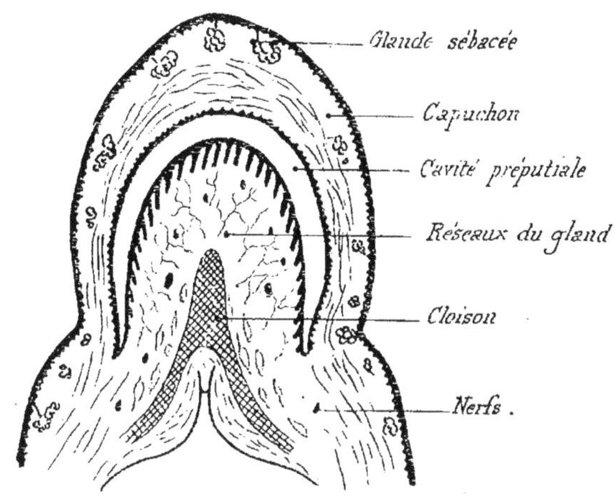

FIG. 147. — Coupe frontale par le gland du clitoris. — Grossie.

se développe d'arrière en avant et ne recouvre le gland qu'au sixième mois ; à ce moment, les deux surfaces sont adhérentes et peuvent rester telles par place jusqu'à l'âge de cinq ans. (Wertheimer.)

La structure du clitoris est celle des corps caverneux de l'homme, c'est-à-dire qu'elle comprend une albuginée, des trabécules et des aréoles de nature capillaire. Injecté, il s'allonge et grossit d'un tiers. Mais son organisation est moins parfaite que celle du corps caverneux de l'homme ; il a la turgescence nécessaire à l'avivement des impressions sensitives, mais non la rigidité ici inutile : jamais le coude ne se redresse, tout au contraire est combiné pour abaisser l'organe. Une cloison antéro-postérieure divise le corps en deux moitiés, qui communiquent par des brèches le long du bord supérieur. Les animaux à os pénien ont aussi à ce niveau un os ou un cartilage clitoridien.

On a contesté l'analogie du gland avec celui du pénis. San doute, il n'est pas son équivalent anatomique puisque le glan chez l'homme est un renflement du corps spongieux, tandis qu chez la femme il n'est que l'extrémité arrondie du corps cave neux. Mais il est son équivalent atténué comme structure et fonc tionnement; il a un prépuce, il est érectile, bien que très faibl ment, il est pénétré chez l'embryon par la même lame épithé liale qui s'enfonce dans le gland pénien pour former la parti balanique de l'urètre, il a les mêmes terminaisons nerveuses Dans sa muqueuse à papilles multipliées, les nerfs dorsaux plus nombreux encore qu'à la verge, aboutissent à des appareil tactiles ou sensitifs des plus variés, corpuscules de Pacini, d Krause, de Meissner, et corpuscules génitaux spéciaux.

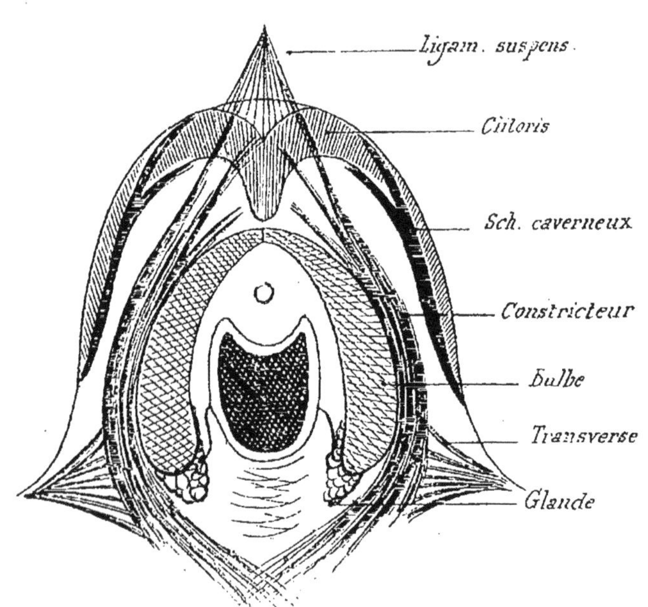

FIG. 148. — Appareil érectile de la femme.

Le développement considérable du clitoris est un caractère d'infériorité. Son volume est énorme chez les singes, chez le fœtus, chez des races inférieures et notamment dans certaines races nègres, où il n'est pas rare qu'il arrive au volume du petit doigt. Son hypertrophie, dans laquelle il atteint 8. 10. 15 centimètres et plus de longueur et peut simuler une verge d'enfant ou même d'adulte, est un cas tératologique, lié ordinairement à des malformations génitales et notamment au pseudo-hermaphrodisme.

Ligament suspenseur. — Comme le pénis, le clitoris est retenu au niveau de son coude par un appareil élastique, un ligament suspenseur, qui part du milieu de la symphyse pubienne pour se jeter sur ses deux faces latérales et sur son bord inférieur, en l'enserrant dans une fronde au niveau de la concavité de son coude. En raison de la brièveté du corps, les faisceaux se prolongent jusqu'au gland, et de même les lames élastiques qui vont à la peau du mont de Vénus pénètrent aussi dans le capuchon. Cet anneau élastique renforce le fascia qui lui vient de l'aponévrose périnéale superficielle et plus particulièrement de la gaine de l'ischio-caverneux ; c'est sous ce fascia et sa doublure élastique que se trouvent les nerfs multipliés destinés au gland, et les vaisseaux dorsaux profonds.

Bulbes du vagin. — Les bulbes du vagin sont deux corps érectiles placés de chaque côté de l'ouverture vaginale. Kobelt a établi qu'ils représentent le bulbe du corps spongieux de l'homme, séparé en deux moitiés par l'interposition du vagin.

Leur forme ovoïde les a fait comparer à deux sangsues gorgées ; ils ont 35 millimètres de long sur 10 à 15 de large à la base. La base ou grosse extrémité de l'ovoïde répond à la fosse naviculaire et quelquefois la dépasse et se prolonge vers le périnée ; la pointe ou extrémité antérieure arrive dans le vestibule urétral, entre l'urètre et le clitoris, et là tantôt se fusionne directement avec la pointe opposée et avec le clitoris par une sorte d'aileron triangulaire, tantôt se relie à ces deux parties par de simples réseaux veineux. Leur bord antérieur correspond à la base de la petite lèvre ; leur bord postérieur élargi est dans toute son étendue plaqué et fixé solidement à l'aponévrose moyenne du périnée ; la face interne concave embrasse dans son arc la terminaison du vagin et de l'urètre, et la glande vulvo-vaginale en bas; la face externe convexe n'est séparée du corps caverneux que par un espace angulaire étroit. La proximité de la lèvre interne de la branche ischio-pubienne, qui est à 1 centimètre seulement et beaucoup moins si le bulbe est turgide, fait qu'il peut s'y déchirer dans l'accouchement; sa rupture ou celle des grosses veines variqueuses qui émanent de sa face externe est probablement une des principales causes des thrombus de la vulve.

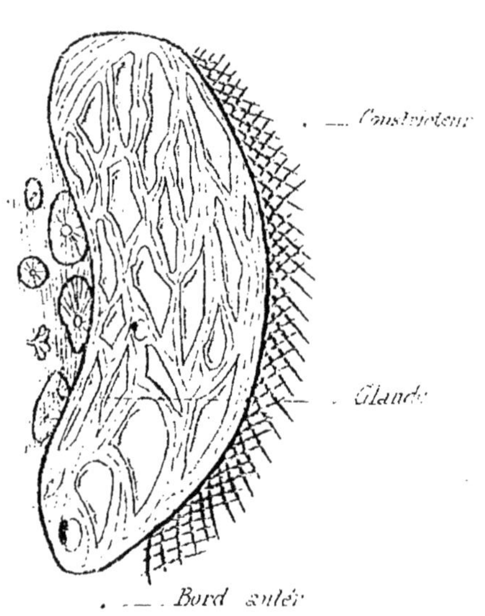

Fig. 149. — Bulbe du vagin et glande de Bartholin; coupe transversale grossie. — Côté gauche.

Les bulbes du vagin ont une structure érectile; leur albuginée est mince, leurs aréoles sont larges comme dans le bulbe masculin. On trouve du reste de grandes différences dans leur organisation. Il n'est pas rare chez les jeunes filles ou les femmes nullipares de les voir étroits, denses et faiblement lacunaires: l'injection, dans ce cas, est difficile et les gonfle à peine. Chez les anthropoïdes, ils n'existent qu'à la période fœtale et ne tardent pas à s'atrophier. La fonction de cet anneau érectile est d'assurer le contact du membre viril en l'enserrant et surtout d'exalter la sensibilité des surfaces muqueuses qu'il distend.

La circulation et l'innervation des corps érectiles de la femme sont identiques à celles de l'homme. Il y a des artères bulbeuses, caverneuses et dorsales du clitoris fournies par la honteuse interne et par la vaginale ; une veine dorsale qui va au plexus de Santorini, des veines bulbeuses efférentes que les injections montrent quelquefois dilatées en ampoules et qui émanent du milieu du bord externe ainsi que de la base pour aller directement à la veine honteuse, le long de la branche pubienne. Nous avons déjà signalé le plexus vestibulaire qui unit les deux bulbes, le clitoris et la gaine érectile de l'urètre.

Appareil musculaire. — Un appareil musculaire semblable à celui de l'homme est annexé aux corps érectiles. Il y a donc de chaque côté un ischio-caverneux, un bulbo-caverneux et un transverse superficiel, tous recouverts et engainés par l'aponévrose périnéale superficielle.

1° *Ischio-caverneux.* — Ce muscle forme autour de la racine du clitoris un cornet presque complet, aponévrotique à ses deux extrémités. La pointe et le bord interne du cornet se fixent à la lèvre interne ischio-pubienne ; l'extrémité supérieure, insertion mobile, est bifurquée ; elle s'attache sur le dos du clitoris, au niveau du coude, et en dessous sur la face inférieure. Il s'ensuit que l'extrémité postérieure du corps de cet organe est entourée d'une collerette tendineuse qui lui est très adhérente.

2° *Bulbo-caverneux* ou *constricteur du vagin.* — Le constricteur est une anse musculaire placée en dedans de l'ischio-caverneux. Il s'insère en bas, non seulement au raphé périnéal, mais encore transversalement, sur une certaine étendue, à l'aponévrose périnéale, et reçoit en outre des faisceaux de renforcement du sphincter de l'anus et du transverse superficiel. Le muscle plat qui naît de ces insertions, large de près de 1 centimètre et souvent davantage, s'applique par sa concavité sur la face externe du bulbe du vagin et monte jusqu'au coude du clitoris où il se divise en trois chefs tendineux, l'un qui s'accolle au ligament suspenseur, l'autre qui se fixe sur le dos du clitoris, et le troisième qui s'attache en dessous. Ces insertions à l'organe érectile sont souvent confondues avec celles de l'ischio-caverneux.

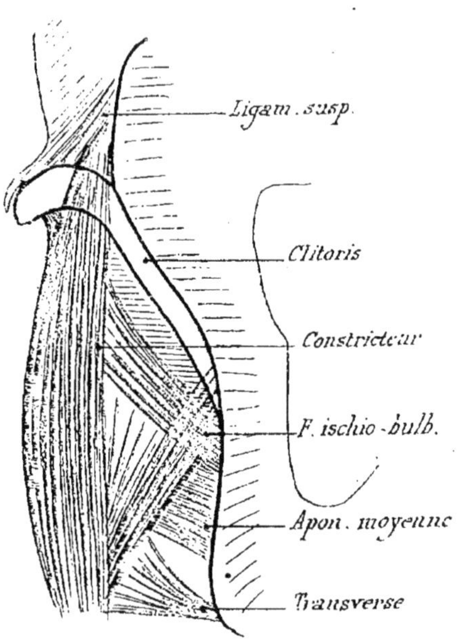

Fig. 150. — Muscle constricteur vu de côté; double faisceau ischio-bulbaire.

Il est fréquent de voir un faisceau partir du milieu de la branche ischio-pubienne et se porter en dedans et en bas, à l'extrémité inférieure du bulbe (faisceau ischio-bulbaire). Uni au faisceau opposé, il doit soulever dans sa fronde la paroi postérieure du vagin vers la symphyse pubienne. Quant au faisceau profond que Luschka a décrit sous le nom de sphincter strié du vagin, il existe chez beaucoup d'animaux, mais non chez la femme.

3° *Transverse superficiel.* Ce muscle naît de l'ischion, se porte transversalement en dedans, et par son insertion mobile, ordinairement élargie, se fixe au raphé médian où sont les intersections tendineuses du sphincter et du constricteur.

L'action des muscles génitaux de la femme n'est pas identique à celle des muscles de l'homme. Par leur insertion en dessus et en dessous du clitoris, au niveau de son coude et sur son ligament suspenseur, l'ischio et le bulbo-caverneux ne peuvent qu'abaisser l'organe au lieu de le redresser. Nous avons dit plus haut que malgré les injections forcées l'angle de cet organe ne s'effaçait pas. L'abaissement du gland par la contraction musculaire a pour but de l'appliquer contre le pénis et d'augmenter les contacts, et même chez beaucoup d'animaux le gland est naturellement si incliné qu'il proémine à l'intérieur du vagin.

Le constricteur est, en outre, un muscle compresseur pour le bulbe dont il chasse le sang vers l'extrémité antérieure, c'est-à-dire vers la région clitoridienne où tous les réseaux veineux sont communicants; enfin, il est constricteur de l'orifice vaginal, sur lequel il agit par l'intermédiaire du bulbe. Cette action de resserrement est très manifeste dans les contractions spasmodiques du vagin, qu'il s'agisse d'un simple réflexe momentané ou d'une contracture persistante; on peut avoir de la peine à entrer même le doigt. On a donné au spasme du constricteur le nom de vaginisme inférieur pour le distinguer du vaginisme supérieur, qui commence à 2 centimètres plus haut et dépend du Releveur anal.

Pour le transverse superficiel, il n'est probablement plus qu'un tenseur aponévrotique, fixateur des insertions du sphinter et du constricteur, quel qu'ait pu être son rôle dans un état plus parfait de développement.

Glandes de Bartholin. — Bartholin, à la fin du dix-septième siècle, a découvert chez la femme ces glandes, qui sont les analogues des glandes de Cowper, et qu'on appelle aussi glandes vulvo-vaginales.

Il y en a deux, une de chaque côté. Chacune d'elles a la forme d'un ovoïde plus ou moins allongé et ressemble à la glande lacrymale; elle est grosse comme une amande d'abricot (15 millimètres de long sur 10 de large), et pèse 3 à 4 grammes. Il y a de grandes variations de volume d'un côté à l'autre ; c'est de quinze à quarante ans qu'elle est le plus développée.

Les glandes de Bartholin sont situées de chaque côté du vagin auquel elles adhèrent par un tissu dense ; les bulbes les recouvrent en dehors et elles sont comme encastrées dans leur face concave ; souvent elles dépassent le bulbe en dessous et sont alors au contact direct du constricteur dont quelques faisceaux peuvent s'engager à travers les lobules glandulaires. Elles sont à 10 ou 15 millimètres de la branche ischiale. Pour les explorer

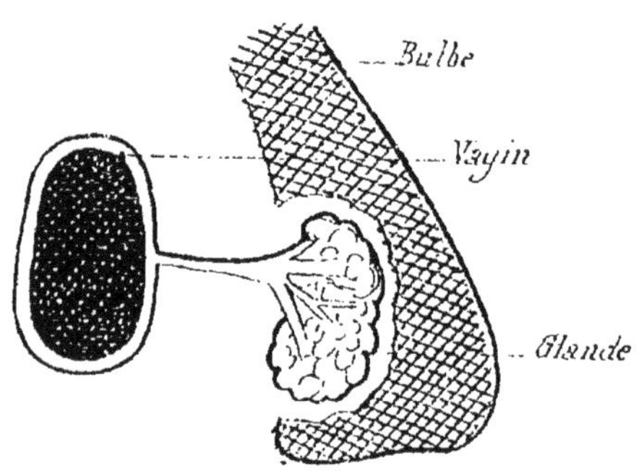

Fig. 151. — Glande de Bartholin encastrée dans le bulbe.

il faut saisir, avec un doigt dans le vagin et l'autre en dehors, les parties molles qui sont en dehors et un peu en arrière de l'orifice vaginal.

Le canal excréteur, mince, souple, mesurant 1 à 3 millimètres de large sur 15 à 20 millimètres de long, se dirige en avant et en dedans et débouche dans le sillon vulvo-vaginal. Son orifice, tantôt ponctiforme et difficile à trouver, d'autres fois assez large pour admettre un stylet, est à peu près à mi-hauteur de l'orifice vaginal, en avant de l'hymen ou des caroncules myrtiformes. On a cité quelques cas de doubles conduits excréteurs.

La glande vulvo-vaginale est une glande en grappe composée de grains dont les cavités sont revêtues d'épithélium caliciforme.

Elle reçoit ses nerfs du honteux interne. Sa circulation sanguine est bien développée (deux ou trois artérioles et des veines plexiformes); ses lymphatiques sont tributaires du système vaginal et rectal. Elle sécrète un liquide clair et filant, analogue à celui des glandes de Cowper et comme lui projeté seulement au moment du spasme vénérien; il représente la seule éjaculation féminine. Le muscle constricteur du vagin qui recouvre leur face externe directement ou par l'intermédiaire du bulbe sert de muscle expulseur.

Cette glande est fréquemment le siège de kystes ou d'inflammations; la bartholinite blennorragique est même bien plus fréquente que la cowpérite.

PÉRINÉE.

L'étude du périnée appartient à l'anatomie des régions; aussi n'en donnerons-nous ici que les traits fondamentaux nécessaires pour bien comprendre le plan topographique des organes que nous avons décrits.

Le périnée est l'ensemble des parties molles qui ferment le détroit inférieur du bassin. Par ce détroit passent en avant les canaux génito-urinaires, en arrière le canal intestinal; une ligne transversale réunissant les deux tubérosités ischiatiques marque la limite de ces deux passages et divise le périnée en deux moitiés: le périnée antérieur ou génital, et le périnée postérieur ou rectal. Nous ne nous occuperons que du premier et nous le décrirons successivement dans les deux sexes.

Périnée de l'homme. — La clef du périnée nous est donnée par le squelette lui-même, c'est-à-dire par le détroit inférieur.

Dans la portion que nous décrivons, la bordure osseuse est constituée par les branches ischio-pubiennes, ouvertes en arcade et réunies en haut par la symphyse du pubis. Toute la vie chez certains vertébrés (quelques mammifères et la plupart des batraciens et reptiles), et pendant quelques mois chez l'embryon humain, les deux pubis ne sont pas au contact; l'espace assez grand qui les sépare est comblé par une membrane conjonctivo-musculaire dite *membrane inter-pubienne*. Plus tard, chez l'homme, les pubis croissent vers la ligne médiane et finissent par s'affronter; encore est-il des cas tératologiques, notamment dans l'exstrophie de la vessie, où un écartement de plusieurs centimètres peut exister malgré la croissance du sujet.

Dans toute la partie supérieure du pubis où s'est formée une articulation, la membrane a disparu ou n'existe plus qu'à l'état

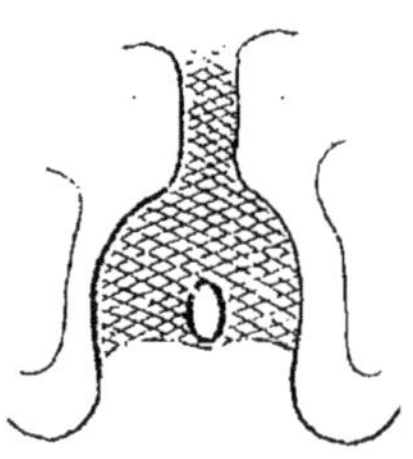

Fig. 152. — Membrane interpubienne. — Fœtus féminin au quatrième mois.

de ligament inter-osseux; mais elle s'est conservée dans sa moitié inférieure, entre les branches de l'arcade; c'est elle qu'on nomme l'aponévrose moyenne ou de Carcassonne, le ligament triangulaire de l'urètre. Le terme d'aponévrose est tout à fait impropre, car il ne répond pas au sens que nous attribuons ordinairement à ce mot.

L'*aponévrose moyenne* est donc la partie persistante de la membrane inter-pubienne; persistante comme forme, et aussi comme structure, conjonctive et musculaire.

Sa forme est triangulaire comme l'arcade qu'elle remplit. Son sommet tronqué est séparé du ligament sous-pubien ou inférieur de l'articulation par un espace que traverse la grosse veine dorsale de la verge allant au plexus de Santorini; sa base arquée s'étend d'un ischion à l'autre et marque la limite antérieure de la fosse ischio-rectale ; ses bords sont fixés à la lèvre interne des branches de l'ischion et du pubis.

Elle est très épaisse, de 2 millimètres au moins. Sa teinte blanche et nacrée dans certains points, rougeâtre dans d'autres, indique les deux tissus, connectif et musculaire, qui la constituent. Les faisceaux sont dirigés transversalement et se coupent

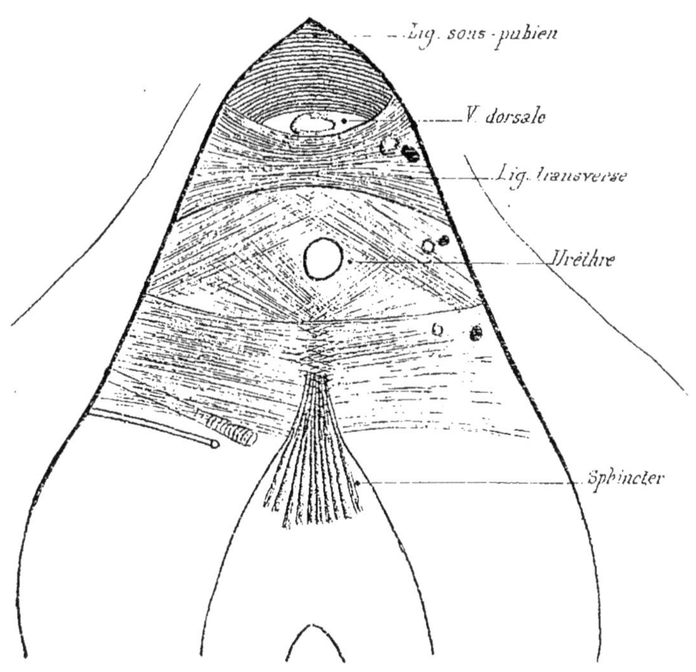

Fig. 153. — Aponévrose moyenne de l'homme.

sur la ligne médiane ; ils ne sont pas uniformément répartis, mais disposés par bandes plus ou moins fortes : la plus distincte est en haut et porte le nom de ligament transverse.

L'aponévrose moyenne est percée d'orifices. Dans le ligament transverse se voit l'émergence des artères et nerfs dorsaux de la verge, plus bas celle des vaisseaux du corps caverneux, plus bas encore celle des vaisseaux du bulbe ; tous la traversent obliquement dans des canaux creusés dans son épaisseur ; au centre est l'orifice plus vaste où passe l'urètre réduit à sa muqueuse et à sa gaine érectile.

Sa surface extérieure est tout entière couverte par les organes érectiles. En bas et au milieu est le bulbe du corps spongieux, plaqué contre l'aponévrose et inséré solidement à elle à l'aide d'un large raphé ; sur les côtés sont les racines des corps caverneux, mobiles sur elles. Au centre, tout autour de l'urètre, à la convergence des trois corps érectiles, des tractus denses et courts (ligament suspenseur fibreux, raphé sus-urétral) attachent à l'aponévrose les trois corps et la partie libre du canal, de façon qu'aucun effort de chute, aucun mouvement ne puissent tirailler l'urètre.

L'aponévrose est douée d'une grande résistance. On ne voit pas qu'elle se déchire dans les traumatismes du bassin, ni qu'elle soit traversée par les abcès : elle porte sans fléchir le poids de la vessie et de la prostate, augmenté de la pression des intestins. Par cette cloison, la cavité du bassin se trouve complètement séparée de l'extérieur, en avant du moins, de sorte qu'il existe un dessus et un dessous ; le dessus, c'est l'urètre postérieur, avec sa prostate et son muscle sphincter ; le dessous, c'est l'urètre antérieur avec son appareil érectile ; d'où deux étages supérieur et inférieur.

Étage inférieur. — L'étage inférieur contient la triple racine de la verge. Les racines caverneuses de chaque côté et le bulbe au milieu le subdivisent en deux triangles isocèles : entre le corps caverneux et le bulbe sont deux espaces de tissu cellulaire pour le jeu des muscles génitaux et celui des organes érectiles.

Nous avons vu que le fascia pénis, arrivé à l'extrémité postérieure de la verge, se trifurquait comme elle et enveloppait d'un manchon distinct chacune des racines et son cornet musculaire dont il représentait l'aponévrose de contention. De l'une à l'autre de ces gaines court transversalement un feuillet commun qui les raccorde par dessous : ce feuillet porte le nom d'*aponévrose périnéale inférieure* ou superficielle, et contient dans des canaux les vaisseaux et nerfs périnéaux superficiels. Par dessous cette aponévrose est le tégument, composé de la peau, du dartos génital qui lui est accolé, d'une couche grais-

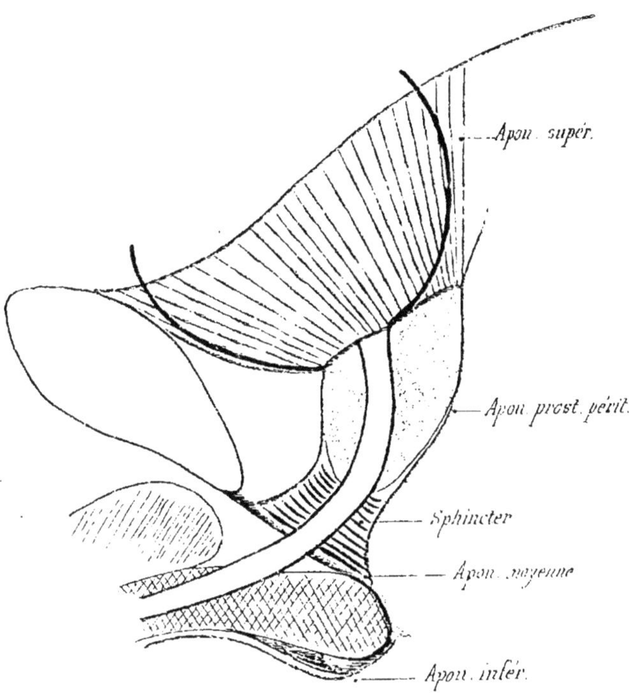

FIG. 154. — Coupe antéro-postérieure du périnée de l'homme.

seuse sous-cutanée, épaisse de 1 à 2 centimètres, de 5 à 6 chez les obèses ; un double fascia superficialis sépare cette masse adipeuse en deux plans.

Entre l'aponévrose moyenne et l'aponévrose inférieure est comprise la *loge inférieure* du périnée, qui est ici à peu près synonyme du mot étage. Elle est fermée de côté par l'insertion des deux aponévroses à la branche ischio-pubienne, et en arrière par la fusion de l'aponévrose inférieure avec l'aponévrose moyenne derrière le bulbe et le transverse superficie. En avant, elle se poursuit théoriquement jusqu'au bout d fascia pénis, c'est-à-dire jusqu'au gland; mais au point où l verge se constitue en un corps unique, le fascia et les tendon des muscles s'insèrent fortement à l'albuginée et ferment l loge à ce niveau, de façon qu'injectée elle ressemble à la cross d'un pistolet.

La loge inférieure est essentiellement la loge de l'infiltratio urineuse. Les ruptures de l'urètre en avant du ligament d Carcassonne font épancher l'urine entre les racines de la verge le liquide, arrêté en arrière et sur les côtés, se dirige en avant dévore l'aponévrose superficielle très mince vers sa pointe entr les corps érectiles et se répand dans le tissu cellulaire sous cutané de la verge et du scrotum.

Étage supérieur. — L'étage supérieur ne comprend qu l'urètre postérieur. Il a, par conséquent, une hauteur de 4 à 5 centimètres, représentant la somme des portions membraneus et prostatique du canal.

L'urètre sur toute sa longueur est enveloppé d'une gain fibreuse tout à fait analogue au fascia qui couvre l'urètre antérieur, fait bien vu par Paulet. Dans la portion prostatique, la gaine entoure la prostate, et comme celle-ci est quadrangulair sur la coupe, il en résulte une cage aponévrotique dont chaqu face porte le nom d'aponévrose antérieure, latérale et postérieure de la prostate. Nous avons vu que cette gaine était trè épaisse, riche en fibres musculaires, et qu'elle était creusée d cavités veineuses, en avant pour le plexus de Santorini, latéralement pour les plexus prostatiques ; nous avons vu aussi qu le feuillet postérieur ou aponévrose prostato-péritonéale remontait au delà de la prostate jusqu'au cul-de-sac du péritoine et s fixait à la membrane séreuse dont il assurait ainsi la tension.

Dans la portion membraneuse, la gaine plus mince envelopp le sphincter de l'urètre. Sur le côté, elle se fixe à l'aponévros de l'obturateur ; en avant, elle manque, remplacée par le plexu de Santorini sur lequel s'insère le muscle ; en arrière, elle descend jusqu'à l'aponévrose moyenne et s'y soude, excepté sur la ligne médiane. Nous avons, en effet, décrit sur la ligne médiane et sur une hauteur de 1 centimètre environ un raphé fibreux, *raphé prérectal*, où s'unissent le sphincter, le transverse profond et le rectum.

C'est la gaine du sphincter qu'on a très improprement décrite sous le nom de feuillet supérieur de l'aponévrose moyenne.

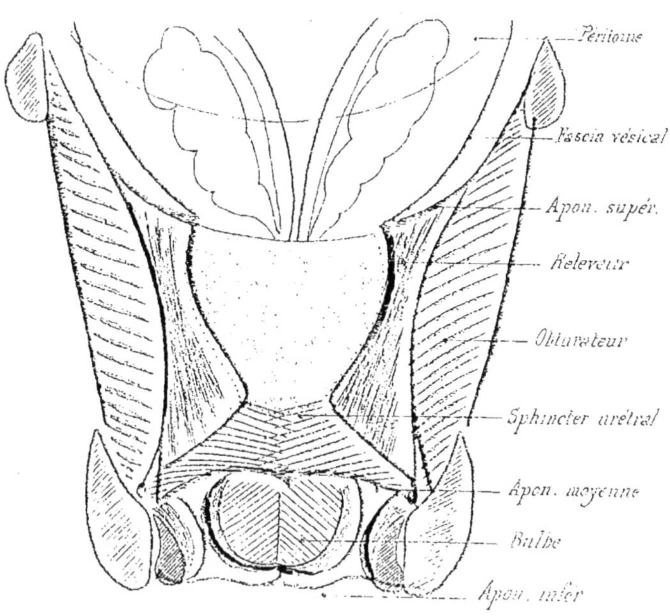

Fig. 155. — Coupe frontale du périnée de l'homme.

La gaine de l'urètre est en rapport en avant avec la symphyse pubienne et le plexus de Santorini, qui est en quelque sorte creusé dans son épaisseur; en arrière, avec le rectum avec lequel elle adhère depuis la base de la prostate jusqu'en bas par des tractus de plus en plus serrés. Latéralement et sur toute sa hauteur, elle est côtoyée par le Releveur de l'anus, qui occupe un étroit espace en rectangle allongé, entre l'urètre et l'obturateur interne; il prend quelques insertions sur l'aponévrose latérale de la prostate.

L'étage supérieur du périnée est limité en bas par l'aponévrose moyenne qui fait plancher en haut par l'aponévrose supérieure ou fascia pelvien qui lui sert de plafond.

L'aponévrose *périnéale supérieure* est un vaste plan fibreux couvrant toute la paroi du bassin, car elle est l'ensemble des aponévroses d'enveloppe de tous les muscles de cette paroi. Dans la partie génito-urinaire de l'excavation, elle ne comprend que deux aponévroses : celle de l'obturateur interne et celle du Releveur. La coupe vertico-transversale la montre descendant du détroit supérieur vers le centre du bassin, s'y épaississant en arcs tendineux au-dessus du Releveur anal, et entourant en cercle l'origine même de l'urètre. La prostate est tout entière au-dessous d'elle ; seule la vessie, avec les vésicules séminales, émerge au-dessus de ce diaphragme fibreux. Au reste, il n'y a pas une interruption nette, un trou à l'emporte-pièce au niveau du col vésical ; l'aponévrose périnéale finit là circulairement en tant que membrane dense et forte, en se soudant avec les aponévroses prostatiques, mais un feuillet lamelleux se détache de son plan superficiel, se réfléchit à angle aigu et remonte tout autour de la vessie qu'il enveloppe jusqu'à la limite du péritoine ; c'est ce feuillet réfléchi, cette gaine viscérale que nous avons décrit sous le nom de fascia vésical.

Dans l'étage supérieur, entre les deux aponévroses, il n'y a qu'une loge, d'ailleurs bilatérale, celle du Releveur. La gaine de l'urètre adhère à l'organe qu'elle entoure et il n'y a pas de vide à son intérieur. Un abcès de la prostate ne peut pas s'accumuler dans un espace cellulaire, il se développe en plein tissu prostatique, de là son caractère d'étranglement si douloureux, et se vide ou dans l'urètre, ou dans le rectum en perforant l'aponévrose postérieure. Quant à l'espace occupé par le Releveur, il n'y a pas de raison pour lui donner le nom de loge pas plus qu'à tout autre muscle ; c'est la gaine du Releveur de l'anus, comme il y a la gaine du biceps ou du sterno-mastoïdien.

Au-dessus de l'aponévrose périnéale supérieure se trouve le péritoine, séparé d'elle par une quantité plus ou moins considérable de tissu cellulaire. C'est là l'espace sous-péritonéal, lequel entoure sans interruption la base de la vessie et la partie moyenne du rectum (espace pelvi-rectal supérieur). Le terme d'étage ne lui est pas applicable, car d'abord ce n'est pas un étage, et ensuite il est en dehors du périnée. Il ne communique pas avec les espaces intra-périnéaux ; aussi les abcès de cette région tendent-ils à s'ouvrir à la paroi abdominale ou dans le rectum. Nous avons montré comment le fascia vésical émané de l'aponévrose périnéale supérieure le subdivisait en deux espaces secondaires : l'un qui est situé en dehors du fascia, cavité de Retzius ou prévésicale, et l'autre, placé entre le fascia et la vessie ou l'ouraque avec son péritoine, espace périvésical ou sous-péritonéal proprement dit.

Périnée de la femme. — Bien que construit sur le même type général que celui de l'homme, le périnée de la femme diffère cependant par plusieurs points importants : l'absence d'urètre antérieur, la séparation du bulbe en deux

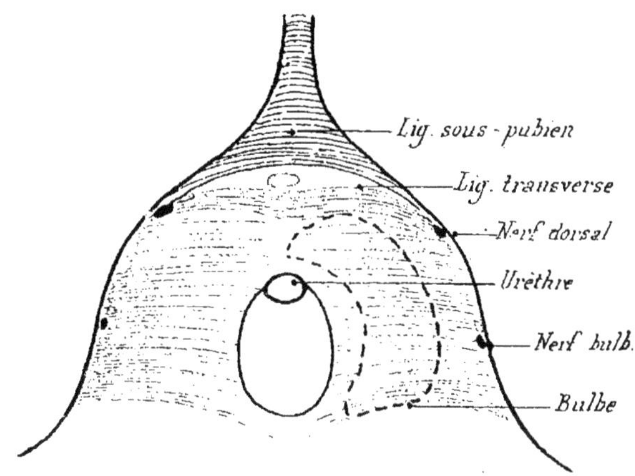

Fig. 156. — Aponévrose moyenne de la femme. — A droite, tracé du bulbe.

parties par l'orifice vaginal, l'absence de prostate, enfin l'adjonction de l'utérus et du vagin déterminent des modifications notables dans la disposition des aponévroses.

Aponévrose moyenne. — La membrane inter-pubienne a la même forme triangulaire, mais elle est plus large a sa base, son angle est plus ouvert et son sommet arrondi comme l'arcade pubienne qu'elle ferme. Les canaux et les orifices des nerfs et des vaisseaux sont les mêmes, bien que plus petits, comme les organes qui y passent; au contraire, l'orifice urétral est très vaste, car il laisse passer l'urètre et le vagin réunis et devient l'orifice urétro-vaginal. Ces deux conduits ne dépassent pas d'ailleurs le plan antérieur de l'aponévrose; celle-ci s'insère autour du méat-urinaire et autour de l'extrémité inférieure du vagin, dans le sillon vulvo-vaginal qui sépare celui-ci de la petite lèvre.

La grandeur du trou urétro-vaginal enlève en grande partie à la membrane sa résistance au niveau de la base. Comme en outre elle paraît naturellement plus musculaire que conjonctive, et que pendant la grossesse elle se ramollit et perd sa rigidité, l'orifice devient assez dilatable pour laisser passer l'enfant. Mais ce n'est pas moins un obstacle dont il est difficile de faire la part au milieu de toutes les causes de résistance des parties molles dans le plancher pelvien : contractions musculaires, cercle hyménéal persistant, bride de la commissure postérieure des lèvres, étroitesse du diamètre antéro-postérieur.

L'aponévrose moyenne contient appliquée sur sa face externe les corps érectiles de la vulve de la même façon que chez l'homme: seulement, il y a deux bulbes attachés par tout leur bord postérieur, de chaque côté du trou vaginal. Au-dessus de l'urètre, les mêmes trousseaux fibreux (ligament suspenseur fibreux) unissent à leur convergence les corps caverneux du clitoris et les extrémités des bulbes.

Étage inférieur. — L'étage inférieur comprend les quatre corps érectiles avec leurs muscles. Chacun d'eux a sa gaine conjonctive propre; un feuillet de raccord passe de l'un sur l'autre et forme une aponévrose inférieure ou superficielle insérée sur l'arcade et modelée sur le plan de l'aponévrose moyenne. En haut, elle s'attache autour du clitoris dont elle devient le fascia; en bas, interrompue par l'orifice vaginal, elle se fixe dans le sillon interlabial, entre la grande et la petite lèvre, en se prolongeant sur les faces contiguës de ces replis.

L'aponévrose superficielle est recouverte par la peau, ici renflée en bourrelet et constituant la grande lèvre. Dans celle-ci est creusée la cavité du sac adipeux ; l'aponévrose constitue en grande partie sa paroi interne.

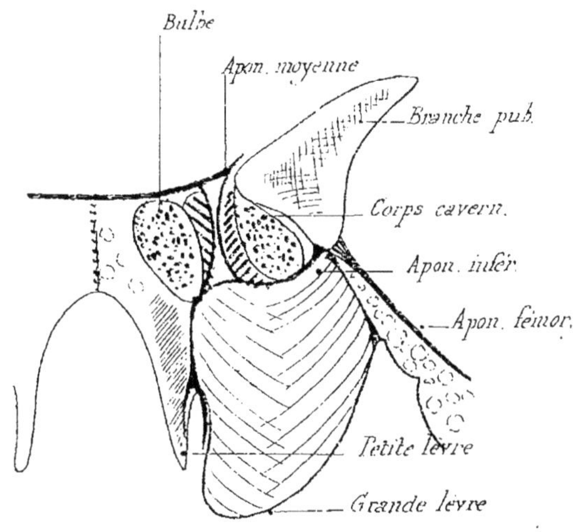

Fig. 157. — Coupe horizontale de la vulve, par le vestibule urinaire.

Il y a donc une loge inférieure, ou plutôt deux loges inférieures entre chaque bulbe et chaque corps caverneux. C'est au fond la même disposition que chez l'homme, car l'insertion de l'aponévrose sur le raphé médian du bulbe à sa face inférieure sépare la loge unique en deux compartiments distincts. Est-ce dans cette loge, ou dans le sac adipeux, ou dans tous les deux que se font les thrombus de la vulve ? Il n'y a pas à ce sujet d'anatomie pathologique précise.

Étage supérieur. — L'étage supérieur diffère de celui de l'homme par un point fondamental, la substitution du vagin à l'urètre. L'urètre n'a qu'une faible portion libre ; dans ses trois quarts inférieurs il est absorbé par le vagin et ne fait qu'un avec lui, aussi la gaine urétrale n'existe-t-elle que sur un très court trajet. Au-dessous, elle devient la gaine du vagin (tunique fibreuse, gaine vasculaire), laquelle s'étend en haut jusqu'au col de l'utérus, c'est-à-dire jusqu'au péritoine; en bas, jusqu'à la fusion du vagin avec l'aponévrose moyenne et le corps périnéal.

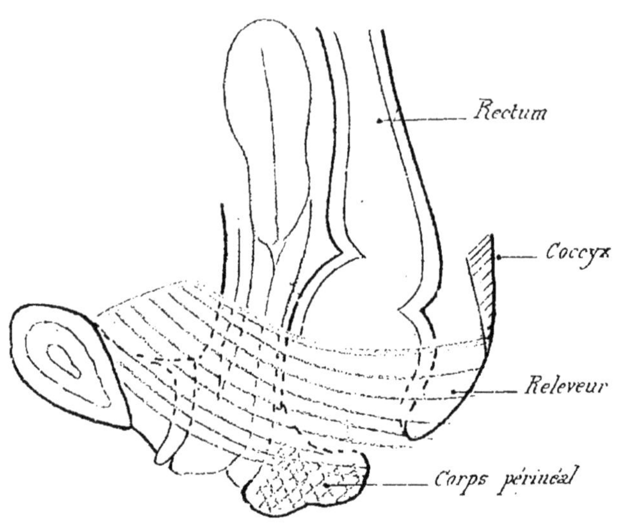

Fig. 158. — Projection des organes de la femme sur le releveur de l'anus.

L'aponévrose périnéale supérieure descend de tout le détroit supérieur du bassin, d'abord comme aponévrose de l'obturateur interne, ensuite très épaissie comme aponévrose du Releveur de l'anus. Au centre du bassin elle passe autour du col vésical et émet un feuillet réfléchi qui recouvre les plexus veineux latéraux de la vessie jusqu'au péritoine (fascia vésical); en arrière elle contourne le vagin ou du moins longe ses bords à peu près à l'union du tiers supérieur et des deux tiers inférieurs, et de là se porte sur les côtés du rectum. Au point où elle coupe le vagin elle adhère à sa tunique fibreuse, de même qu'elle se soude à la base de la prostate.

L'espace compris entre l'entonnoir fibreux de l'aponévrose

supérieure au fond duquel passe le vagin et l'aponévrose moyenne constitue l'étage supérieur. On y trouve au centre le vagin (ses $\frac{2}{3}$ inférieurs) uni à l'urètre, et sur les côtés le Releveur anal qui occupe une hauteur de 5 à 6 centimètres. Toutes les fibres du Releveur convergent vers l'extrémité inférieure du rectum pour l'entourer. Entre l'extrémité inférieure du rectum et celle du vagin est un confluent ou nœud musculaire, formé par la rencontre de la terminaison antérieure du Releveur, des

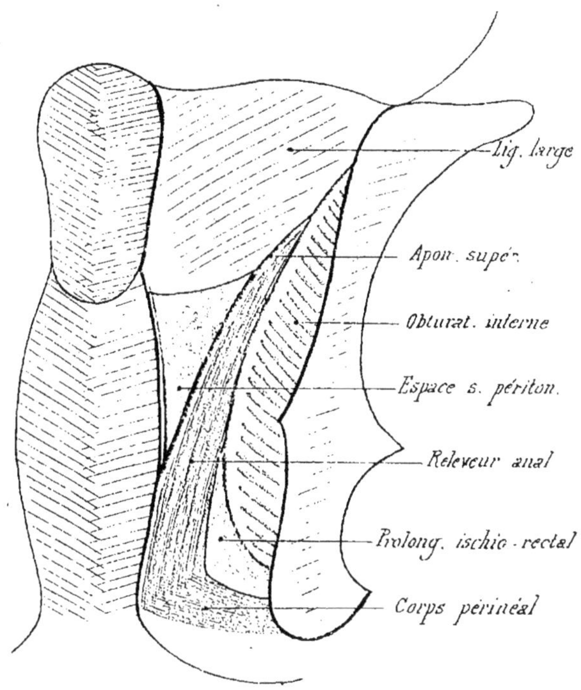

FIG. 159. — Coupe frontale du périnée de la femme.

Transverses superficiel et profond et de la partie antérieure du Sphincter anal : il porte le nom de *corps périnéal* et se présente sur la coupe antéro-postérieure comme une masse rouge et dense, de forme pyramidale. Sa base adhérente à la peau du périnée mesure 15 à 20 millimètres d'avant en arrière, sa largeur transversale est de 4 centimètres et sa pointe qui correspond à la terminaison de l'espace recto-vaginal lui donne une hauteur de 4 centimètres. C'est ce noyau dur qu'on sent, en saisissant avec un doigt dans le vagin et l'autre dans le rectum, le périnée proprement dit de la femme. Il est le principal soutien du plancher pendant l'accouchement ; sa rupture fait communiquer les deux conduits rectal et vaginal.

Au-dessus du Releveur et de son aponévrose est l'espace sous-péritonéal, beaucoup plus vaste que chez l'homme à cause des ligaments larges. Cet espace est occupé en avant par la partie inférieure de la vessie sur laquelle l'aponévrose se réfléchit en fascia, en arrière par la partie supérieure du vagin et le col utérin, eux aussi enveloppés par la gaine fibro-vasculaire qui les rattache à l'aponévrose supérieure. Nous avons plus d'une fois signalé les collections purulentes et les épanchements sanguins (hématocèle) de l'espace sous-péritonéal, et indiqué leur tendance à la diffusion ainsi que le vaste volume qu'ils peuvent présenter.

MAMELLES.

Les mamelles sont les glandes qui sécrètent le lait. Elles présentent cette double particularité de suivre un développement continu jusqu'à l'accouchement, époque à laquelle seulement elles acquièrent leur organisation anatomique définitive, et d'être les seules glandes qui fonctionnent pour l'espèce et non pour l'individu, le testicule et l'ovaire n'étant pas des glandes sécrétoires au sens précis du mot.

Situation. — Les mamelles sont pectorales chez l'homme, c'est-à-dire situées dans la région thoracique, sur le muscle grand pectoral. Le mamelon correspond le plus souvent à la

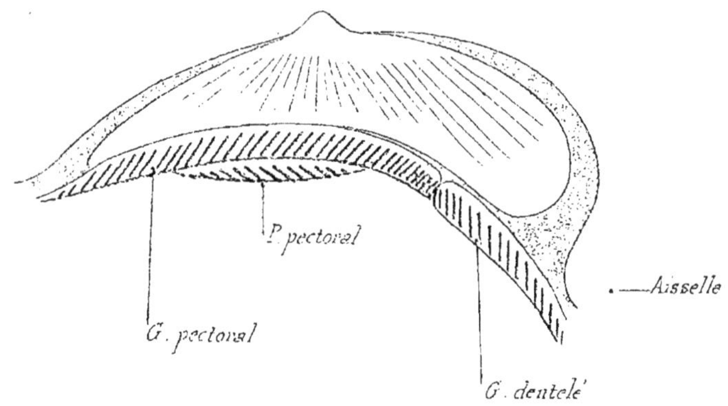

FIG. 160. — Rapports du sein, sur le plan transversal.

quatrième côte, plus rarement un peu au-dessous, au quatrième espace intercostal. Il doit y avoir à ce sujet des différences ethniques, car Gruber a trouvé que chez les Russes il correspondait à la cinquième côte dans la majorité des cas et même quelque fois au cinquième espace ; il n'en est certainement pas ainsi chez nous.

On a dit aussi que, dans les belles conformations de poitrine la ligne qui joint les deux mamelons devait, dans les deux sexes, être égale à celle qui va d'un mamelon à la fourchette sternale, en d'autres termes que le triangle sterno-mammaire est équilatéral. C'est une erreur. C'est là une conformation rare sur un très grand nombre de sujets examinés, j'ai presque toujours trouvé la base du triangle ou ligne bi-mamelonnaire plus longue de 2 centièmes de taille. Quand les seins sont très rapprochés, soit chez l'homme, soit chez la femme, que la ligne qui joint leurs centre s'abaisse à 10 centièmes de la taille totale (soit 17 à 18 centimètres environ), on doit redouter un défaut de développement transversal du thorax, surtout un thorax à type tuberculeux.

Chez la femme, le sein couvre les troisième, quatrième, cinquième et sixième côtes ; il remonte jusque sur la deuxième et descend sur la septième lorsqu'il est très développé, ou plutôt suivant la forme de la glande et le type du squelette thoracique.

Nombre. — Il y a normalement deux mamelles. On connaît une dizaine de cas seulement d'absence complète d'une mamelle, et quatre ou cinq d'absence du mamelon seul ou *athélie* (Puech). Cruveilhier a cité le cas remarquable d'une femme dont les deux seins étaient dépourvus de mamelons ; à la place était une cavité à paroi lisse. Cette femme avait eu quatre enfants qu'elle n'avait pu nourrir : après l'accouchement le lait avait coulé pendant six semaines au fond du petit godet qui remplaçait le mamelon. Cette disposition rappelle celle des monotrèmes qui ont une poche mammaire sans mamelon.

Bien plus fréquente est l'anomalie consistant dans un excès de nombre (polymastie, multimammie), dont la science possède environ une centaine d'observations (Puech).

La tendance à la polymastie s'accuse par les degrés suivants la *bifidité* du mamelon dont Duval a cité un cas, sur les deux seins — la *multiplicité* des mamelons (polythélie) sur le même sein. Il y en a ordinairement un, plus rarement deux ou davantage sur l'aréole ou en dehors: ces mamelons surnuméraires sécrètent du lait et subissent le thélothisme. On sait que la vache a quatre mamelons ou tétines.

Les mamelles surnuméraires sont probablement aussi fréquentes chez l'homme que chez la femme, bien que le plus grand nombre des cas publiés se rapportent à cette dernière, dont le sein plus volumineux ne peut passer inaperçu. Il n'y a ordinairement qu'une mamelle accessoire, assez souvent deux, et très exceptionnellement trois. Leur siège habituel est sur la partie antéro-latérale du thorax: elles sont plus rares sur l'abdomen, à l'aine, à l'aisselle; on en a vu sur la cuisse, l'épaule, le dos. Les latérales seules sont volumineuses et sécrétantes. Cette anomalie s'est plusieurs fois transmise par hérédité.

Les mamelles surnuméraires ont la structure et la fonction de la glande normale; seulement elles n'atteignent ordinairement que le tiers de leur volume, le mamelon peut manquer, la sécrétion est inconstante. Elles n'exercent aucune influence sur le nombre des enfants à chaque grossesse. Leur situation à la ceinture ou dans le creux axillaire ou inguinal et leur gonflement après l'accouchement peuvent les rendre très douloureuses et très gênantes et nécessiter leur extirpation. Dans plusieurs cas, et surtout quand le mamelon faisait défaut, elles ont été confondues avec des abcès, des lipômes ou autres tumeurs.

Ces formations anormales rappellent des types normaux chez d'autres mammifères. Les uns ont des mamelles inguinales, d'autres abdominales, d'autres pectorales ou même en situation plus excentrique. Chez les Prosimiens actuels, dont la portée est de deux petits, on constate un passage de la polymastie à la bimastie: leurs mamelles inguinales et abdominales s'atrophient, les pectorales subsistent seules (Gegenbaur).

La description suivante s'applique uniquement aux mamelles de la femme.

Forme. — Le sein forme une saillie que l'on peut comparer à une immense papille. Les formes secondaires dépendent d sens de l'accroissement. Si le développement se fait égalemen dans tous les diamètres, le sein est arrondi, hémisphérique ; s' prédomine dans le sens transversal, l'organe large, étalé, es aplati en disque ; si l'accroissement est surtout antéro-posté rieur, la forme allongée est conique ou bien pyriforme. L forme hémisphérique domine en Europe, mais les autres y son fréquentes ; elles sont encore bien plus marquées si on observ des races moins mélangées que les nôtres. Au point de vu fonctionnel, il n'en résulte pas de différences fondamentales puisque des races à type mammaire différent n'en nourrissen pas moins leurs enfants. Peut-être la forme conique, la plu voisine d'ailleurs de la forme animale, est-elle mieux adaptée la préhension par le nourrisson.

Volume. — Le volume du sein est encore plus que l forme sujet à de grandes variations individuelles et ethniques Un sein de jeune fille dont le développement est achevé doi avoir, pour être suffisant, 10 centimètres de hauteur, 12 d large et 5 d'épaisseur maxima. Ces chiffres moyens atteignen 12, 14 et 7 en d'autres contrées, et s'élèvent plus haut encor dans les formes d'un beau développement. Les proportions de diamètres vertical et horizontal peuvent être renversées. — L poids moyen est de 200 grammes. Hennig, qui a fait en Alle magne un très grand nombre de pesées, a constaté des osci lations de 80 à 310 grammes, une moyenne de 160, et de chiffres exceptionnels dépassant 500 grammes.

Chez les nourrices, la mamelle est de beaucoup augmenté car son poids moyen est de 450 à 500 grammes, avec des varia tions de 150 en dessus et en dessous; exceptionnellement, i atteint 7 et 800 grammes. Sur la même glande, toutes les partie ne sont pas également développées, la partie inférieure est tou jours plus renflée que celle qui est au-dessus du mamelon, d même le bord axillaire l'emporte sur le bord sternal. — Com parés d'un côté à l'autre, les seins sont souvent asymétriques Le mamelon gauche est fréquemment plus élevé que le droit, c qui me paraît tenir au moindre développement du thorax gauche chez les droitiers. On admet communément que la glande gauche est plus volumineuse que la droite et que les nourrices la montrent de préférence à l'autre. Ce point est contestable. Hennig a trouvé une supériorité moyenne de 10 grammes pour la droite, soit avant, soit pendant la lactation, et Ripault, sur cent dix mensurations, a obtenu vingt-quatre fois l'égalité, trente-neuf fois la prédominance à gauche et quarante-sept fois à droite.

Les mamelles s'amaigrissent considérablement dans les maladies chroniques : elles s'abaissent à 100 et 50 grammes. Dans la phtisie, elles peuvent tomber à 30 grammes, et si, dans quelques cas très rares, on a signalé des mamelles volumineuses coïncidant avec de vastes cavernes, il s'agissait de cas pathologiques irritatifs, d'une hypertrophie fibreuse. — Sur une femme obèse, j'ai vu le sein droit peser 3kg550 et le gauche 2kg270, soit un poids de 7 kilogrammes suspendu à la poitrine : la partie glandulaire était d'ailleurs relativement aussi développée que la partie adipeuse.

Parmi les causes nombreuses qui peuvent, dans une même famille et en dehors de toute condition pathologique, influer sur le développement des glandes mammaires, il faut citer d'abord l'habitude de nourrir, fait bien démontré en zootechnie, et qui est une des raisons pour lesquelles les filles de la campagne héritent de seins plus aptes à l'allaitement que les femmes des villes, — et ensuite l'arrêt de développement génital, caractérisé par les atrophies de l'ovaire, les utérus infantiles, les bassins étroits. Cet arrêt à son tour relève, pour un grand nombre de cas, de la culture intellectuelle intensive dans l'éducation actuelle des jeunes filles, le cerveau dérivant et consommant un grand nombre des matériaux nécessaires au développement pubertique (Spencer).

Structure. — L'organe mammaire comprend dans sa structure : un tégument spécialisé formant le mamelon et l'aréole, la glande propre, sa capsule adipeuse et le fascia qui sert à sa contention et à sa suspension.

Nous prenons comme type la glande sécrétante de la femme qui vient d'accoucher.

1° *Mamelon et aréole.* — Le mamelon est une saillie papillaire qui termine la glande dont il continue les conduits excréteurs. Il est placé au centre, un peu en dedans toutefois, et plus près du bord inférieur que du supérieur. Il regarde en avant et en dehors, comme le sein dont il est l'axe prolongé. Les deux seins sont toujours divergents, et leur angle d'écartement varie comme les rayons de l'ellipse thoracique.

La longueur du mamelon est de 12 millimètres (10 à 15 et jusqu'à 20). Stoltz dit qu'il doit avoir le volume d'un dé à coudre; mais beaucoup sont au-dessous de ces proportions dans notre milieu; sa grosseur est ordinairement proportionnelle à celui de la glande qu'il termine. Sa forme normale est la forme conique, forme papillaire; souvent il est cylindrique ou même renflé à son extrémité libre (muriforme, claviforme). Les mamelons saillants, bien détachés, sont les mieux conformés pour l'allaitement : les mamelons en bouton, étranglés à la base, exposent

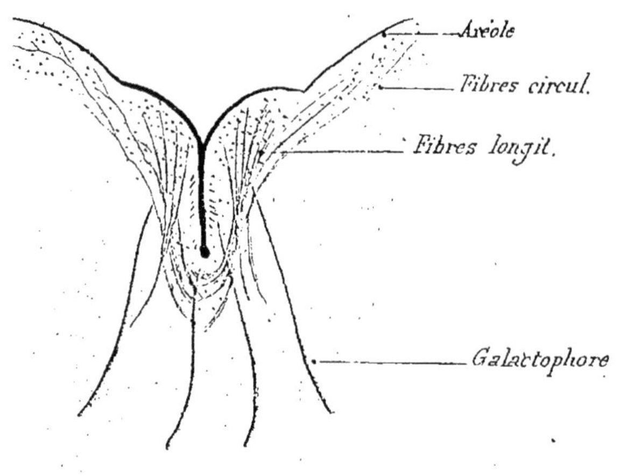

Fig. 161. — Coupe par un mamelon rétracté.

aux fissures et à la perte de l'organe, en même temps qu'ils rendent plus difficile le passage du lait. Les bouts rétractés ou aplatis, qui donnent au sein un aspect ombiliqué, avec fossette centrale, sont les moins favorables, surtout quand ils sont courts, et ne peuvent s'allonger par la succion de l'enfant. La forme rétractée est souvent acquise et imputable au corset (Duval), aussi est-elle modifiable et corrigible dans une certaine mesure. On ne la confondra pas avec l'absence congénitale (athélie) qui est très rare, et avec la rétraction cancéreuse ou l'amputation à la suite de chancre et de gerçure.

Sur le sommet du mamelon sont percés une douzaine d'orifices ou *pores* en trous d'arrosoir; on les reconnaît facilement au lait qui sourd de chacun d'eux.

L'aréole, terme qui a prévalu sur celui plus moderne d'ailleurs d'auréole, est ce disque coloré qui entoure le mamelon. Sa largeur est de 3 à 5 centimètres (de 1 à 7, limites extrêmes), sans rapport précis avec celle de la glande; sa forme est circulaire ou elliptique (couronne des nourrices).

Le tégument qui recouvre le mamelon et la région aréolaire est remarquable par sa couleur, sa finesse, ses papilles et ses glandes, l'absence de doublure adipeuse et la présence d'un muscle peaucier.

La couleur tranche sur celle de la peau périphérique par sa teinte beaucoup plus foncée (nous ne parlons toujours que de la femme mère); elle est orangé pâle chez les rousses, brun clair chez les blondes, bronze chez les brunes, ébène chez les négresses. Cette teinte, due au renforcement du pigment normal dans les couches profondes de l'épiderme, n'existe pas sur le sommet du mamelon. A la périphérie de l'aréole, elle finit brusquement ou par teintes dégradées ou encore par des taches disséminées (aréole secondaire, tachetée, mouchetée).

La peau est d'une douceur et d'une finesse remarquables, elle rappelle celle des paupières. Ruysch a créé pour elle le mot d'épithélium (sur le mamelon), qu'on a plus tard appliqué aux muqueuses. Cette finesse l'expose aux fissures, à l'eczéma, à la pénétration des acares de la gale.

Les papilles sont volumineuses, tout à la fois larges et longues; ce sont les premières qu'on ait découvertes dans la peau. On les voit à l'œil nu, surtout sur le mamelon; la surface leur doit son aspect grenu ; entre les rangées des papilles sont des plis fins produits par le froncement de la peau dans la succion et les mouvements du muscle sous-jacent. Ces papilles renferment les unes des anses vasculaires, les autres des corpuscules nerveux terminaux de formes variées ; elles donnent aux téguments son exquise sensibilité, la plus vive peut-être de la surface cutanée.

Des glandes sudoripares et des glandes sébacées, en général volumineuses, débouchent entre les papilles ; sur le mamelon seul il y a une centaine de glandes à sébum. (Sappey.) Leur sécrétion huileuse lubrifie la peau, qu'elle maintient souple et qu'elle isole du lait resté à la surface. Sur l'aréole, elles sont annexées à des poils follets, ou même chez les femmes vigoureuses à quelques gros poils, rappelant les touffes pileuses qui entourent la poche centrale chez les mammifères sans mamelon.

Sur l'aréole, tantôt éparses, tantôt groupées circulairement autour du mamelon, se trouvent constamment des élevures (cinq à quinze) qui ont de 1 à 4 millimètres de diamètre ; ce sont les *tubercules de Morgagni*. Les uns ne sont que d'énormes glandes sébacées avec un poil central, les autres sont de petites glandes mammaires accessoires. Ces glandules indépendantes (glandes aréolaires), rares suivant Sappey, constantes au contraire suivant d'autres auteurs et représentant la majorité des élevures, ont un canal excréteur qui débouche à la surface de l'aréole. Pendant la grossesse, elles se tuméfient et laissent à la pression écouler une goutte ou deux de liquide séro-lactescent ; c'est sous cette forme gonflée et sécrétante qu'elles constituent les *tubercules de Montgomery*. — Champneys a signalé des *nodules* semblables dans la région axillaire, avec sécrétion lactescente ; mais il s'agissait peut-être de glandes sudoripares volumineuses et modifiées.

Il n'y a pas sous la peau du mamelon et de l'aréole la couche graisseuse qu'on voit si abondante sur le reste du sein ; elle est remplacée par une couche de tissu cellulaire lâche, fin, comme œdémateux, qui permet les glissements de la peau dans la succion ou la contraction musculaire ; aussi peut-on plisser finement la peau de l'aréole, même sur un sein très tendu. C'est dans ce tissu sous-aréolaire qu'est contenu un muscle lisse,

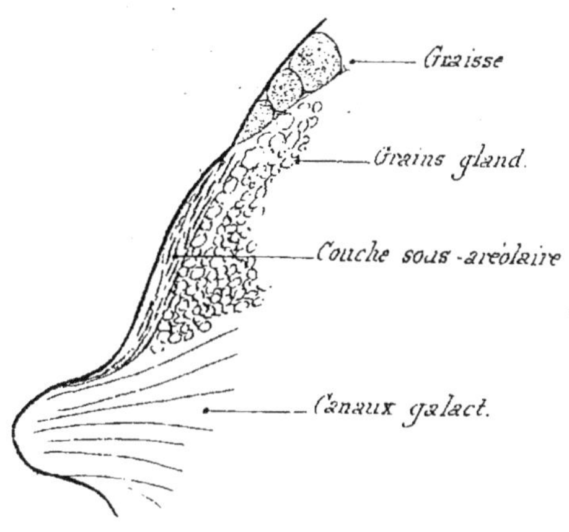

Fig. 162. — Coupe par l'aréole.

dont, au siècle dernier, Astruc avait déjà reconnu la nature et la disposition.

Le *muscle aréolaire* est un véritable dartos qui occupe toute l'aréole et le mamelon ; son épaisseur est de 2 à 3 millimètres, sa couleur blanc-grisâtre quand il est peu développé, ordinairement rougeâtre ou rouge-jaune sur le sein en lactation. Le plus grand nombre de ses fibres sont circulaires et forment par leur ensemble une cocarde au milieu du sein ; sur l'aréole elles adhèrent à la peau, sur le mamelon elles s'entrelacent au centre, de façon que les canaux galactophores passent dans les mailles du réseau. Un certain nombre de fibres longitudinales ou radiées, perpendiculaires aux premières, plongeant en bas dans le tissu sous-aréolaire et dans la glande même, s'élèvent jusqu'au sommet du mamelon.

Le muscle aréolaire est très développé chez les monotrèmes, les marsupiaux, les cétacés, et couvre toute la glande. Chez la femme, il présente de grandes variations. Sa contraction (froid, attouchement, émotion) produit le *thélothisme* (Duval), état de rigidité musculaire confondue à tort avec l'érection vraie ; un mouvement péristaltique, dont les ondes vont de la périphérie de l'aréole à la pointe du sein, a pour effet de raccourcir l'aréole et de projeter le mamelon qu'il rend plus long, plus dur, plus petit et plus rouge au sommet. — La fonction du muscle est

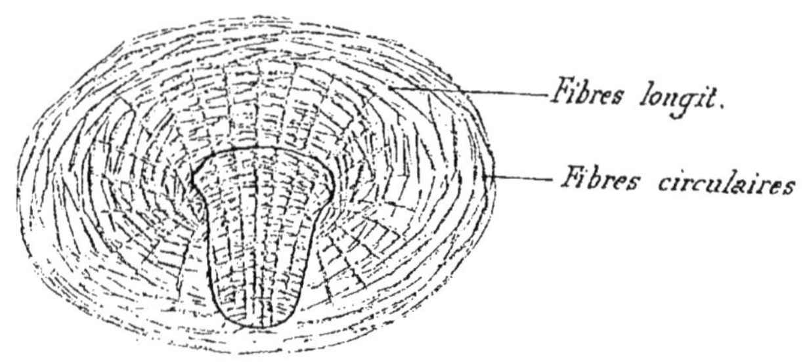

Fig. 163. — Muscle aréolaire.

d'abord celle d'un sphincter. On a vu le lait couler incessamment sur des mamelles sans mamelon, et, d'autre part, il n'est pas rare que, soit chez la femme, soit chez les animaux, une émotion vive arrête brusquement l'écoulement du lait. Mais s'il est un sphincter pour les canaux vides, il est au contraire un expulseur pour les canaux pleins, et par lui s'explique le jaillissement du lait éjaculé à plusieurs centimètres de distance dans certaines conditions nerveuses. — Quant aux fibres longitudinales ou radiées, fibres antagonistes, elles sont les rétractrices du mamelon allongé par les fibres circulaires. De Sinéty a constaté leur prédominance anormale dans les mamelons à forme rétractée.

2° *Glande mammaire.* — La glande proprement dite constitue le *corps* de la mamelle et tranche par sa couleur et sa consistance sur l'atmosphère adipeuse qui l'entoure.

On y reconnait deux parties : une partie périphérique lobulée, de couleur brique ou orangé, molle, friable, granuleuse ; une partie moyenne ou *noyau central*, blanche, ferme, comme fibreuse, moins nettement granulée, parcourue par de gros canaux d'où sort un liquide blanc ou jaunâtre, suivant qu'ils contiennent du lait ou du colostrum.

Sur toute sa surface libre, superficielle ou profonde, la glande est enveloppée par une *capsule fibreuse* qui limite son étendue et délimite sa forme. Cette capsule élastique est ferme, blanche sur le sein qui ne fonctionne pas, plus lâche, plus vasculaire

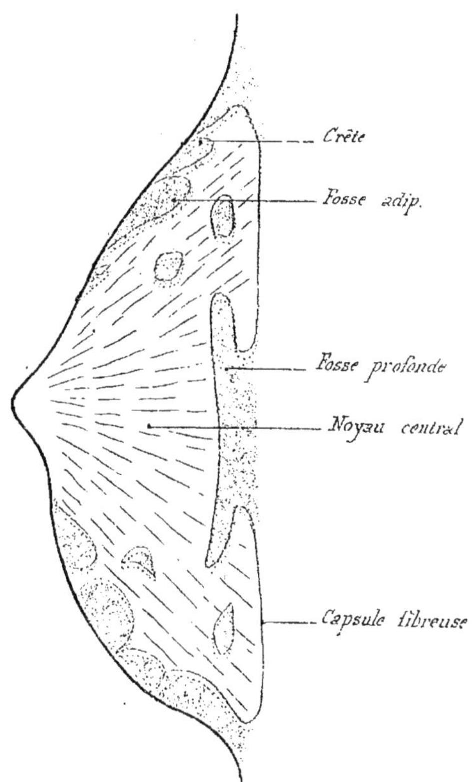

Fig. 164. — Les fosses adipeuses du sein, vues en coupe verticale.

sur celui qui sécrète; par ses prolongements internes elle isole les lobes et engaine les conduits excréteurs, par ses crêtes extérieures elle fixe la mamelle aux parties voisines.

La glande mammaire, en apparence unique, est constituée en réalité par l'agglomération d'une douzaine (dix à quinze) de lobes ou glandes tout à fait indépendantes. La distinction de ces lobes n'est guère possible que sur la périphérie où des crénelures et le passage de gros vaisseaux permettent de reconnaître les divisions de l'organe; mais dans le noyau central la distinction est complètement impossible, comme pour les glandes prostatiques avec lesquelles les glandes mammaires ont beaucoup d'analogie. Reconnaissables ou non, ces lobes

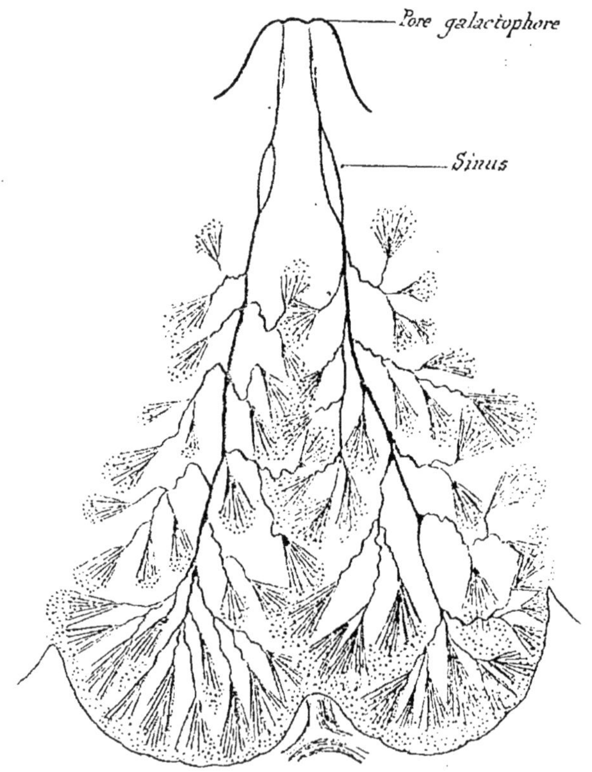

Fig. 165. — Deux lobes glandulaires d'un sein en lactation.

n'en existent pas moins, car l'injection poussée par un canal du mamelon ne remplit que leur territoire.

Chaque lobe est une glande en grappe, une grappe de raisin

allongée en sens radié, depuis la périphérie où s'étale sa base jusqu'au mamelon où se trouve le sommet du cône, représenté par le canal excréteur. Les grains glandulaires ou acini, de 1 à 2 millimètres de diamètre, et formés de trois à quatre vésicules sécrétantes, ont pour émissaire un canalicule primitif, lequel se branche sur un canal secondaire, et ainsi de suite, de façon qu'après quatre ou cinq ramifications les petits canaux aboutissent au canal principal ou galactophore, qui présente ordinairement une dilatation ampullaire au point où il reçoit ces branches. Tous ces conduits sont flexueux, en zig-zag ou en hélice. La plus grande partie des acini et de leurs tubes excréteurs est située sur la face convexe ou cutanée de la glande.

Le canal collecteur *galactophore*, né de ces ramifications dendritiques, arrive à la base du mamelon, dans la région de l'aréole ; là il subit une dilatation fusiforme de 8 à 9 millimètres de long sur 6 à 7 de large, connu sous le non de *sinus galactophore*, ampoule ou réservoir. Du sinus, le canal monte en trajet rectiligne dans le mamelon, à travers les mailles du réseau musculaire, et s'ouvre à la surface de l'extrémité, très rarement près de la base, par le *pore galactophore*. Le canal, dans le mamelon, a 1 millimètre de diamètre ; il n'est même pas rare qu'il présente une seconde dilatation ampullaire ; son orifice est de moitié plus étroit, disposition qui facilite le cours du lait.

Tous les sinus de la mamelle sont réunis circulairement dans la région aréolaire, sous le muscle dartoïque ; tous les canaux traversent parallèlement le tissu musculaire dense du mamelon troué en jonc, les plus gros au centre ; tous les pores sont groupés au sommet, sur une surface de 6 à 8 millimètres, au fond de sillons profonds. A ce niveau, l'épithélium cylindrique des conduits excréteurs se continue avec l'épithélium pavimenteux de la peau.

Nous avons admis que la mamelle tout entière était constituée par une douzaine de grappes, pressées, enchevêtrées, mais non confondues, les plus longues à la périphérie, les plus courtes au centre, avec leurs pédoncules réunis en faisceaux dans le mamelon. Mais il est bon d'observer d'abord que dans quelques cas exceptionnels on a constaté des anastomoses de lobe à lobe entre les sinus et les canaux, ensuite, que chaque

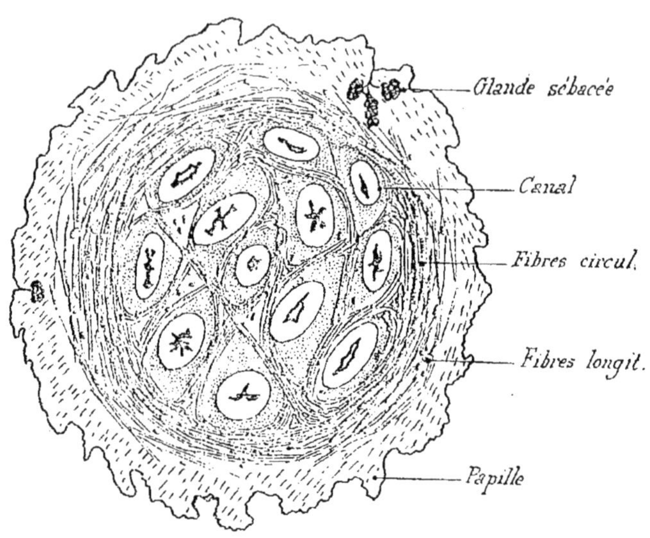

Fig. 166. — Mamelon d'un sein en lactation. — Coupe transversale grossie.

lobe peut posséder deux conduits galactophores, car le nombre de ceux-ci est quelquefois double à la base de ce qu'il est au sommet du mamelon, ce qui indique l'abouchement de deux canaux près du sommet. (Hyrtl.)

Le lait est sécrété par les vésicules glandulaires qui possèdent un épithélium cubique ; il chemine dans les conduits qui sont dépourvus de valvules, poussé par la force de la sécrétion, car il n'y a pas de fibres lisses, du moins constantes et régulières, dans le stroma de la glande, poussé surtout par l'appel de la succion. Les petits sinus des points d'abouchement et les grands sinus galactophores ne sont pas de vrais réservoirs ; ce qu'ils peuvent contenir de lait est insignifiant : ce sont des dilatations ou ectasies secondaires provoquées par le reflux du liquide que la contraction tonique du mamelon arrête dans sa progression.

3° *Capsule adipeuse.* — La glande est plongée dans une atmosphère graisseuse qui n'est autre que la couche graisseuse sous-cutanée ordinaire au milieu de laquelle les lobes se sont frayé une place.

Sur toute sa surface convexe ou superficielle, l'aréole exceptée, la glande, au lieu d'être unie est tourmentée, hérissée de saillies coniques ou lamelleuses, les *crêtes* du sein ; elles sont disposées sur deux ou trois rangées concentriques en forme de vagues, reliées entre elles par des crêtes secondaires à direction

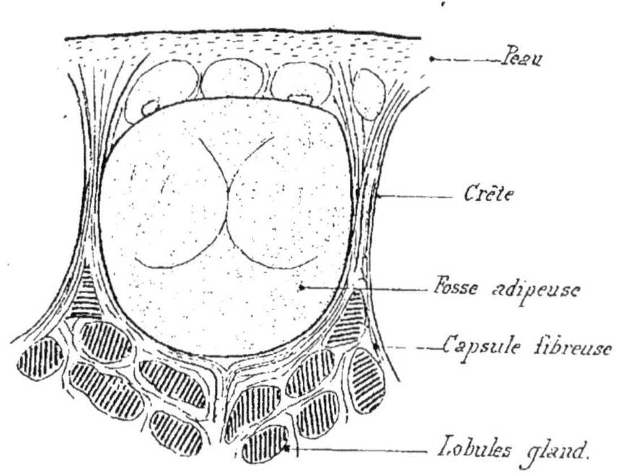

Fig. 167. — Coupe par une fosse adipeuse. — La graisse ombrée.

radiée. La capsule fibreuse de la glande qui les tapisse va de leur sommet se fixer à la face profonde du derme. La surface de l'organe prend ainsi un aspect irrégulièrement aréolaire ou gaufré, et se trouve creusée, entre les crêtes, de loges dont Giraldès a le premier signalé la disposition et l'importance, et que Duret a nommé *les fosses adipeuses.*

Il y a de dix à trente fosses, du volume d'une noisette environ, mais variant de la grosseur d'un pois à celle d'une amande. Chacune d'elles a pour paroi en avant le derme, sur les côtés et profondément la glande avec ses crêtes revêtues de leur capsule fibreuse ; elle contient une boule adipeuse d'autant plus considérable que la glande est moins volumineuse, par conséquent bien moindre sur le sein en lactation. C'est l'ensemble de ces capitons adipeux sous-cutanés qui donne à la mamelle bien nourrie sa fermeté élastique, son poli et l'éclat de son teint.

Les fosses secondaires communiquent entre elles. Mais les fosses principales sont indépendantes, comme le montrent les injections à la gélatine ; les unes se terminent en cul-de-sac, les autres traversent toute la glande ; ces dernières sont toujours sinueuses, anfractueuses.

La grande majorité des abcès du sein, tous ceux qui ne sont pas sous-cutanés ou rétro-mammaires, se développent dans les loges adipeuses. Si c'est une loge en cœcum, l'abcès s'ouvre du côté de la peau ; si c'est une loge perforante, l'abcès remplit ses anfractuosités, puis tend à fuser en arrière, sous la glande, où il constitue ces abcès en bouton de chemise qui ne se vident que par le mécanisme des fontaines intermittentes ; le sein tout entier peut être décollé par ces abcès profonds. Enfin l'indépendance des fosses principales est cause que des abcès multiples et contigus, nés dans les lobes eux-mêmes indépendants, n'ont pas de tendance à se vider l'un dans l'autre, et qu'on est obligé de les ouvrir séparément (Giraldès).

Il n'y a pas de graisse sous l'aréole, ni de crêtes fibreuses, excepté chez les vieilles femmes. Sur toute la face antérieure de la glande, la graisse est disposée sur 1 à 2 centimètres d'épaisseur en nappes cloisonnées que nous venons de décrire. A la périphérie, elle forme un bourrelet marginal qui comble les échancrures interlobaires et égalise le bord de la glande. Sous la face profonde, on trouve d'abord une nappe mince entre la glande et le fascia, nappe qui disparaît rapidement dans l'amaigrissement, puis dans la glande même des fosses semblables à celles de la face externe. Mais tantôt ce sont trois ou quatre petites fosses isolées, tantôt et plus souvent il y a une grande cavité centrale avec des diverticules périphériques communiquant ou non avec les loges sous-cutanées.

4° *Appareil suspenseur.* — La glande mammaire étant une

production cutanée, issue de la face profonde de l'épiderme et insinuée au milieu du pannicule graisseux qui forme sa capsule adipeuse, se trouve par conséquent au-dessus du fascia superficialis, entre celui-ci et la peau.

Elle est d'abord fixée à la face profonde du tégument par les crêtes fibreuses qui de toute sa surface réticulée vont sous forme de travées denses et effilées chez la jeune fille, plus lâches et plus lamelleuses chez la nourrice, s'insérer au derme ; aussi Cooper avait-il donné à ces crêtes d'insertion le nom de ligaments suspenseurs. La glande n'est donc pas mobile sur le ligament qui la couvre. On ne peut froncer la peau pas plus que celle de la paume de la main et du pied ou du cuir chevelu si la graisse est ferme et remplit bien les alvéoles du réseau ; seule la peau de l'aréole, où il n'y a ni graisse ni crêtes, se laisse légèrement plisser. Dans certains cancers du sein, la rétraction des brides, en creusant des fossettes, donne à la surface un aspect de peau d'orange caractéristique.

Le corps de la mamelle est en outre fixé au fascia superficialis par son bord circulaire et par sa face postérieure.

Le fascia superficialis, cette membrane conjonctive qui double partout le tégument, limite et maintient le pannicule adipeux, supporte les vaisseaux superficiels et sert de lame de glissement sur les aponévroses musculaires, affecte ici une disposition spéciale. En haut il s'insère à tout le bord antérieur de la clavicule ; au-dessous, il est intimement fixé par de nombreux tractus à l'aponévrose dense du grand pectoral. Sur la périphérie de la mamelle, il se divise en deux feuillets : l'un se confond avec la capsule fibreuse de la glande dans toute sa partie circonférentielle, l'autre passe derrière la glande et constitue son fascia. Ce dernier sépare la mamelle des muscles sous-jacents.

Entre la face profonde de la glande et le fascia, il n'y a que de minces travées celluleuses et quelques lobules graisseux qui représentent le plan profond du pannicule adipeux sous-cutané ; de nombreux tractus unissent les deux faces comme à la région antérieure, de sorte qu'il n'existe pas d'espace libre, injectable, en avant du fascia. Il n'en est pas de même en arrière de lui.

Le feuillet fibreux est étendu à la surface des aponévroses sous-jacentes, surtout sur l'aponévrose du grand pectoral, mais aussi à la périphérie, sur celle du grand dentelé et des muscles abdo-

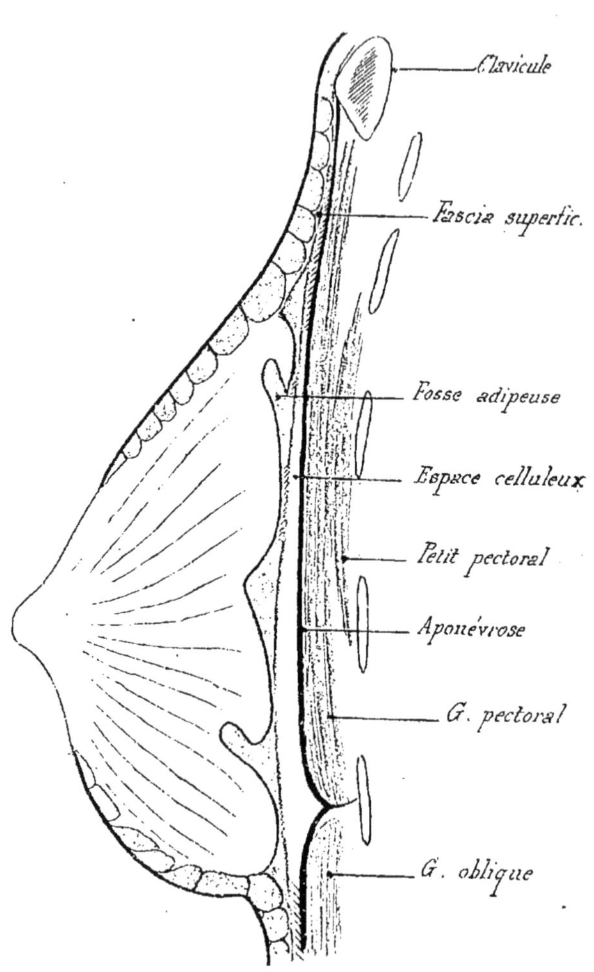

FIG. 168. — Coupe verticale de la mamelle et de la paroi thoracique.

minaux. Il est séparé de ces aponévroses par une couche de tissu cellulaire, qui n'est au fond que le tissu cellulaire sous-cutané. La disposition de cette couche celluleuse est des plus variables : tantôt elle est très mince, traversée comme en avant par des travées fibreuses qui collent étroitement le sein à la surface du muscle et lui enlèvent toute mobilité ; tantôt elle est lâche, infiltrée de graisse, aréolaire à grandes mailles et permettant de grands déplacements de la glande sus-jacente. C'est cette dernière forme que Chassaignac a décrite sous le nom de bourse séreuse du sein, terme rarement justifié chez la jeune fille. Chez la femme mère, le tissu cellulaire œdémateux a toujours une certaine laxité ; le sein est souple, étalé, mobile, et le nom de séreuse cloisonnée est plus admissible.

Les injections d'eau, de gélatine, de suif dans la celluleuse rétro-glandulaire font voir que, selon les dispositions indiquées, on obtient ou une masse très limitée, plus souvent une grande nappe s'injectant facilement et comprenant exactement toute la base du sein qui se projette en masse, parfois enfin la diffusion dans les parties voisines, notamment dans la région externe. Les abcès profonds réalisent toutes ces formes.

En résumé, la glande est non seulement incorporée à la couche tégumentaire, mais encore suspendue par le fascia superficialis à la partie supérieure de la poitrine ; aussi peut-elle s'allonger, devenir pendante dans des proportions démesurées, comme chez les femmes hottentotes qui les rejettent derrière les épaules, mais non se déplacer, ou du moins l'abaissement de sa surface d'insertion, qui s'observe dans son hypertrophie, est-elle due seulement à l'allongement de la peau qui couvre les muscles thoraciques.

La partie glandulaire et la partie adipeuse de la mamelle sont entre elles dans un état de balancement : quand la première s'accroît comme dans la grossesse, la couche adipeuse diminue ; quand la glande s'atrophie après l'allaitement, la graisse augmente et comble les vides. Les proportions des deux substances peuvent d'ailleurs être très différentes sur des femmes dans la même condition physiologique ; aussi n'est-il pas facile d'estimer par le simple volume la valeur fonctionnelle d'une glande mammaire. En dehors du type régulier et bien proportionné dans ses éléments constitutifs, on peut reconnaître deux formes plus tranchées : la forme glandulaire et la forme adipeuse. Le sein glandulaire est caractérisé par un mamelon saillant et préhensile, une aréole tuméfiée, un corps bien détaché de la poitrine, une peau mate se fronçant en écorce d'orange, une sensation pâteuse et granuleuse à la pression, en raison des grains glandulaires superficiels qui roulent sous le doigt. Dans le sein adipeux, le mamelon est peu saillant, l'aréole élargie et aplatie, la forme générale pleine et fondue dans le reste de la poitrine, la peau unie, claire, très difficile à plisser; il y a une sensation de rénitence élastique.

Vaisseaux et nerfs. — 1° *Artères.* — Les artères viennent de quatre sources : de la mammaire interne (branche de la sous-clavière), de l'acromio-thoracique et de la thoracique inférieure (branches de l'axillaire), enfin des intercostales.

La mammaire interne est la véritable nourricière du sein ; souvent elle fournit à elle seule presque toute sa circulation. Ses perforantes émergent le long du sternum, des cinq premiers espaces. Ordinairement, c'est la branche du deuxième espace qui est la branche maîtresse ; elle peut, dans la grossesse, égaler le volume d'une radiale. La thoracique inférieure, ou mammaire externe, vient en second lieu. L'acromiale n'a qu'une importance très secondaire, et quant aux rameaux perforants des artères intercostales qui pénètrent dans la glande par sa périphérie ou sa face profonde, ils sont toujours peu volumineux. Toutes ces artères flexueuses abordent la circonférence du disque ; les unes s'engagent entre les lobes en direction radiée, le plus grand nombre se ramifient à la surface en s'anastomosant en cercles concentriques. Les rameaux nourriciers, émanés de la face profonde des réseaux, plongent dans le sommet des crêtes de la capsule fibreuse et pénètrent d'emblée dans le tissu glandulaire, ou bien se répandent à la surface des fosses adipeuses. Dans l'intérieur de la glande, les gros vaisseaux ont comme les lobes une direction rayonnante vers le mamelon ; les plus fins entourent de leurs réseaux les grains glandulaires.

2° *Veines.* — Les veines ont un trajet tout à fait semblable.

Duret a dit que, dans la mamelle comme dans le testicule, les dispositions des arbres artériels et veineux étaient en sens inverse, l'arbre artériel étant central et l'arbre veineux périphérique ; mais dans aucun de ces deux organes on ne voit ce qui justifie cette description.

Les veines mammaires forment à la surface de larges cercles anastomosés, étalés, qui correspondent aux rangées des crêtes

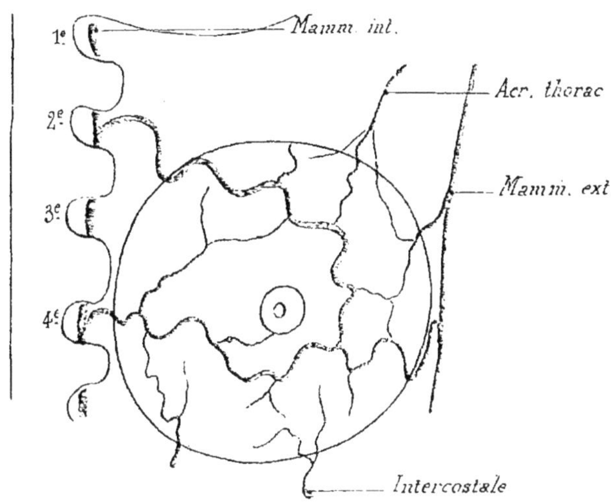

Fig. 169. — Artères du sein gauche.

glandulaires ; le réseau serré de l'aréole porte le nom de réseau de Haller.

Elles sont très volumineuses et visibles sous la peau sur les seins glandulaires en lactation, dans les tumeurs cancéreuses ; très dilatées aussi dans certaines maladies du foie, car elles constituent un vaste réseau d'anastomose entre la circulation abdominale par l'épigastrique et la circulation du cou par la mammaire interne, les réseaux sous-cutanés et les branches perforantes.

3° *Lymphatiques.* — Comme pour les vaisseaux sanguins, la grande masse des troncs lymphatiques est superficielle.

Les réseaux d'origine sont, les uns cutanés, les autres glandulaires. Les réseaux tégumentaires ont sur l'aréole et le mamelon une finesse et une richesse remarquables ; leur ouverture facile dans les moindres fissures du sein est une voie toute tracée à la lymphangite, source des abcès superficiels. Les réseaux glandulaires ou profonds sont disposés autour des lobules, des acini et des canaux ; toutefois, autour des vésicules, ce sont plutôt des fentes lymphatiques qu'on observe que des vaisseaux complets et valvulés. Ces fentes ou lacunes sont plongées dans le tissu cellulaire interstitiel et séparées de la vésicule glandulaire par une capsule fibreuse à plusieurs couches concentriques qui, pour un certain temps au moins, forme barrière entre les lésions épithéliales et le système lymphatique. (Coyne.)

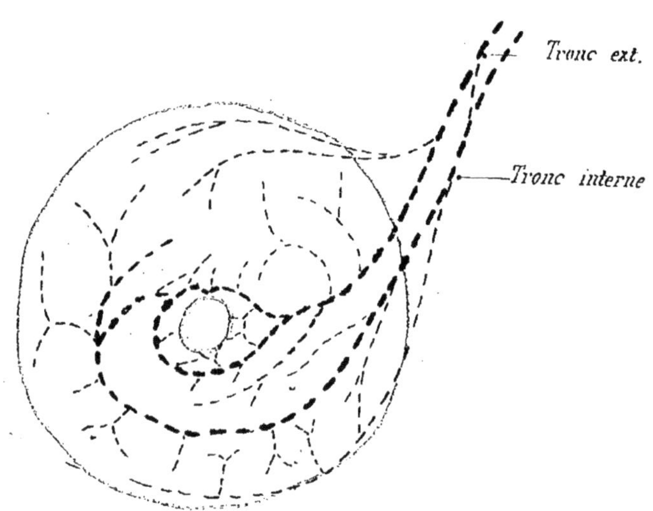

Fig. 170. — Vaisseaux lymphatiques du sein gauche. — Schéma d'après Sappey.

D'après Sappey, les troncs efférents de tous les réseaux glandulaires perforent la surface externe de la glande et vont s'unir sous la peau en plexus à larges mailles, rappelant ceux des vaisseaux sanguins. Le plus considérable est le sous-aréolaire, situé dans la couche lâche de cette région sous le plexus cutané. De ces plexus, deux ou trois troncs volumineux se dirigent en haut et en dehors, sous le bord externe du grand pectoral, et aboutissent aux ganglions axillaires. Il n'y a pas de ganglion lymphatique dans la glande même, mais les ganglions axillaires peuvent descendre sous le muscle pectoral jusqu'au bord de la mamelle. Toute cette région doit être explorée avec soin dans les tumeurs malignes du sein.

Quelques auteurs admettent qu'un certain nombre de lymphatiques sortent de la glande par la face profonde, perforent les espaces intercostaux, vont se jeter dans les vaisseaux lymphatiques qui suivent ces espaces en accompagnant la mammaire interne, et par eux arrivent aux ganglions thoraciques. Ils expliquent ainsi les infections profondes dans les cancers de la mamelle.

4° *Nerfs*. — Les nerfs cutanés viennent du nerf sus-claviculaire et des nerfs intercostaux depuis le deuxième jusqu'au sixième. Nous avons indiqué leurs terminaisons variées dans la partie centrale de l'organe et la sensibilité en partie tactile, en partie génésique que présente le mamelon.

Les nerfs glandulaires sont fournis par les quatrième, cinquième et sixième nerfs intercostaux. (Eckhard.) Leur distribution et leur fonction sont mal connues ; on ne sait s'il faut les considérer comme des nerfs sécréteurs. Il est probable toutefois qu'ils apportent des rameaux sympathiques vaso-dilatateurs, car le sein peut se gonfler rapidement. Chez les hystériques, on l'a vu en quelques heures augmenter du tiers ou même de moitié. Leurs relations incontestables avec les centres génitaux sont à peine entrevues au point de vue anatomique.

Évolution. — La mamelle apparaît au quatrième mois fœtal et débute par une fossette entourée d'un bourrelet, c'est-à-dire d'une poche mammaire sans mamelon, comme chez les mammifères inférieurs. Au fond est un bourgeon ectodermique, un renflement de l'épiderme qui proémine en disque dans le tissu sous-cutané ; on peut le considérer comme un groupe de glandes sébacées modifiées.

A la naissance, la glande a de 5 à 10 millimètres de diamètre sur 2 à 3 d'épaisseur et pèse de 30 à 60 centigrammes. (Puech.) Le mamelon est formé et possède ses fibres musculaires, mais sans orientation fixe. Les canaux galactophores se sont étendus en direction radiée, indiquant les lobes futurs; ils sont encore peu ramifiés, deux à trois fois seulement, et aboutissent à des renflements en massue.

La plupart des tubes et des culs-de-sac sont pleins; quelques-uns sont creux et renferment du lait. Il est remarquable, en effet, que chez les enfants des deux sexes il est de règle d'observer dans la semaine qui suit la naissance une véritable poussée sécrétante; la glande est très hyperhémiée, par la pression on fait sortir quelques gouttes ou même un jet de lait. Cette fluxion physiologique inexplicable peut aboutir à la formation d'un abcès; elle est à rapprocher de la poussée ovarienne qui se fait au même moment chez la petite fille.

De la naissance à la puberté, la glande ne s'accroît que lentement; mais, dès la fin de l'adolescence, le sein se forme, précédant la menstruation et marquant le début de la puberté. Le sein de la jeune fille est ferme et peu mobile. Son aréole est rosée chez les filles blondes, rouge brun clair chez les brunes. Sur la coupe, il a le type fibreux et non le type glandulaire. La densité est de 1,045. Il est en effet représenté par le noyau central, compacte, homogène, blanc bleuâtre comme du cartilage, sans graisse ni granulation. Les galactophores sont invisibles, les lobes indistincts. Il ne contient que des canaux déliés, encore peu ramifiés, et terminés toujours par les mêmes renflements pleins; à la périphérie seulement, et au bout d'un certain nombre de menstruations, apparaissent de rares vésicules glandulaires creuses. Hennig a trouvé très exceptionnellement quelques gouttes de lait ou de colostrum. J'ai vu plusieurs fois les mamelles de jeunes filles de quinze à seize ans renfermer une quantité relativement importante (jusqu'à plusieurs cuillerées à café) d'un liquide identique à une solution épaisse de gomme, liquide légèrement ambré, très filant, coagulant par l'alcool. Les canaux galactophores étaient distendus par cette matière gommeuse comme par du lait; elle infiltrait de ses grains ambrés les cellules épithéliales d'ailleurs normales des canaux et des canalicules. La glande était blanche sur la coupe, sans congestion aucune.

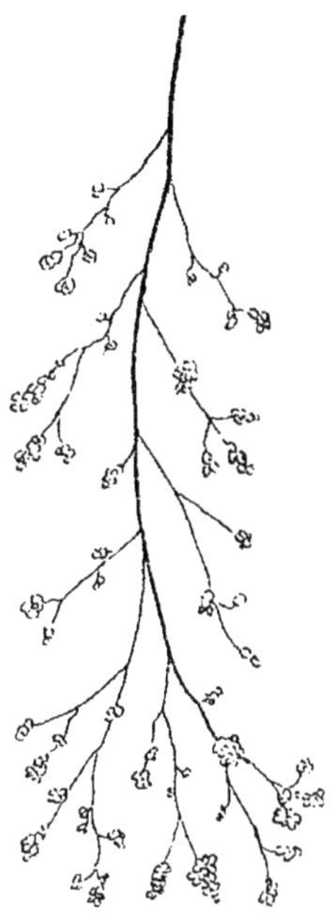

Fig. 171. — Lobe glandulaire d'un sein de jeune fille.

Nous avons décrit la mamelle de la femme mère, mamelle à type glandulaire. L'allaitement terminé, la glande s'atrophie dans les parties de nouvelle formation, c'est-à-dire dans les parties marginales, où un bourrelet adipeux épais comble le vide laissé par les acini. Les vésicules disparaissent et avec elles les canalicules primitifs; les canaux principaux se raccourcissent et s'amincissent; quelques-uns, privés de leurs renflements terminaux, vont se perdre dans le tissu adipeux. (Haller — Hyrtl.) Sauf quelques grains acineux durs qui persistent sur son contour, la glande est revenue à son point de départ, au type fibreux, pour recommencer une nouvelle évolution avec une nouvelle grossesse. Il y a donc dans la mamelle un noyau central qui persiste toujours et une partie périphérique qui se crée, se détruit et se renouvelle au fur et à mesure

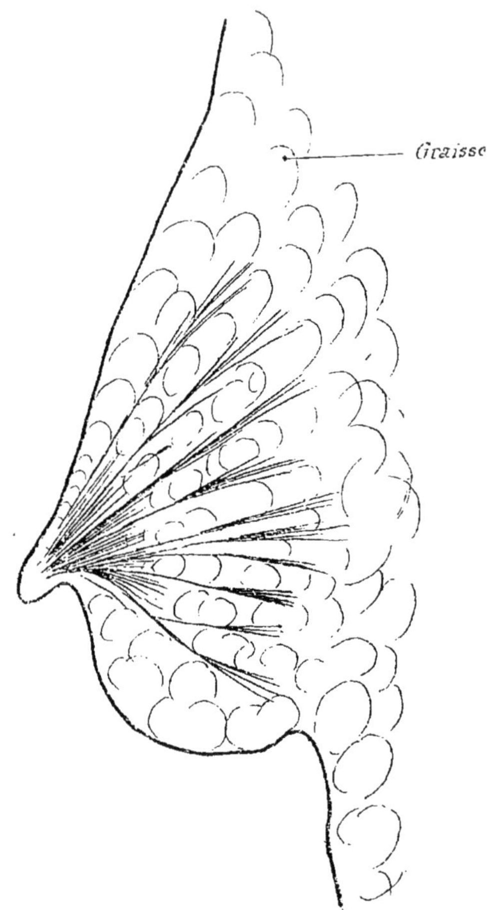

Fig. 172. — Sein de vieille femme ; coupe verticale.

des besoins de l'espèce ; l'évolution et l'involution alternent comme dans l'utérus.

Dans la vieillesse, il n'y a plus ni vésicules ni canalicules : l'atrophie est définitive et complète. La graisse qui remplit les vides envahit l'aréole et arrive jusqu'à la base du mamelon ; mais comme elle ne les remplit qu'imparfaitement, le sein est flasque, ridé et bosselé. Dans la glande petite et fibreuse qui persiste au centre, on retrouve les galactophores variqueux ; ils renferment quelquefois un peu de liquide brun ou de mucus gélatineux noirâtre.

Sein de l'homme. — Le sein chez l'homme subit la même évolution que chez la femme jusqu'au moment de la puberté, mais là s'arrête son développement.

La mamelle d'un homme adulte a de 10 à 30 millimètres dans ses diamètres transversaux et 2 à 6 en épaisseur ; elle pèse de 5 à 30 grammes.

Elle possède une aréole circulaire ou elliptique, avec des tubercules de Morgagni, et sur les sujets bruns des touffes de

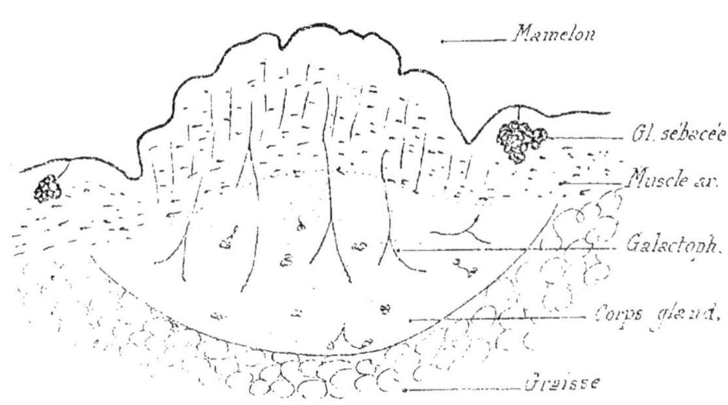

Fig. 173. — Sein de l'homme ; coupe grossie.

poils serrés — un muscle aréolaire bien formé — une couche adipeuse sous-cutanée très mince — une glande représentée par un noyau, dur, fibreux, non lobulé, ordinairement discoïde, d'autres fois de forme irrégulière. Dans ce noyau sont enfouis des canaux galactophores peu nombreux, courts, à peine ramifiés, et terminés par des renflements pleins. Les conduits ont un épithélium cylindrique; leur lumière est sur quelques-uns obstruée par des accumulations de cellules desquamées; ils peuvent devenir kystiques. Une fois sur dix environ, on retire de la glande quelques gouttes de liquide clair ou trouble. (Gruber.)

Le sein masculin franchit dans certains cas cette période infantile. Sans parler de l'accumulation locale de graisse qui chez les obèses ou les gens bien nourris semble remplacer la glande absente et leur donne un sein adipeux conique, la glande elle-même est capable d'évoluer comme chez la femme. Cette évolution se fait à la puberté, et porte sur un sein ou sur les deux; plus tard, la glande formée persiste ou disparaît. La poussée peut être assez intense pour aboutir à un abcès (mastite des adolescents).

La présence de mamelles féminines ou *gynécomastie* se manifeste dans des conditions assez diverses. Tantôt on ne constate aucune autre modification de l'organisme; le plus souvent elle est associée à l'absence, l'atrophie ou l'ectopie du testicule du même côté, que celui-ci ait été enlevé accidentellement ou qu'il ait subi un arrêt de développement. Un certain nombre de gynécomastes sont des phtisiques héréditaires, d'autres ont certains signes d'hermaphrodisme. Il est à remarquer qu'un phénomène inverse se produit chez la femme; l'ablation des ovaires tend à faire atrophier les mamelles.

Enfin, l'évolution du sein peut aller jusqu'à la production d'un lait normal, sécrété journellement pendant des années. On en connaît plusieurs exemples; actuellement encore l'homme nourrice qui se montre en public sécrète du lait par ses deux mamelles depuis sa jeunesse. Le même fait a été constaté chez des boucs et chez des béliers châtrés. Nous avons indiqué la poussée de lait qui se fait à la naissance dans les deux sexes.

Toulouse, 1er août 1890.

TABLE DES MATIÈRES

E

F

G

H

L

M

O

P

R

S

T

U

Imprimerie Cassan fils, Toulouse-Paris. — 7912

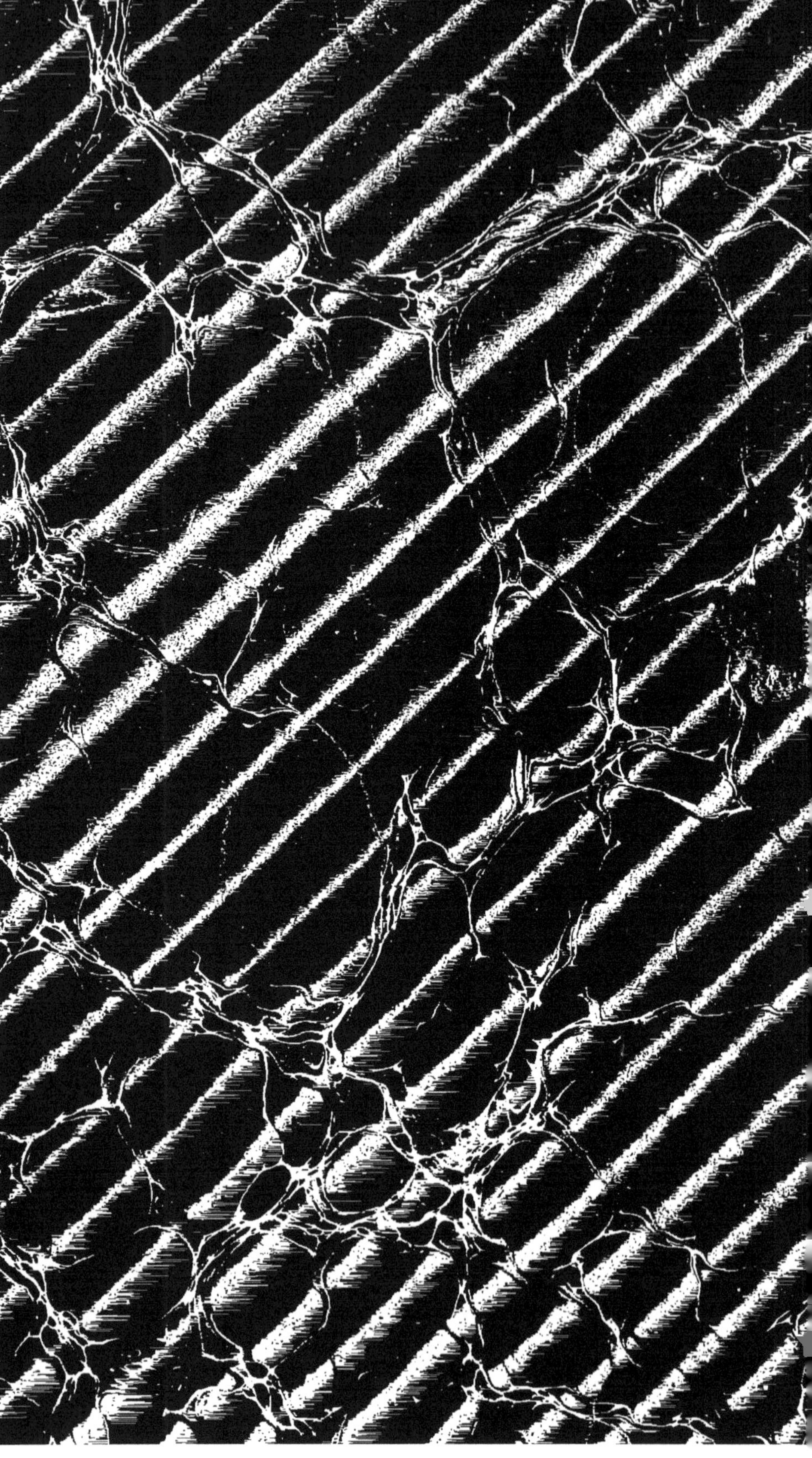

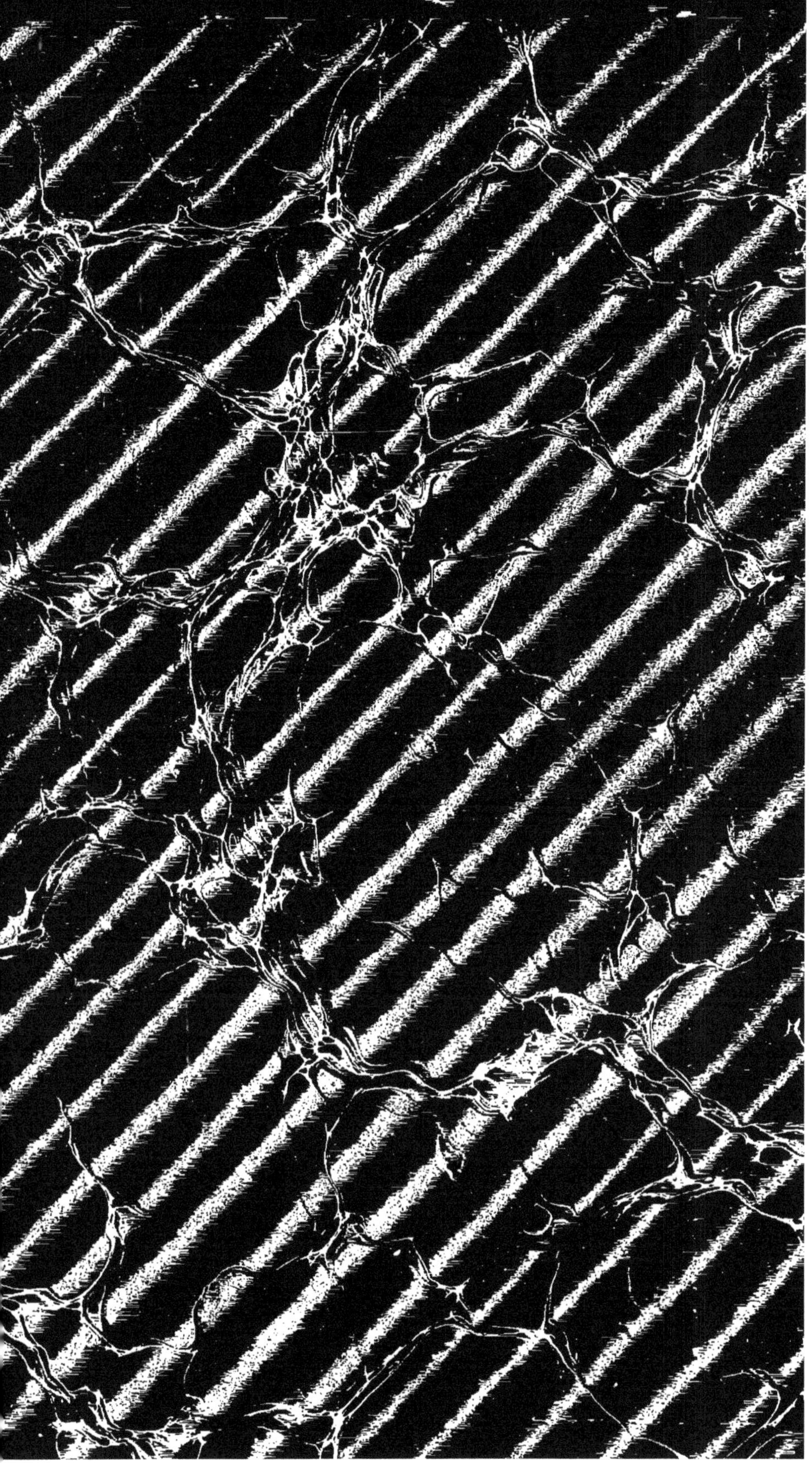

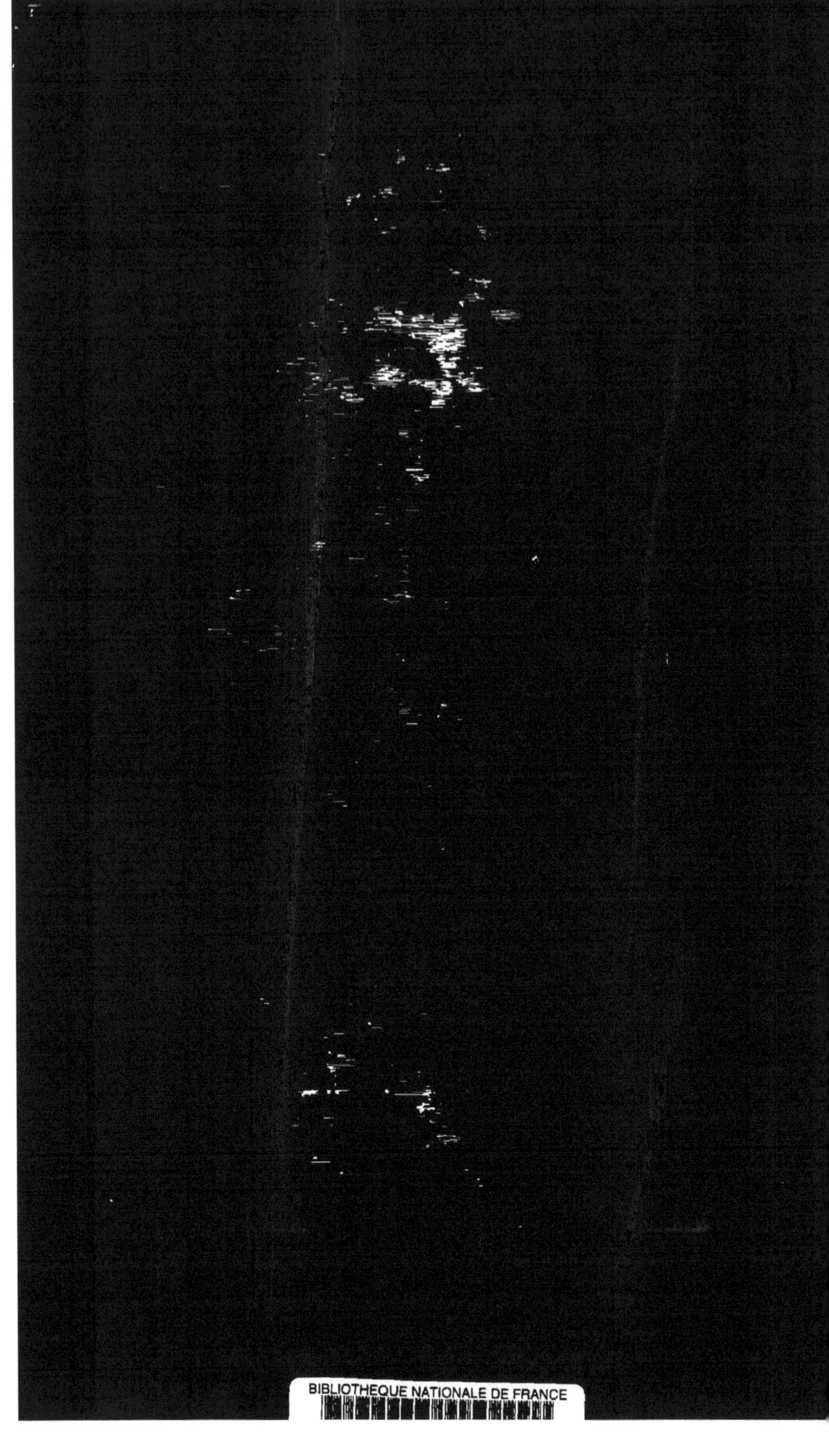

BIBLIOTHEQUE NATIONALE DE FRANCE

www.ingramcontent.com/pod-product-compliance
Ingram Content Group UK Ltd.
Pitfield, Milton Keynes, MK11 3LW, UK
UKHW020100200726
13856UKWH00002B/306